血管外科专科护士培训丛书

血管外科危重急症护理

主　审　顾建平　谷涌泉
主　编　李　燕　李海燕

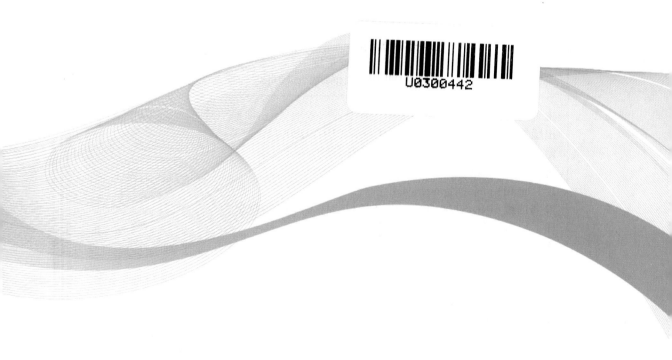

人民卫生出版社

·北京·

图书在版编目（CIP）数据

血管外科危重急症护理 / 李燕，李海燕主编 .
北京 ：人民卫生出版社，2025. 1. -- ISBN 978-7-117
-37640-2

Ⅰ . R473.6

中国国家版本馆 CIP 数据核字第 2025B06W08 号

人卫智网	www.ipmph.com	医学教育、学术、考试、健康，购书智慧智能综合服务平台
人卫官网	www.pmph.com	人卫官方资讯发布平台

血管外科危重急症护理

Xueguanwaike Weizhongjizheng Huli

主　　编：李　燕　李海燕

出版发行：人民卫生出版社（中继线 010-59780011）

地　　址：北京市朝阳区潘家园南里 19 号

邮　　编：100021

E - mail：pmph @ pmph.com

购书热线：010-59787592　010-59787584　010-65264830

印　　刷：北京印刷集团有限责任公司

经　　销：新华书店

开　　本：787 × 1092　1/16　印张：13

字　　数：316 千字

版　　次：2025 年 1 月第 1 版

印　　次：2025 年 3 月第 1 次印刷

标准书号：ISBN 978-7-117-37640-2

定　　价：55.00 元

打击盗版举报电话：**010-59787491**　E-mail：**WQ @ pmph.com**

质量问题联系电话：**010-59787234**　E-mail：**zhiliang @ pmph.com**

数字融合服务电话：**4001118166**　E-mail：**zengzhi @ pmph.com**

编者名单

主　审　顾建平　谷涌泉

主　编　李　燕　李海燕

副主编　葛静萍　肖丽艳　刘丽萍　梁爱琼

编　者（按姓氏笔画排序）

丁　露（海军军医大学第一附属医院）

丁敏辉（福建省立医院）

于　洁（南通大学附属医院）

文亚妮（海军军医大学第一附属医院）

尹　婷（南华大学附属第二医院）

尹媛媛（南京医科大学附属南京医院／南京市第一医院）

冯英璞（河南省人民医院）

邢彩娇（海军军医大学第一附属医院）

刘丽萍（重庆医科大学附属第一医院）

刘国鹏（南京医科大学附属南京医院／南京市第一医院）

李　燕（南京医科大学附属南京医院／南京市第一医院）

李正静（江苏省肿瘤医院）

李灿灿（河南省人民医院）

李海燕（海军军医大学第一附属医院）

杨若雯（南京医科大学附属南京医院／南京市第一医院）（兼秘书）

肖丽艳（南华大学附属第二医院）

邹秋红（海军军医大学第一附属医院）

张亚敏（兰州大学第二医院）

张苏钰（甘肃省人民医院）

张学凤（南京江北医院）

张素真（厦门大学附属中山医院）

张桂芳（河南省人民医院）

张婧爽（河南省人民医院）

张慧敏（合肥市第二人民医院）

张霞平（中南大学湘雅二医院）

陈秀梅（广东省人民医院／广东省医学科学院）

林　韦（福建医科大学附属第一医院）

季惠玲（海军军医大学第一附属医院）

郑小静（广东省人民医院／广东省医学科学院）

郑玉婷（哈尔滨医科大学附属第四医院）

赵梦捷（首都医科大学宣武医院）

郝晓玲（广东省人民医院／广东省医学科学院）

荆圆圆（海军军医大学第一附属医院）

胡　蓓（海军军医大学第一附属医院）

胡雪莉（首都医科大学宣武医院）

胡鸢娇（重庆医科大学附属第一医院）

胡嘉丽（南通大学附属医院）

禹　媛（首都医科大学宣武医院）

姚雪华（苏州市立医院）

袁又圆（山西白求恩医院）

钱　多（苏州大学附属第一医院）

倪叶彬（同济大学附属第十人民医院）

翁艳敏（南京大学医学院附属鼓楼医院）

席桂华（哈尔滨医科大学附属第二医院）

黄珮珮（海军军医大学第一附属医院）

曹　静（南京大学医学院附属鼓楼医院）

曹宏霞（唐山市工人医院）

麻春英（新疆维吾尔自治区人民医院）

梁笑霞（广东省佛山市第一人民医院）

梁爱琼（广州市卫生健康发展和服务管理中心）

葛静萍（南京医科大学附属南京医院／南京市第一医院）

植艳茹（海军军医大学第一附属医院）

喻　英（山西白求恩医院）

蔡　红（福建省立医院）

蔡　颖（南京大学医学院附属鼓楼医院）

翟思敏（海军军医大学第一附属医院）

序

血管外科是外科领域中的一门独立学科，近30多年来发展迅速，大批优秀的专业技术人才涌现，很多新观点、新理论和先进的技术被应用于临床，我国血管外科整体水平得到迅速发展和提高。近年来专科护理发展日益加速，护理学作为一级学科以来，如何建立起相应的科学知识体系，确立二级学科，配套专科护理理论与技能，培养一批专业骨干人才等，都是当今护理事业发展的主要任务，也是一级学科名副其实的需要。这些变化都对血管外科护理人才的培养提出了更高、更多的要求与需求，只有不断地加强学习，改变现有的知识结构，更新知识，勤学不辍，具备丰富的护理理论知识、较强的实践技能和护理科研能力，才能适应学科发展的需求。为进一步提升护理质量，为患者提供更加优质、高效的护理服务，临床护士要紧跟学科发展，不断学习前沿的护理理念和技术。

为了规范地培训专科护士，不断提高临床专业知识和技能水平，培养临床实践能力，由国际血管联盟（IUA）中国分部护理专业委员会、中国静脉介入联盟组织牵头编写了血管外科专科护士培训丛书，这套丛书致力于规范血管外科各种常见疾病、多发病的护理常规、健康教育、护理流程与各种危重急症的围手术期护理，还结合临床护理发展新动态，在兼顾临床护理的同时，激发培养护士的创新能力。本书具备如下特点：

1. 专业性　突出护理、强化护理，以危重急症护理为主线，运用护理程序，提出护理问题，推出护理措施，用相关知识理论为其解析。

2. 先进性　呈现在拓展、链接等板块中的理念、方法、标准等都引用了当前最新、最前沿的指南、指引、规范等文献，充分体现了其先进性。

3. 务实性　书中所列疾病以及护理技术，不求大而全，力求常用、实用。传统的、基础的内容不一一举出，而知识点有了一些延伸和拓宽，对高年资专科护士更具启发与指引。

在本书的编写过程中，各位专家在检索和参照国内外最新指南和文献的基础上，以问题为导向，突出了专业特色，从护理评估、处理措施和问题解析三方面系统全面地介绍了临床危重急症专科护理问题。同时，还专门增设了拓展模块，对于临床中先进的护理理念和评估方法进行详细阐述，并提供了相应的链接或参考文献，以供广大读者拓展学习，也使本书在内容和形式上充分体现了科学性、先进性和实用性。

本书不仅是专科护士的临床用书，也可作为护理院校的临床教学参考书。同时，在规范化培训完成后，护士进入各专科时，可作为很好的学习参考书籍。相信本书能够成为广大临床介入血管科护士的良师益友。也期望护士以这本读物为载体，进一步拓展专业视野，更新护理观念，创新护理技术，为推动我国介入专科护理的发展作出更大的贡献！

顾建平　谷涌泉

2024年10月

前　言

随着人民生活水平的不断提高和就医条件的不断优化,越来越多的血管疾病得到了及时的诊治与护理。腔内治疗技术的不断进步和革新,要求血管外科围手术期护理团队更加专业、优质和高效。为了给全国血管外科护理管理者提供培训专业团队的依据,让血管外科护士在专科不断发展的同时多一些学习参考资料,我们组织编写了《血管外科危重急症护理》一书,希望为全国血管外科护理团队的建设贡献一份力量。

《血管外科危重急症护理》主要以病例为引导,在检索和参照国内外最新指南和文献的基础上,突出了专业特色,增设了知识拓展,并结合编者在临床一线工作中的经验和体会,针对该病例诊疗、护理过程中所涉及的各种临床问题进行提问及解答,强调内容的科学性、先进性、系统性及应用性,试图使读者通过学习,不仅具备较好的临床实践能力,而且逐步培养其临床思维能力以及开拓视野。本书所有内容均紧跟临床各专业的最新进展,力求做到精辟、扼要和实用。它不仅是护理教育者从事介入专业教学的指导手册,也可为经验丰富的临床医疗专家治疗疑难血管疾病提供参考。

作为编者,我们当然奢望自身的勤奋与努力能赢得同道们的认可和肯定,但因水平、学识的局限,不免挂一漏万。因此,恳望读者们能不吝赐教,使我们在编写过程中不断地改进、完善,在我们学科前进的道路上留下一些宝贵的痕迹与记忆。

李　燕　李海燕

2024 年 10 月 20 日

目　录

第一篇　动　脉　疾　病

第二篇 静 脉 疾 病

第三篇　腔内手术配合案例

第一篇 动 脉 疾 病

第一章
头、颈部动脉疾病

第一节　急性缺血性脑卒中

【案例导入】

一般资料　患者男性,73 岁,高中学历。

现病史　因"突发右侧肢体麻木伴口角歪斜 2h"急诊入院。

既往病史　既往高血压病史 20 年余,血压最高 190/100mmHg,口服硝苯地平缓释片治疗,血压控制在 135~155/75~90mmHg;胆囊结石 1 年,高脂血症 3 年,未正规治疗。否认肝炎、结核等传染病史。

入院诊断　急性脑梗死;高血压病 3 级。

护理查体　T:37.8℃,P:94 次/min,BP:180/92mmHg,动脉血氧饱和度 SpO_2:82%。末梢随机血糖:8.6mmol/L,患者意识模糊,双侧瞳孔等大、等圆,直径为 2.5mm,对光反射灵敏。混合性失语,右侧面部表情肌无力,右侧鼻唇沟变浅,口角向左歪斜,伸舌左偏,口腔内残留大量食物残渣。右侧肢体肌力 3 级,右侧巴氏征(+),痛觉减退,左侧肢体肌力 5 级。

辅助检查　头部 CT 平扫示:左侧大脑中动脉水平段密度增高,CTA:左侧大脑中动脉 M2 段急性闭塞。凝血常规示国际标准化比值:0.93,凝血酶原活动度:75%,凝血酶原时间:12s,D-二聚体:0.67mg/L。血常规示血小板计数:$274×10^9$/L。生化全套示谷丙转氨酶:16.5U/L,谷草转氨酶:21.6U/L,血肌酐:109μmol/L,尿素氮:6.5mmol/L,总胆固醇:11.12mmol/L,甘油三酯:2.90mmol/L,高密度脂蛋白:0.94mmol/L,低密度脂蛋白:7.12mmol/L。

护理评分　NIHSS 评分:12 分,中度卒中;GCS 格拉斯哥昏迷评分量表:12 分,中度意识障碍;Braden 压力性损伤评分:14 分,中度危险;Barthel 日常生活能力评定:35 分,自理能力重度依赖;跌倒坠床评分:7 分,高度风险;Caprini 评分:6 分,高度风险。

治疗方案　立即清理呼吸道保持通畅,给予氧气吸入,心电监护测量生命体征,监测血糖。建立静脉通道,遵医嘱静脉溶栓治疗:阿替普酶(重组组织型纤溶酶原激活剂)0.9mg/kg,首剂 1/10 静脉推注后,持续静脉泵入。急诊局麻下行"DSA 脑血管造影 + 动脉取栓术"。术后予以低分子肝素钙抗凝治疗,留置鼻胃管营养支持,留置导尿,记录 24h 出入量。

主要护理问题

首优问题　①急性意识障碍:与脑血管梗死,脑组织缺血缺氧有关;②组织灌注量改变:与高血压有关;③出血:与抗凝、溶栓治疗有关;④吞咽功能障碍:与脑血管梗死神经损害有关;⑤潜在并发症:再灌注损伤、颅内压增高、脑水肿;⑥潜在并发症:误吸、肺部感染、下肢深静脉血栓形成等。

次优问题 ①运动功能障碍:与神经功能受损有关;②自理能力缺陷:与肢体活动无耐力有关;③有坠床跌倒的危险:与平衡功能障碍有关;④有压力性损伤的危险:与感觉障碍,卧床有关。

目前主要护理措施 ①给予平卧位,避免活动过大,防止脑血流量减少;②严密监测生命体征、血糖、血压和神经功能;③观察意识、瞳孔及四肢肌力情况;④观察穿刺部位有无出血及皮肤黏膜出血倾向;⑤加强基础护理,预防压力性损伤;⑥防止恶心、呕吐,误吸造成吸入性肺炎。

【问题解析】

1. **什么是急性缺血性脑卒中?**

急性缺血性脑卒中(acute ischemic stroke,AIS)俗称急性脑梗死或脑中风,是各种原因导致脑动脉血流中断,局部脑组织缺氧、缺血性坏死,而出现相应的神经功能缺损的脑血管疾病。多种原因均可以导致缺血性卒中的发生,常见的病因有动脉粥样硬化、心源性脑梗死以及长期高血压病引起的小动脉闭塞、动脉夹层、烟雾病等。

根据脑血管损伤的部位以及程度主要出现运动障碍、感觉障碍、自主神经功能障碍、认知障碍以及不同程度的意识障碍,多为急性发作,病情持续,进行性发展,需要紧急尽早进行干预治疗。

2. **急性缺血性脑卒中的临床表现是什么?**

AIS 的临床表现以神经系统局灶性症状为主,多在发病后数小时 ~2d 内出现。严重程度与梗死部位、大小、患者基础病情等有关。

(1)典型症状:主要表现为神经系统局灶性症状,可出现对侧中枢性面瘫、言语不清、口角歪斜、舌瘫、吞咽障碍、双眼向对侧注视障碍,和对侧中枢性偏瘫,肢体麻木无力,偏身感觉障碍。

(2)神志改变:除脑干梗死和大面积梗死外,大部分患者意识清楚或仅有轻度意识障碍。脑干梗死多起病即有昏迷,大面积脑梗死多在局部症状出现后意识障碍逐渐加深,直至昏迷。

(3)头晕、头痛:脑梗死由于局部缺血缺氧可出现头晕、头痛。

(4)恶心、呕吐:大脑后动脉和椎动脉血栓形成可能出现呕吐,脑梗死面积较大者,可出现喷射性呕吐。

(5)认知功能减退:记忆力下降。

3. **该患者的治疗为什么要关注发病的时间窗?**

患者发病时间 <4.5h,属于黄金救治时间,也是应用重组组织型纤溶酶原激活剂静脉溶栓最佳的治疗时间窗,此时联合机械取栓血管再通机率较高。一旦发病时间 >4.5h,脑细胞开始出现不可逆死亡。

4. **该患者术后病情观察要点有哪些?**

(1)生命体征:控制血压、血糖。溶栓时维持血压 <180/100mmHg,术后维持 130~140/90~80mmHg 之间,血糖维持在 7.7~10mmol/L,血氧饱和度 >94%。

(2)卧位:术后患者取平卧位,穿刺侧下肢伸直制动 6~8h,绝对卧床 24h,避免腹压增高,勿用力咳嗽及排便。

（3）出血：观察穿刺处伤口及动脉搏动情况；穿刺点部位有无出血,周围有无渗血及皮下血肿；术侧肢体有无疼痛,皮肤颜色、温度、感觉有无改变。

（4）意识状态：密切观察患者有无颅内压增高的症状,有无肢体麻木、无力,癫痫等神经症状。

（5）气道护理：保持呼吸道通畅,防止误吸,给予雾化稀释痰液易于排出。

（6）留置鼻饲管、尿管期间观察管道有效性。

（7）肢体功能运动：加强肢体的被动运动,保持良好的功能状态。

（8）预防下肢深静脉血栓形成：患肢被动运动、气压治疗。

5. 该患者出院日常护理指导应注意哪些?

患者出院时查体：神志清楚,回答切题、迅速,伸舌居中,双侧鼻唇沟对称,右侧肌力4级,左侧肌力5级,肌张力不高,NIHSS评分1分,脑卒中神经功能恢复量表1分,给予以下护理指导：

（1）严格控制高血压、高血脂,积极治疗原发病,指导患者进行肢体功能锻炼。

（2）建立良好的生活方式,戒烟戒酒,防寒保暖,防止过度劳累和剧烈活动。

（3）吞咽困难未完全恢复期间需口腔护理,每日2次。

（4）饮食清淡,给予低盐、低脂、易消化,富含维生素的食物。多食新鲜蔬菜和水果,忌食辛辣刺激和油腻食物。

（5）教会家属识别卒中先兆：如突然眩晕或头痛加剧、舌根发硬或失语；一过性视物不清、一侧肢体麻木,应尽快就医。

（6）避免情绪波动,保持心态平和,定期复查。

【知识拓展】

1. 快速识别脑卒中 BE FAST 方法。

脑卒中一旦发病,能否在黄金救治时间窗内到达医院,是 AIS 救治的关键,使用 BE FAST 鉴别方法,可快速识别,及时救治。

"B"——balance 是指平衡,平衡或协调能力丧失,突然出现行走困难；

"E"——eyes 是指眼睛,突发的视力变化,视物困难；

"F"——face 是指面部,面部不对称,口角歪斜；

"A"——arms 是指手臂,手臂突然无力感或麻木感,通常出现在身体一侧；

"S"——speech 是指语言,说话含混、不能理解别人的语言；

"T"——time 是指时间,上述症状提示可能出现卒中,立即拨打120获得医疗救助。

2. 什么是动静脉联合溶栓"桥接治疗"?

桥接治疗定义：对脑梗死患者在进行静脉溶栓的同时进行动脉溶栓、导管吸栓、导丝机械开通、球囊扩张、支架拉栓、支架植入。静脉溶栓血管的开通率不高时,进行桥接治疗,绝大多数血管均可开通。这种为再通血管,静脉、动脉同时溶栓,所采取的一系列治疗统称为"桥接治疗"。该方案可增加血栓局部药物浓度；减少溶栓药物的使用量,使治疗迅速启动,血管再通率增高。

【护士长查房总结】

急性缺血性脑卒中好发于高血压、高血脂、糖尿病等有基础疾病的人群,肥胖、嗜烟嗜酒、生活无规律、喜欢熬夜的人群也高发。卒中的健康教育及早期识别至关重要。脑卒中患者常死于肺部感染、误吸、压力性损伤、肺栓塞、双下肢静脉血栓形成等疾病。重视脑卒中患者救治黄金时间窗4.5h,给予快速静脉溶栓治疗,溶解和消除已经形成的动脉血栓或静脉血栓恢复循环功能,使受阻血管灌流区域的组织重新获得供血和供氧。对大动脉和大静脉闭塞的患者,急诊介入开通手术是最有效的治疗方法。因此做到快速急救,加强护理,减少并发症,降低致残率、致死率非常重要。

1. 稳定血压在正常范围　缺血性脑卒中溶栓之后血压升高,脑出血的风险明显增加,监测血压直到病情平稳。

2. 严密观察患者的意识、瞳孔、肢体活动的变化。

3. 注意有无出血倾向　溶栓、抗凝治疗时有无皮肤黏膜、鼻腔、口腔出血,及血尿、黑便。

4. 保持气道通畅　翻身拍背,促进痰液的咳出。合并吞咽功能障碍者,注意防止误吸的发生。

5. 预防压力性损伤的发生　鼓励患者在病情允许的情况下尽早活动。

6. 预防双下肢深静脉血栓形成　给予间歇性气压装置,向心按摩双下肢,穿梯度加压弹力袜,必要时使用预防剂量的低分子肝素。

7. 改善患者的功能障碍,如运动障碍和语言障碍,最大程度地恢复患者肢体功能状态。

(张苏钰)

第二节　颈动脉狭窄

【案例导入】

一般资料　患者男性,65岁,大专学历。

现病史　因"突发左侧上肢无力1d"急诊入院。

既往病史　既往有高血压、糖尿病、高脂血症病史。嗜好吸烟,20支/d。高血压病史5年,口服美托洛尔、贝那普利治疗,血压控制不稳定。糖尿病史10年,口服阿卡波糖,空腹血糖控制在8.0mmol/L以下,餐后2h血糖控制在10.0mmol/L以下。

入院诊断　颈动脉狭窄;脑梗死。

护理查体　T:36.4℃,P:52次/min,R:14次/min,BP:178/95mmHg;患者意识清楚,双侧瞳孔等大等圆,对光反射灵敏;左上肢肌力Ⅰ级,左下肢肌力Ⅳ级,右侧肢体肌力Ⅴ级;颈动脉搏动可触及,双上肢桡动脉和双下肢足背动脉搏动可触及。

辅助检查　入院后第一天生化全套示血糖:10.5mmol/L,甘油三酯:3.2mmol/L,同型半胱氨酸:20.8μmol/L。颈部血管超声示左侧颈动脉狭窄,头颈动脉CTA示左侧颈动脉狭窄、脑梗死。

护理评分　Caprini评分:2分,低度危险;Barthel评分:16分,日常自理能力评分:85分,轻度依赖;跌倒坠床评分:9分,跌倒低危险。

治疗方案 急诊行"左颈动脉球囊扩张术＋支架植入术",术后口服肠溶阿司匹林(100mg,QD)、氯吡格雷(75mg,QD)抗血小板聚集治疗,皮下注射低分子肝素(5 000U,Q12h)抗凝治疗;阿托伐他汀钙片(20mg,QN)降血脂稳定斑块;静脉滴注药物依达拉奉(30mg,Bid)改善脑循环;阿托品及多巴胺升心率升压治疗;留置尿管,记24h出入量。

主要的护理问题

首优问题 ①组织灌注量改变:与颈动脉支架刺激压力感受器,反射性引起心率减慢,心肌收缩力减弱有关;②自理能力缺陷:与术后制动、疾病导致活动受限有关;③有出血的危险:与术后抗血小板、抗凝治疗有关;④潜在并发症:再灌注损伤、支架内再狭窄、继发脑梗死。

次优问题 ①舒适度的改变:与经皮动脉穿刺后制动有关;②躯体移动障碍:与脑梗死导致左侧肢体活动不利有关;③自我防护能力减弱:与疾病有关;④知识缺乏:缺乏介入围手术期护理相关知识。

目前主要的护理措施 ①心电监护持续监测心率、血压的变化;②建立静脉通路,遵医嘱正确应用血管活性药物;③密切观察病情变化,观察患者意识情况及肢体活动情况;④观察穿刺部位有无出血、血肿,观察有无消化道、泌尿系统等内脏出血征象;⑤落实基础护理措施(皮肤护理、口腔护理、会阴护理、管道护理)。

【问题解析】

1. 什么是颈动脉狭窄?

颈动脉狭窄是颈内动脉、颈总动脉或颈外动脉的缩小或狭窄,常由粥样硬化斑块形成引起,粥样硬化斑块内可能形成溃疡并诱发血栓形成。

2. 该患者颈动脉狭窄的病因有哪些?

颈动脉狭窄主要与高血压、高血脂、糖尿病、吸烟有关。

(1)高血压:动脉压持续升高可引发全身小动脉粥样硬化,从而影响组织器官的血液供应。在高血压的各种并发症中,以心、脑、肾的并发症最为常见,其中最严重的并发症是脑卒中。高血压患者血压越高,脑卒中的发生率越高。

(2)高血脂:大量脂类蛋白在血浆中会降低血液流速,通过氧化作用酸败后沉积在动脉内皮上,并长期黏附在血管壁上损害动脉血管内皮,形成血管硬化。

(3)糖尿病:糖尿病引起脂质代谢紊乱,脂质沉积在动脉内膜下并损伤动脉内膜,促进动脉粥样硬化的发生,导致动脉血栓的形成。

(4)吸烟:香烟中的尼古丁可使动脉中血与氧的结合力减弱,血黏稠度增加,容易导致血栓形成,还能间接导致脑血管痉挛从而引起脑卒中的发生。

3. 该患者合并高血压、糖尿病,术前护理注意事项有哪些?

(1)饮食指导:嘱患者进食低盐、低脂、低热量、高蛋白、富含维生素及纤维素的清淡饮食,戒烟、限酒。

(2)休息与体位:患者术前以卧床休息为主,保持稳定情绪。活动或改变体位时嘱患者注意安全,必要时协助生活护理,防止发生意外损伤。

(3)术前至少3d遵医嘱按时、按剂量服用抗血小板药物,并做好用药指导。

（4）合并糖尿病患者,遵医嘱服用降糖药物或使用胰岛素控制血糖,使空腹血糖控制在8.0mmol/L 以下,餐后 2h 血糖控制在 10.0mmol/L 以下。指导患者严格控制饮食,遵医嘱按时用药并监测血糖。

（5）合并高血压患者,颈动脉狭窄患者术前血压管理有严格的要求,术前过度降压治疗可引发缺血性脑卒中,因此强调血压控制应个体化,将收缩压控制在低于基础血压值 25%以内即可。

4. 该患者术后如何观察与护理?

（1）卧位和饮食:术后绝对卧床休息,遵医嘱持续心电监护,鼓励患者多饮水、早排尿,以利于对比剂的排泄。术后无特殊不适,可给予营养丰富、易消化饮食。

（2）抗凝治疗护理:为了有效预防血栓形成和支架内再狭窄,患者术后需继续抗血小板治疗。常规口服肠溶阿司匹林、氢氯吡格雷,用药过程中监测凝血功能,指导患者避免进食含刺激性及粗糙、坚硬的食物。注意观察患者皮肤、黏膜有无出血点或瘀斑,牙龈有无出血及大、小便颜色等,同时还应注意观察患者意识有无变化。

（3）穿刺侧肢体的护理:术后绝对卧床休息,遵医嘱持续心电监护、血氧饱和度监测,穿刺侧下肢伸直制动 6h,严密观察穿刺点有无渗血、血肿,观察穿刺侧皮肤温度及颜色、足背动脉搏动情况。

5. 该患者应用血管活性药物期间的注意事项有哪些?

（1）选择适当的注射部位,选择血管粗直,容易固定,便于观察又不影响活动的部位进行穿刺,最好使用中心静脉输注。微量泵放在适宜的地方既不影响患者及治疗活动又便于观察。

（2）严格无菌操作,药液应现配现用,充分混匀,各环节连接紧密,每 24h 更换 1 次连接管或输注装置。

（3）观察输液部位有无渗漏、肿胀,观察血管走向有无发红;观察输液泵的工作是否正常,发现异常应及时处理。

（4）使用血管活性药物应注意从低浓度开始,用药期间严密监测血压、心率的变化,遵医嘱调整血管活性药物的输注速度。根据血压、心率的情况调整注射速度。

【知识拓展】

1. 患者术后为什么会出现血压、心率偏低的情况? 该如何护理?

术中释放支架对植入部位血管壁产生缓慢持续的压力,当动脉窦部压力感受器感受到压力,兴奋压力感受器,经舌咽神经、迷走神经传导到相应神经中枢,反射性引起心率减慢、心肌收缩力减弱及血管舒张。如出现异常,应立即遵医嘱给予静脉推注阿托品 0.5~1.0mg或者静脉滴注多巴胺 20~40mg 等急救处理,保持心率≥60 次/min,收缩压 >90mmHg,平均动脉压 >50mmHg。

术后应避免对空腔脏器的强烈刺激,鼓励患者少食多餐,避免因胃扩张而引起呕吐。术后 30min 后开始饮水,术后 4h 内保持液体摄入量在 1 000~2 000ml,促进排尿并保持排尿通畅,防止膀胱过度充盈。对排尿困难者要及时处理,必要时给予导尿,一次性放尿不超过500ml 防止膀胱过度回缩。术后监测心率、血压变化,血压不稳定或异常者要持续监测至正常。同时观察患者的一般情况和主观感受,意识是否清晰,有无恶心、呕吐、面色苍白、出冷汗等症状。

2. 颈动脉支架植入术后为何要关注患者意识状态？

由于颈动脉重度狭窄手术后脑部血流增加，可出现脑过度灌注综合征，导致脑水肿症状，表现为同侧头痛、恶心、呕吐、不同程度的意识状态改变，因此，术后需要严格控制血压，严密观察患者头痛、意识情况，必要时脱水治疗减轻脑水肿。《中国急性缺血性脑卒中诊治指南2018》推荐血管开通后高血压患者控制血压低于基础血压20~30mmHg。

【护士长查房总结】

颈动脉狭窄是缺血性脑卒中的重要病因之一，多见于中老年群体，严重威胁着患者的生命健康。临床上治疗颈动脉狭窄多采用颈动脉支架植入术（carotid artery stenting，CAS），该法适应证广泛、安全有效，但是它在手术过程中往往会引起许多并发症，目前最为常见的并发症是血流动力学损害。研究发现，颈动脉支架植入术术中会刺激颈动脉窦，导致患者的血压降低或者心率过于缓慢，严重者还会发生心脏停搏，因此，术中及术后需要严密监测患者的生命体征并做到严密护理。

1. 脑出血的观察　支架术后脑出血是最为严重的并发症之一，因此术后控制血压在正常范围对于预防脑出血尤为重要。

2. 脑过度灌注综合征的观察　脑过度灌注综合征是一种发生率不高但死亡率和致残率较高的并发症，发病机制与长期低血流灌注导致的脑血管自动调节功能紊乱有关，术前要全面评估，包括实验室指标、血压水平、脑血流动力学等，术中及术后注意控制血压，避免血压急剧上升。

3. 术后排尿观察　术后观察尿量，嘱多饮水（1 500ml/d）以利于对比剂排出，防止出现肾功能损害。

4. 穿刺部位并发症观察　术后穿刺部位可能引起血肿、假性动脉瘤。术后伤口早期观察和制动是重要的预防措施。

综上所述，颈动脉支架植入术患者术后易出现血流动力学变化，需要医务人员分析常见危险因素，从而为患者提供针对性干预。

（胡雪莉）

第三节　锁骨下动脉狭窄

【案例导入】

一般资料　患者男性，60岁，大专学历。

现病史　患者因"左上肢无力、头晕六个月"收治入院。

既往病史　既往高血压病史15余年，最高血压达170/100mmHg，未规律服药及监测血压。

入院诊断　左侧锁骨下动脉狭窄。

护理查体　T:36.8℃,P:78次/min,R:16次/min,BP:110/80mmHg（左上肢），161/90mmHg（右上肢）。患者左上肢肤色略苍白，温度凉，左侧肱动脉、桡动脉搏动弱。

辅助检查 CTA 示:左锁骨下动脉短段闭塞。生化全套示甘油三酯:4.5mmol/L,总胆固醇:7.12mmol/L,肌酐:118μmol/L。血浆 D- 二聚体:0.56mg/L。

护理评分 Braden 评分:13 分;Barthel:35 分,自理能力重度依赖;跌倒坠床评分:11 分。

治疗方案 患者在局麻下行"左侧锁骨下动脉支架植入术",术后测量双上肢血压 Bid,左上肢血压波动于 120~130/60~80mmHg,右上肢血压波动于 130~170/80~100mmHg;口服拜阿司匹林、硫酸氢氯吡格雷抗血小板聚集治疗;口服阿托伐他汀降脂治疗;外周静脉输注银杏叶提取物注射液扩张血管改善循环,5% 葡萄糖氯化钠 500ml 补液治疗。

主要的护理问题

首优问题 ①组织灌注量改变:与疾病有关;②舒适度改变:与疾病引起头晕、肢体无力有关;③有穿刺部位血肿的危险:与穿刺点压迫位置偏移,制动效果不佳,抗凝药物使用有关;④潜在并发症:过度灌注综合征、支架内血栓形成。

次优问题 ①自理能力缺陷:与术后绝对卧床制动有关;②有管道滑脱、打折的危险:与术后留置尿管有关;③有跌倒坠床的危险:与术后活动不便有关;④潜在并发症:急性肾功能损伤。

目前主要的护理措施 ①绝对卧床休息,吸氧(必要时配合行气管插管);②建立静脉通路,遵医嘱用药;③心电监护持续监测生命体征,关注各项实验室的指标;④密切注意病情变化,关注双上肢皮肤温度、颜色、感觉及桡动脉搏动情况;⑤观察穿刺部位有无出血、血肿,观察皮肤、黏膜、消化道等有无出血征象;⑥落实基础护理措施(皮肤护理、口腔护理、会阴护理、管路护理)。

【问题解析】

1. 什么是锁骨下动脉狭窄?

锁骨下动脉狭窄是指锁骨下动脉近心端狭窄或闭塞造成患侧上肢处于缺血状态,严重时可由于虹吸作用导致健侧椎动脉反流、窃取脑血流以供应患侧上肢,从而引起椎 - 基动脉系统的脑供血不足。

2. 过度灌注综合征的临床表现是什么?

锁骨下动脉狭窄严重时上肢远端供血依靠盗取椎动脉的逆向血流。当狭窄解除后,血流恢复进入脑内,此时由于脑血管自动调节功能不足,脑组织过度灌注导致水肿和出血。患者早期表现可有头痛、恶心、呕吐等颅内高压症状,严重者可出现意识障碍和偏瘫。

锁骨下动脉长期严重狭窄,左上肢的血管床灌注严重不足,当狭窄解除后,血流灌注增加,导致毛细血管扩张,血管外周水肿,故可出现左手肿胀、充血的表现。

3. 患者术后该如何预防过度灌注综合征?

术后 48h 应密切观察患者的意识、瞳孔、血压、呼吸及肢体活动,围手术期的血压控制是预防此并发症的有效措施;监测患者的血压变化,消除焦虑等精神因素引起的血压增高,使血压维持在基础血压 2/3 水平。出现上肢肿胀可抬高上肢,一般自行缓解,严重者可使用硫酸镁湿敷。

4. 该患者行左侧锁骨下动脉支架术后病情观察要点有哪些?

(1)心电监护,严密监测生命体征的变化,同时观察有无对比剂的反应。

(2)术后取平卧位,穿刺侧肢体伸直制动,观察穿刺部位有无出血、血肿,密切观察穿刺肢体足背动脉搏动情况、皮肤温度、颜色及感觉情况。

（3）监测双上肢血压变化并记录。

（4）严密观察皮肤、黏膜有无出血倾向，一旦发生穿刺处、皮肤、黏膜、牙龈、消化道或中枢神经系统出血，应立即停止抗凝、溶栓治疗。

（5）左侧锁骨下动脉支架术后若出现血压下降、心率增快、面色苍白及末梢循环障碍等休克表现及腹痛、腰背痛等情况，立即通知医生。

5. 对该患者如何进行出院指导？

（1）遵医嘱按时服用抗血小板药物，不得随意加量、减量或停药，告诉患者注意皮肤、黏膜有无瘀斑，观察大便的颜色，如出现黑便，应高度警惕上消化道出血。

（2）定期复查凝血功能，门诊随诊。

（3）加强其他导致血管狭窄危险因素的控制，如高血压、糖尿病及高脂血症等。

（4）饮食宜低盐、低脂、低胆固醇饮食。

（5）避免患侧肢体超负荷活动，预防支架移位。

（6）如出现术前症状（如头晕、左上肢无力等）应及时就诊。

【知识拓展】

普通肝素与低分子肝素治疗不同之处有哪些？

普通肝素和低分子肝素是目前临床比较常用的两种抗凝药物，两者抗血栓的机制都是抑制某些凝血因子的活性，但有所区别。普通肝素相对分子质量为 8 000~30 000，作用位点是凝血酶及因子 Xa、抗凝血酶及抗凝血因子 Xa，作用效果均强，生物利用度低，抗凝活性不能预测，需严格检测 APTT；低分子肝素相对分子质量为 4 000~5 000，对抗凝血酶Ⅲ、抗凝血因子 Xa 作用强，抗凝血酶作用弱，生物利用度高，抗凝活性可以预测，无须监测凝血指标。低分子肝素和普通肝素治疗血栓性疾病疗效确切，但有一定的不良反应，较常见的是出血和血小板减少。普通肝素抗凝作用复杂，与凝血因子的结合位点较多，对血小板的数量和功能都有影响，出血和血小板减少发生率会比较高；而低分子肝素只能结合抗凝血酶Ⅲ，通过抑制 Xa 凝血因子的活性而有效抑制血栓形成，对其他凝血因子影响小，出血和血小板减少相对少见。

【护士长查房总结】

锁骨下动脉狭窄介入术后应做好如下护理：

1. 术后疼痛 术后患侧锁骨下区域可略感疼痛，主要是支架膨胀刺激血管引起，一般不需处理。

2. 支架内血栓形成的预防及护理 支架置入术严重的并发症是支架内血栓形成，术后需监测凝血指标，遵医嘱按时服用抗血小板药物。

3. 监测生命体征及双上肢血压，与健侧对比，观察患侧上肢血压恢复情况。观察患者是否出现头晕、恶心等症状，术后上肢有无麻木，无力感。

4. 术后 24h 内绝对卧床休息，保持大小便畅通，避免便秘、咳嗽等，以免增加腹腔内压。

5. 正确采集标本送检，特别是凝血功能检查。

（赵梦捷）

第四节 椎 - 基底动脉狭窄

【案例导入】

一般资料 患者男性,70 岁,初中学历。

现病史 因"突发眩晕伴口齿不清、四肢无力 1 月余,加重 1d"急诊入院。

既往病史 既往有高血压病史 5 年,口服降压药治疗,血压控制在 140/90mmHg 以内。

入院诊断 急性脑梗死;右侧椎动脉狭窄;基底动脉下段狭窄。

护理查体 T:36.8℃,P:82 次 /min,R:12 次 /min,BP:135/87mmHg,SpO$_2$:98%。患者神志清楚,双侧瞳孔等大等圆,直径 2mm,对光反射存在,言语和发音欠清晰,问答正确,饮水有呛咳,有恶心呕吐,自主体位。

辅助检查 生化全套示甘油三酯:1.43mmol/L、总胆固醇:3.62mmol/L、血糖:7.75mmol/L、低密度脂蛋白:2.32mmol/L、高密度脂蛋白:0.72mmol/L。血常规示白细胞:8.42 × 10^9/L、红细胞:4.36 × 10^9/L、血红蛋白:125g/L、血小板:269 × 10^9/L。

头颈部 CTA 示:基底动脉管腔重度狭窄,双侧椎动脉起始段重度狭窄,双侧颈总动脉钙化、混合斑块,双侧颈内动脉管腔轻度狭窄,右锁骨下动脉管壁钙化斑块,管腔轻度狭窄;左锁骨下动脉管壁混合斑块,管腔中度狭窄;左侧大脑中动脉、大脑后动脉粥样硬化改变。

头颅 CT 平扫示:两侧基底区及侧脑室旁见多发斑片状低密度影。各脑室、脑池大小、形态及密度未见异常。颅脑 MRI 检查示:脑桥急性脑梗死;两侧额叶、颞叶、基底节多发腔梗灶、缺血灶。

护理评分 Caprini 评分:4 分,风险等级:中危;格拉斯哥昏迷评分:15 分,无意识障碍;Braden 评分:18 分;Barthel:35 分,自理能力:重度依赖;NRS 评分:0 分。

治疗方案 入院第 2 天,患者在局麻下行脑血管 DSA 检查,提示右侧椎动脉起始部重度狭窄;基底动脉下段重度狭窄,左侧锁骨下动脉起始部轻度狭窄。入院第 5 天在全麻下行经皮基底动脉支架植入术 + 经皮基底动脉球囊扩张成形术 + 经皮椎动脉支架植入术 + 经皮椎动脉球囊扩张成形术,术后给予尼莫同防止脑血管痉挛、乌拉地尔控制血压、依达拉奉和长春西汀保护脑组织、改善脑循环等药物治疗。

主要的护理问题

首优问题 ①舒适度改变:与突发眩晕、恶心、呕吐有关;②吞咽障碍:与意识障碍或延髓麻痹有关;③语言沟通障碍:与语言中枢损害有关;④有受伤的危险:与眩晕发作平衡失调、步态不稳有关;⑤躯体移动障碍:与眩晕和四肢无力有关;⑥活动无耐力:与四肢肌力减退有关;⑦潜在并发症:误吸、窒息。

次优问题 ①焦虑:与担心介入手术和疾病预后有关;②自理能力下降:与患者卧床时间长有关;③知识缺乏:缺乏介入治疗术后护理康复相关知识;④潜在并发症:深静脉血栓形成;高灌注综合征;脑血管痉挛;支架内再狭窄。

目前主要的护理措施 ①卧床休息,吸氧,选择合适的体位,防止误吸和窒息;②建立静脉通路,遵医嘱使用抗凝、溶栓药物,关注药物的不良反应;③心电监护持续监测生命体征,关注神志、瞳孔、四肢肌力和深浅感觉的变化;④关注实验室指标的变化;⑤观察穿刺部位有无出血、血肿,观察皮肤、黏膜、消化道等有无出血征象;⑥落实基础护理措施(皮肤护理、口腔护理、会阴护理、管道护理、肢体康复护理)。

【问题解析】

1. 椎基底动脉狭窄的临床表现是什么?

椎基底动脉狭窄的临床表现有眩晕、耳鸣、复视、构音障碍、吞咽困难、共济失调、交叉性瘫痪。

2. 该患者行椎基底动脉支架植入术后观察及护理要点有哪些?

(1)生命体征的观察,术后持续心电监护48~72h,严密观察患者的神志、瞳孔、心率和血压变化。

(2)神经系统症状的观察,术后观察患者的四肢肌力和活动度,了解患者有无呛咳和语言发音变化,与术前对比。

(3)股动脉穿刺部位的观察,术后沙袋压迫6~8h,指导患者穿刺侧下肢伸直制动6h,卧床休息24h。穿刺处一周内避免揉搓、挤压,避免增加腹内压的动作。

(4)术后饮食宜清淡易消化、高热量、高维生素、优质蛋白、低脂,提倡宜少食多餐,禁烟酒和辛辣刺激性食物。

3. 该患者术后并发症的观察和护理有哪些?

(1)穿刺局部并发症:①穿刺点瘀斑,指穿刺处皮肤皮下出现红色血斑,无硬结,瘀斑面积 >1cm × 1cm;②穿刺点渗血,指穿刺处覆盖的敷料潮湿并有新鲜血液浸润;③穿刺点皮下血肿,指穿刺点出血的血液聚集在皮下组织中造成的局部肿大,可触及硬块,硬结面积 >2cm × 2cm;④假性动脉瘤,是经皮股动脉穿刺后血液经穿刺点流出,由血管周围软组织包裹所形成;⑤血栓形成,指穿刺过程中股动脉内膜损伤,胶原裸露,激活内源性凝血机制,释放凝血酶促使纤维蛋白原转变成纤维蛋白继而形成血栓;⑥动静脉瘘,是指股动脉和股静脉之间形成异常的通道,股动脉血液直接进入股静脉腔形成。

(2)全身并发症:主要见于脑血管痉挛、高灌注综合征、脑栓塞、术后血管再狭窄。相应的预防和护理措施有:术前3d遵医嘱给予饱和双联抗血小板药物(如拜阿司匹林和氯吡格雷)口服。术后3d内遵医嘱给予口服拜阿司匹林100mg/d,终身服用抗血小板药物维持治疗,抑制血小板聚集,预防脑栓塞。严密观察患者神经系统的症状及体征,如头晕、头痛、肢体无力或麻木、感觉或运动障碍等,对出现症状加重、言语不清的患者,立即行脑血管造影复查。

4. 椎基底动脉狭窄支架植入术后为什么需要定期到医院复诊?

椎基底动脉支架植入术后,患者需要长期服用抗血小板的药物或降脂药物,以控制导致疾病发生的高危因素。术后定期复查血常规、生化或凝血常规检查,以评估高危因素是否得到控制,根据复查结果及时调整用药量或停药。定期复查CTA或行血管造影观察血管内支架的位置、通畅性。

5. 该患者的出院指导有哪些?

(1)药物指导:椎基底动脉支架植入术后,需要遵医嘱规律服用抗血小板药、降脂药。术后长期口服阿司匹林(100mg,Qd),氯吡格雷(75mg,Qd)与阿司匹林同服3个月;阿托伐他汀钙（20~40mg，QN），服药期间需要定期复查肝功能。

（2）保持健康的生活方式，包括戒烟、控制血糖、避免高脂饮食、控制体重、适当锻炼身体。

（3）如突发偏瘫、失语、偏身麻木、步态不稳、面瘫等脑缺血症状，应立即到医院就诊。

（4）定期随访复查，术后 1 个月、3 个月、6 个月复查血常规、凝血及肝肾功能等实验室指标，术后 6 个月复查头颅 CTA、MRA 和脑血管造影。

（5）康复治疗：如患者有肢体功能障碍、吞咽功能障碍等情况，出院后继续康复治疗。

【知识拓展】

1. 椎基底动脉狭窄或闭塞的发病现状？

椎基底动脉系统组成人体大脑的后循环，后循环卒中约占所有缺血性脑卒中的 20%，其中急性椎基底动脉闭塞（acute vertebral basilar artery occlusion，AVBAO）占大血管闭塞性脑卒中的 5%。尽管相对前循环大血管闭塞，AVBAO 发病率低，但患者的临床症状不具有特异性，早期精确诊断相对困难。我国颅内动脉粥样硬化的发生率高达 46.6%，颅内动脉粥样硬化狭窄或闭塞常发生于椎动脉颅内段（V4）及基底动脉（basilar artery，BA）下段。

2. 美国国立卫生研究院卒中量表（NIH Stroke Scale，NIHSS）评估意义是什么？

NIHSS 是一种评估脑卒中患者中枢神经损伤程度的量表。评分为 0~42 分，分数越高，神经功能缺损程度越严重。NIHS 评分≤4 分为轻型卒中，≥21 分为严重卒中。量表的不足之处在于对后循环梗死评分不敏感，且缺少对认知功能以及步态异常的评价。

【护士长查房总结】

椎基底动脉狭窄中 70% 的患者血管狭窄程度 >50%。与前循环动脉狭窄相比，椎基底动脉狭窄导致短暂性脑缺血发作（transient ischemic attack，TIA）或脑梗死的复发风险高，且基底动脉狭窄患者 90d 内卒中复发率几乎为 100%。随着神经介入技术的进步和介入材料的更新，对于椎基底动脉狭窄的患者，早期行血管内介入治疗可有效降低远期的卒中发生率。我们应掌握这类危重症疾病的护理，以挽救患者生命，预防及减少并发症的发生，改善患者的生活质量。

1. 密切观察和记录患者的生命体征、神志、瞳孔的变化。

2. 加强对神经系统症状的观察，观察患者的四肢肌力和活动度，了解患者有无呛咳和语言发音变化，与术前进行对比。

3. 加强对股动脉穿刺部位的观察和护理。

4. 掌握椎基底动脉支架植入术后并发症如脑血管痉挛、高灌注综合征、脑栓塞、术后血管再狭窄的观察和护理。

5. 饮食宜清淡易消化、少食多餐，禁烟酒和辛辣、刺激性食物。

6. 遵医嘱长期服用抗血小板和抗凝药物，定期复查出凝血时间，观察有无局部或全身出血征象。

7. 提倡规律的生活方式，进行肢体早期功能锻炼，加强疾病的随访和自我管理。

（钱　多）

第五节　颈动脉体瘤

【案例导入】

一般资料　患者男性,53 岁,大专学历。

现病史　因"发现左颈部无痛性肿物 6 年,明显增大 1 年余"收治入院。

既往史　高血压病史 10 年,未规律治疗。

入院诊断　巨大颈动脉体瘤。

护理查体　T:36.7℃,P:76 次 /min,R:18 次 /min,BP:136/82mmHg,患者神志清楚,左上颈部肿物约 10cm×9cm×8cm,质地中等,可触及搏动感,边界尚清,结节状,活动差。患者伸舌左偏,言语时吐字不利,并伴有 Homer 综合征,四肢肢体肌力正常。

辅助检查　颈部 B 超示:左上颈可见一大约 6.9cm×5.0cm 肿物,包绕颈总动脉及颈内、外动脉;颈部 MRA 检查确诊为左颈动脉体瘤。

护理评分　Barthel 评分:80 分,自理能力轻度依赖;Caprini 评分:3 分,风险等级:中度危险;跌倒坠床评分:2 分;压力性损伤风险评分:0 分;营养风险评分:0 分。

治疗方案　入院后予以颈动脉压迫训练,一个月后在全麻下行"左颈动脉体瘤扩大切除及左颈动脉重建术",术中见肿瘤侵犯颅底、迷走神经、舌下神经,连同侵犯神经一并切除。术后留置左颈部切口引流管接负压吸引球,予以抗感染、补液等治疗。术后病理为恶性颈动脉体瘤。

主要的护理问题

首优问题　①组织灌注量改变:与疾病有关;②有窒息的危险:与术后出血压迫有关;③潜在并发症:吻合口破裂、出血,缺血性脑卒中。

次优问题　①自理能力缺陷:与术后卧床制动有关;②潜在并发症:神经损伤、切口感染;③焦虑、恐惧:与担心疾病预后有关。

目前主要的护理措施　①卧床休息,氧气吸入,床旁备气管切开包;②心电监护监测生命体征,关注各项实验室指标;③建立静脉通路,遵医嘱用药;④密切关注病情变化,观察患者神志、瞳孔、四肢动脉搏动及肌力情况;⑤妥善固定颈部切口引流管,观察患者切口有无渗血渗液、颈部有无肿胀、气管是否居中及伸舌偏斜情况。

【问题解析】

1. 什么是颈动脉体瘤?

颈动脉体瘤(carotid body tumor,CBT)是一种临床罕见的高度血管化、缓慢扩张的化学感受器肿瘤,起源于颈动脉分叉处的神经节旁组织,属于副神经节瘤,约占头颈部副神经节瘤发病率的 65%,圆形或椭圆形居多,CBT 多以单侧发病为主,双侧较为少见,发病率为 0.001%~0.002%,恶变率为 5%。

2. 该患者术前为什么要行颈动脉压迫训练?

该患者的肿瘤位于颈总动脉分叉处,术中需要阻断颈总动脉,为促使患侧建立良好的侧支循环,以耐受手术中因阻断颈总动脉引起脑供血不足,术前应指导患者颈动脉压迫训练。

3. 该患者术后有哪些护理要点?

(1)体位:床头摇高 20°~30°,取半卧位,头偏向患侧,避免吻合口裂开和活动性出血,患者术后第一天可轻微转动,术后三个月内避免剧烈运动。

(2)病情观察:术后予以心电监护,监测患者生命体征及血氧饱和度变化,观察患者颈部伤口及引流情况,观察有无肢体肌力下降、偏瘫等脑梗死的症状,观察有无神经损伤的临床表现,做好相关宣教指导。

(3)呼吸道护理:术后予以持续低流量氧气吸入,雾化吸入,床旁备气管切开包。密切观察患者颈部伤口有无出血及血肿,评估呼吸及血氧饱和度变化,及时调整氧流量并汇报医生。

(4)预防感染:术后密切监测体温变化及实验室指标,观察患者切口有无红、肿、热、痛的表现,记录切口引流液的量、颜色、性状,遵医嘱合理应用抗生素。

(5)饮食:术后 6h 内禁食禁饮,静脉补充营养。6h 后予以高热量、黏稠食物,宜少量多餐,避免过冷、过热及产气类食物,根据病情过渡至正常饮食。

4. 该患者术后会出现什么症状? 该怎样予以护理指导?

该患者因术中分离肿瘤时损伤舌下神经及喉上神经,导致术后出现伸舌偏移、眼睑下垂、饮水呛咳及声音嘶哑等表现。术后可加强患者饮食过程中的观察与护理,嘱患者缓慢进食,尽量进食较黏稠的食物,饮水时低头将下颌尽量靠近胸骨,防止饮水呛咳。指导患者进行舌部训练,如反复张口、伸缩和卷动舌头,配合雾化吸入、营养神经及超声波、红外线、神经肌肉电刺激、吞咽功能训练等综合康复治疗。

5. 该患者术后易出现哪些并发症? 如何预防与护理?

(1)缺血性脑卒中:是 CBT 术后最严重的并发症,术中阻断颈动脉使脑血管血流减少,血流缓慢导致脑血栓形成;术后抗凝不充分或颈动脉局部压迫、扭曲等均可导致缺血性脑卒中发生,术后需严密观察患者神志、瞳孔及肢体活动情况,监测患者生命体征情况,尤其是血压变化,控制血压在 90~120/60~90mmHg 范围内。使用抗凝、抗血小板药物期间要及时评估凝血功能、血小板及肝肾功能检测指标;观察患者全身皮肤、黏膜和胃肠道、泌尿系统有无出血表现,观察用药后有无不良反应发生。

(2)神经损伤:脑神经损伤是目前巨大颈动脉体瘤切除术后最难以避免也是最常见的并发症。损伤神经主要包括喉上神经、舌下神经、交感神经等。术后如出现声音嘶哑、饮水呛咳、吞咽困难等表现,提示出现喉上神经损伤;如出现伸舌偏斜,提示出现舌下神经损伤;如出现瞳孔缩小、上眼睑下垂、眼球内陷等表现,提示出现交感神经损伤。术前应做好病情告知工作,向患者讲解神经损伤的主要表现及注意事项,消除患者恐惧心理,术后加强观察,及时予以对症处理。

(3)窒息:患者术后切口渗血易形成局部血肿,血肿进一步压迫气道导致气道狭窄,严重可导致窒息,危及生命。需密切观察颈部切口有无渗血或血肿,严密监测呼吸机血氧饱和度情况。抬高患者床头 30°,持续低流量吸氧,床旁备气管切开包,一旦发生血肿压迫气管,紧急床旁切开引流。鼓励患者自主咳痰,协助其翻身拍背或配合药物雾化吸入促进痰液咳出,保持呼吸道通畅。

(4)感染:术前预防性应用抗生素抗感染治疗。术后需保持手术切口的清洁干燥,密切观察切口有无渗血、渗液及红肿热痛等表现,保持引流管通畅,避免弯曲折叠,监测患者体温变化及血生化指标情况,出现发热时应遵医嘱及时予以物理或药物降温,切口若有渗血及时汇报医师予以换药处理,术后遵医嘱合理应用抗生素。

6. 如何对该患者进行出院指导?

(1)饮食指导:饮食以低盐、低脂、低胆固醇、高维生素、清淡易消化为主,禁烟酒及辛辣食物。

(2)切口指导:告知患者术后一周不可淋浴,可用温水擦浴,注意保持切口清洁,避免揉搓、潮湿、污染。

(3)服药指导:告知患者严格遵医嘱按时服用抗血小板聚集药物,服药期间密切观察全身有无出血症状,如有不适,及时就诊调整药物剂量。

(4)行为指导:患者出院时神经损伤症状未完全恢复,嘱患者坚持做舌部运动,可到康复医院进行超短波、神经肌肉电刺激等康复治疗,术后三个月内避免剧烈运动。

(5)复诊指导:患者病理为恶性颈动脉体瘤,指导定时门诊复查体瘤有无残留和复发。

【知识拓展】

CBT 的常见治疗方法有哪些?

1. **手术治疗** 手术为公认的 CBT 首选治疗方法,手术方式主要根据 Shamblin 分型来制定。早期肿瘤体积小、易于移除,随着肿瘤不断生长,患者多会出现局部侵袭,肿瘤与周围神经、血管粘连较紧密,大大增加了手术难度和风险。

2. **放射治疗** 放射治疗可控制 CBT 生长,减少 CBT 远期并发症的发生率,且可使患者获得更好的生活质量。但放射治疗作为局部治疗手段之一,只能控制肿瘤的进展,对远处转移病灶无明显效果,且有造成局部组织炎症、放射性骨坏死和脑组织损伤的风险。目前相关病例报道较少,后期需临床大样本研究对其进行验证,进一步探讨放射治疗在 CBT 治疗中的必要性。

【护士长查房总结】

CBT 是颈部最常见的副神经节瘤,生长缓慢,多表现出良性肿瘤特征,仅不到 5% 确诊为恶性。而由于 CBT 解剖位置复杂,肿瘤血供丰富,使得手术治疗风险较高,因此术前需对患者进行全面评估,了解其肿瘤血供情况及 Shamblin 分型等,告知可能会出现的症状,消除其紧张恐惧心理,预防跌倒等意外事故的发生。本例患者因术前肿瘤压迫舌下神经及术中损伤喉上神经,导致患者出现伸舌偏移、眼睑下垂、饮水呛咳及声音嘶哑等情况,护士不仅需加强病情观察及护理指导,还需仔细评估患者的神志、瞳孔、定向力、四肢活动以判断是否存在缺血性脑损伤;同时因术中操作易刺激颈动脉窦,引起反射性的心率及血压下降,甚至心搏骤停,术后还需密切关注患者生命体征情况,及时予以液体扩容,保证重要脏器灌注充足。加强监护,预防及避免患者术后发生并发症,如出血、窒息、感染等。

(季惠玲)

第六节 颈 动 脉 瘤

【案例导入】

一般资料 患者男性,70 岁,高中学历。

现病史 因"突发头晕伴口齿不清 1d"急诊入院。

既往病史 既往有高血压病史 15 年,长期口服缬沙坦,血压控制欠佳,最高可达 170/90mmHg。

入院诊断 颈动脉瘤;急性脑卒中;颈动脉狭窄;偏瘫;高血压 3 级。

护理查体 T:36.4℃,P:78 次 /min,R:16 次 /min,BP:170/110mmHg。患者神志清楚,双侧瞳孔等大等圆,直径约 3mm,对光反射灵敏;患者口齿不清,伸舌稍左偏,双侧鼻唇沟正常;左侧肢体肌力为 0 级,右侧肢体肌力为 5 级;患者右颈前侧可触及搏动性肿物。

辅助检查 颈动脉 CTA 示:两侧颈总动脉分叉处及两侧颈外动脉起始部少量钙化斑块;右侧颈内动脉 C2~3 水平动脉瘤。

护理评分 Barthel 评分:10 分,自理能力重度依赖;疼痛评分:0 分;营养风险评分:3分,存在营养风险;跌倒风险评分:21 分,为跌倒高危人群;Caprini 评分:7 分,风险等级:高度风险。

治疗方案 患者入院第 2 天于全麻下行"右侧颈内动脉瘤腔内隔绝术",术后给予依诺肝素钠注射液抗凝治疗,替格瑞洛片、阿司匹林肠溶片抗血小板聚集,阿托伐他汀钙片降血脂治疗。

主要的护理问题

首优问题 ①组织灌注量改变:与血管腔狭窄有关;②有窒息的危险:与动脉瘤或出血压迫气管有关;③调节颅内压能力下降:与疾病有关;④语言沟通障碍:与脑组织供血不足有关;⑤潜在并发症:脑血管痉挛、动脉瘤破裂出血、脑组织再灌注损伤,脑卒中(脑出血 / 脑缺血)。

次优问题 ①营养失调 低于机体需要量:与疾病发生发展致消耗过多、摄入不足有关;②自理能力缺陷:与患者肢体偏瘫有关;③潜在并发症:支架内血栓形成、脑血管痉挛、支架断裂或移位、肺部感染;④潜在并发症:皮肤完整性受损的危险、下肢深静脉血栓形成、跌倒坠床。

目前主要的护理措施 ①吸氧,观察患者生命体征变化,必要时给予心电监护,监测血氧饱和度情况;②评估患者意识状态、四肢活动、肢体肌力情况;③术前积极控制血压,提醒患者排便或咳嗽时避免用力,防止瘤体破裂出血;④协助检查,提前与影像科、检验科、心电图室等相关科室护士沟通,预约检查时间,协助患者按照预约时间及时检查;⑤术后遵医嘱用药,如抗凝、抗血小板聚集药物,扩张血管、改善微循环药物等;⑥治疗期间观察药物的疗效与不良反应,注意有无出血事件的发生;⑦根据 Caprini 评分落实静脉血栓栓塞症预防措施;⑧给予气垫床减压,协助患者被动肢体活动,指导并鼓励其主动运动;⑨落实基础护理措施。

【问题解析】

1. **什么是颈动脉瘤?**

颈动脉瘤可发生于颈总动脉、颈内动脉及颈外动脉。颈动脉瘤被定义为颈动脉管壁局限性扩张产生的血管瘤样突起,直径大于邻近正常动脉的 150%。颈动脉瘤的发生率 <1%,根据病因可分为动脉退行性变、外伤性和感染性动脉瘤,根据病理可分为真性、假性和夹层动脉瘤。

2. 颈动脉瘤的病因有哪些？

动脉粥样硬化是颈动脉瘤最常见的病因，此外，创伤、感染、颈动脉内膜剥脱术、医源性和自发性夹层、纤维肌性发育不良、先天性缺陷以及放疗等也可导致颈动脉瘤的发生。

3. 颈动脉瘤的临床表现有哪些？

颈部搏动性包块为颈动脉瘤最常见的初始症状，随着动脉瘤的增大，部分患者会产生压迫症状，出现吞咽困难、声音嘶哑、Horner 综合征、三叉神经痛等。另外，由于瘤体内血栓脱落可导致短暂性脑缺血发作和脑卒中，出现头晕、头痛、肢体活动障碍、意识障碍等相关临床表现。

4. 该患者术后护理要点有哪些？

（1）给予持续心电监护，严密监测患者的生命体征情况。动态评估患者的意识、瞳孔、肢体活动度。

（2）术后取平卧位，观察腹股沟穿刺处有无渗血或血肿。评估双下肢末梢血运情况，如皮肤温度、颜色和足背动脉搏动情况，询问患者有无肢体疼痛。

（3）遵医嘱采用间歇充气加压治疗，预防深静脉血栓形成的发生。给予患者气垫床，协助翻身 2h 一次，预防压力性损伤的发生。

（4）遵医嘱应用抗凝、抗血小板聚集药物，关注有无出血倾向；遵医嘱应用降低颅内压的药物，评估患者有无头痛等表现，以预防脑水肿。

（5）预防再灌注损伤、脑卒中、脑血管痉挛、支架内血栓形成等相关并发症的发生。若患者出现意识障碍、肢体活动障碍，应立即通知医生评估与处理。

（6）患者出院前指导如下：①进低盐、低脂以及富含维生素、纤维素的食物；②保持情绪稳定，预防便秘；③遵医嘱服用降压、抗凝、抗血小板聚集等药物；④指导家属协助患者做好康复锻炼；⑤定期随访复查，若突发头晕、黑蒙、视物不清、意识障碍等情况，应立即就诊。

【知识拓展】

1. 颈动脉瘤如何分型？

根据形态学特征颈动脉瘤分为 5 型：Ⅰ 型，颈内动脉孤立性动脉瘤；Ⅱ 型，瘤体位于颈动脉分叉至 Blaisdell 线（下颌角和乳突连线）之间的长瘤体动脉瘤；Ⅲ 型，累及近心端颈内动脉及颈动脉分叉部位的动脉瘤；Ⅳ 型，累及颈总动脉及颈内动脉的动脉瘤，但累及范围更广泛；Ⅴ 型，颈总动脉孤立性动脉瘤。

2. 颈动脉瘤治疗方法有哪些？

颈动脉瘤通常在无症状患者中被偶然发现。由于颈动脉瘤可能导致 50% 以上的患者出现脑卒中，60%~70% 的患者死亡。因此，患者一旦确诊建议手术干预。对于有神经系统症状的颈动脉瘤患者，无论瘤体大小均需手术治疗，瘤体 >2cm 或进行性扩张的无症状患者或瘤腔内有血栓形成、存在缺血性脑卒中风险的患者也应进行手术治疗。

（1）外科手术治疗：适用于真性动脉瘤、感染性动脉瘤和假性动脉瘤。手术方式包括动脉瘤切除颈动脉重建、颈动脉结扎、动脉瘤切除断端吻合术等，其中，动脉瘤切除颈动脉重建是治疗颈动脉瘤最主要的方式。由于外科手术创伤较大，术后并发症较多见，颅脑神经损伤是最常见的并发症。

（2）腔内介入治疗：适用于创伤性假性动脉瘤、颅底颈内动脉瘤和局部组织剥离困难的颈动脉瘤。手术方式包括覆膜支架植入术、裸支架置入联合弹簧圈栓塞术等。腔内介入治疗具有创伤小、住院时间短、避免颅脑神经损伤等优点，其并发症包括支架内再狭窄和支架堵塞等。随着腔内介入材料的改进和腔内技术的进步，腔内手术治疗开展越来越广泛。

【护士长查房总结】

颈动脉瘤临床少见，颈动脉瘤破裂出血风险较高，瘤体易压迫邻近组织引起神经功能障碍，瘤腔内附壁血栓脱落可导致脑卒中的发生，故围手术期需要护士严密监测患者病情，及时发现患者病情变化，减少相关并发症的发生。

1. 关注患者意识状态，做好患者肢体肌力的评估，了解患者疾病严重程度及进展。
2. 严格控制血压，血压过高可增加发生脑血管意外的风险，而降压速度过快致血压较低，可能无法维持足够的脑灌注。
3. 指导患者规律应用抗凝、抗血小板聚集药物，预防支架内血栓形成。
4. 做好患者肢体、心理的康复指导，提高患者生存质量。

（植艳茹）

第七节　颅内动脉瘤

【案例导入】

一般资料　患者女性，40 岁，大专学历。

现病史　因"突发剧烈头痛，伴恶心呕吐 3h"收治入院。患者 3h 前无明显诱因下突发剧烈头痛，有恶心，呕吐胃内容物 3 次，当地医院 CT 示"蛛网膜下腔出血"。1h 前突发意识模糊，呼吸急促，咳大量粉红色泡沫样痰，急诊收入院。

既往病史　既往体健，育有两子，均为顺产。无既往疾病史、过敏史、手术史。

入院诊断　蛛网膜下腔出血；神经源性肺水肿。

护理查体　T：37.5℃，P：136 次 /min，R：40 次 /min，BP：129/78mmHg，SpO_2 90%。患者浅昏迷，格拉斯哥昏迷评分 9 分，双侧瞳孔等大等圆，直径 4mm，对光反射迟钝。呼吸困难，口唇、甲床等部位发绀，咳大量粉红色泡沫样痰。

辅助检查　心电图示：窦性心动过速。

护理评分　Caprini 评分：8 分，风险等级：高度危险；格拉斯哥昏迷评分量表：9 分，浅昏迷；Braden 评分：13 分，中度危险；Barthel：5 分，自理能力重度依赖；NEWS 评分：6 分，患者病情变化的可能性较大，有"潜在危重症"的危险。

治疗方案　急诊行"全脑血管造影术 + 支架辅助颅内动脉瘤栓塞术"，术中确诊：后交通动脉瘤，Hunt-Hess 分级 3 级。术后经口气管插管，呼吸机辅助呼吸，锁骨下深静脉置管，镇静镇痛治疗。"替罗非班"持续静脉泵入 24h 后，桥接"阿司匹林肠溶片"与"硫酸氯吡格雷片"抗血小板聚集；尼莫地平持续静脉泵入抗血管痉挛；甘露醇及呋塞米脱水降低颅内压。经鼻胃管肠内营养，静脉营养治疗，维持水电解质平衡，保留尿管，记录 24h 出入量。

主要的护理问题

首优问题　①意识障碍：与颅内动脉瘤破裂出血有关；②潜在并发症：脑疝；③气体交

换受损:与神经源性肺水肿有关;④清理呼吸道无效:与术后镇静镇痛,留置人工气道有关;⑤组织灌注不足:与脑血管痉挛、颅高压有关;⑥潜在并发症:脑栓塞。

次优问题 ①潜在并发症:出血;②有感染的危险:与中心静脉置管、留置尿管、长期卧床等有关;③有下肢深静脉血栓形成的危险:与长期卧床有关。

目前主要的护理措施 ①绝对卧床休息,给予呼吸机辅助呼吸;②建立中心静脉血管通路,遵医嘱用药;③心电监护持续监测生命体征,关注各项实验室指标,包括血气分析结果、电解质情况、血尿常规、脑脊液常规和生化结果;④密切注意肺部护理,减少呼吸机带机时间;⑤观察穿刺部位有无出血、血肿,观察皮肤、黏膜、消化道等有无出血征象;⑥落实基础护理措施(皮肤护理、口腔护理、会阴护理、管道护理)。

【问题解析】

1. 什么是颅内动脉瘤?蛛网膜下腔出血最典型症状是什么?

颅内动脉瘤是指脑动脉内腔的局限性异常扩大造成动脉壁的一种瘤状突出。颅内动脉瘤多在脑动脉管壁局部先天性缺陷和管腔内压力增高的基础上发生囊性膨出,是造成蛛网膜下腔出血的首位病因。蛛网膜下腔出血的最典型症状为难以忍受的剧烈头痛,常伴恶心呕吐,可伴有意识障碍、面色苍白等表现,同时还有颈项强直等脑膜刺激征。

2. 脑膜刺激征和颅内压增高的三大表现是什么?

脑膜刺激征的三大表现分别是颈项强直、Kernig 征阳性和 Brudzinski 征阳性。颅内压增高的三大表现是头痛、呕吐、视乳头水肿。

3. 对该患者如何进行病情监测?

监测神经系统及重要脏器的功能状态,以提供诊断信息并指导治疗。

(1)意识状态:监测患者意识状态、瞳孔大小的变化,对光反射的情况等。

(2)肢体活动:密切观察患者肢体活动情况,肌力的变化。

(3)呼吸状态:严密监测患者的呼吸频率、节律、血氧饱和度、动脉血气变化以及呼吸道粉红色泡沫样痰的变化情况。

(4)循环状态:监测患者的心率、心律、中心静脉压、血压、24h 出入量等。

(5)出凝血监测:注意观察牙龈、皮肤黏膜、大小便颜色,监测凝血功能、血小板计数及功能情况。

4. 支架辅助动脉瘤栓塞术中护理要点有哪些?

(1)安置患者于导管床,仰卧位,要求体位舒适、安全,妥善固定各种管路。

(2)对神志不清、烦躁和不能够配合的患者,必要时给予适当约束固定。

(3)心电监护监测生命体征,建立静脉通路,接好三通。导管、导线、电极片等均应避开手术路径,不影响造影图像质量,做好麻醉配合工作。

(4)严密观察患者意识、瞳孔及生命体征变化,发现异常及时报告医生。

(5)血压高的患者遵医嘱适当控制血压。

(6)紧跟手术进度,结合造影图像,注意观察患者神经系统症状。

(7)术后床旁不间断陪护,防止坠床。

5. 该患者术后病情观察要点有哪些?

(1)术后取平卧位,置管穿刺侧肢体伸直制动 6h,24h 内卧床休息,限制活动。观察穿刺部位有无出血、血肿,密切观察穿刺肢体足背动脉搏动情况,皮肤温度、颜色、感觉、肢体运动情况。

（2）气管插管或辅助通气期间抬高床头:床头抬高 20°~30°。

（3）心电监护,严密监测生命体征的变化,同时观察有无碘对比剂不良反应。

（4）安静卧床:减少外界对患者的刺激,是预防再出血的重要措施之一。

（5）镇静镇痛:遵医嘱给予镇静镇痛治疗,镇静时需注意患者的气道管理。

（6）留置尿管,监测尿量。

（7）留置鼻胃管,监测消化道出血、胃潴留状况,并给予肠内营养。防止便秘,避免患者用力排便及腹胀。

（8）预防深静脉血栓形成:观察双下肢肢体周径、肢体末梢循环情况,卧床期间使用气压治疗促进下肢血液循环。

【知识拓展】

1. 颅内动脉瘤的治疗方法有哪些?

颅内动脉瘤治疗分为外科手术治疗、介入治疗以及复合手术治疗。

（1）外科手术治疗即开颅手术,常用技术主要包括:动脉瘤瘤颈夹闭术、动脉瘤包裹或瘤壁加固术、载瘤动脉结扎或闭塞术、载瘤动脉闭塞或孤立联合血运重建术等。

（2）介入治疗:主要通过血管腔内操作,使用可解脱性弹簧圈、液体胶或瘤内栓塞材料闭塞动脉瘤瘤腔;或通过颅内血管支架、血流导向装置、覆膜支架等重建载瘤动脉,以改善动脉瘤局部的血流动力学,最终实现动脉瘤闭塞的目的。

（3）复合手术:对复杂动脉瘤或后循环动脉瘤破裂合并血肿(尤其是脑池血肿)者,可考虑介入、外科手术联合处理,即复合手术。通过术中造影实时反映动脉瘤夹闭以及穿支血管通畅情况,术中及时调整动脉瘤夹,避免术后动脉瘤残留、血管误夹。

2. 何为神经源性肺水肿?

神经源性肺水肿(neurogenic pulmonary edema,NPE)是中枢神经系统损伤后,出现急性肺水肿为特征的一种临床综合征,主要见于脊髓损伤、颅内出血、癫痫持续状态、脑膜炎、蛛网膜下腔出血、延髓病变等中枢神经系统病变。通常在上述中枢神经系统病变起病后 24~72h 内发病。临床诊断标准主要如下:①双侧肺部浸润性病变;② $PaO_2/FiO_2<200$,左心房高压除外;③存在中枢神经系统病变(病情足够严重以至于颅内压升高);④其他导致急性呼吸系统疾病或急性呼吸窘迫综合征(acute respiratory distress syndrome,ARDS)的常见原因(如窒息、大量输血、脓毒败血症等)。

【护士长查房总结】

颅内动脉瘤破裂是常见颅内血管病变,发病紧急,病情危重、多变,参与治疗的医护人员必须在极短时间内对患者的病情作出实时决策,包括:诊断评估,急诊处置(急诊抢救和动脉瘤的处理),颅内动脉瘤破裂导致蛛网膜下腔出血后脑损伤、颅内压增高、脑血管痉挛、NPE等并发症的管理。专科护士要掌握对这类危重症疾病的急救及监测重点,为医师诊断和治疗提供可靠信息,挽救患者生命,预防及减少并发症。

1. 保持呼吸道畅通,重点观察患者呼吸频率、节律以及痰液情况变化,掌握机械通气护理及监测要点。

2. 在抗血小板治疗过程中应注意监测血小板计数及功能,观察牙龈、皮肤黏膜、大小便颜色等出血症状。

3. 正确采集标本送检,特别是血小板功能检查。

（曹宏霞）

第八节　脑血管畸形

【案例导入】

一般资料　患者女性,22岁,本科学历。

现病史　患者"突发头部剧烈胀痛1d"入院。患者1d前休息时突发头部剧烈胀痛,以右侧额部为主,头痛发作时伴有抽搐一次,四肢强直,口吐白沫伴大便失禁,持续30s后自行缓解。病程中患者呕吐多次,呕吐物偶有鲜红色、呈丝状血性液体,否认近期外伤史。患者随即被送往当地卫生所输液治疗(具体不详),头痛、恶心及呕吐未见缓解。

既往病史　对海鲜类食物过敏。

入院诊断　右侧额叶颅内血肿;右侧额叶动静脉畸形。

护理查体　T:36.6℃,P:77次/min,R:21次/min,BP:110/65mmHg。患者嗜睡,双侧瞳孔等大等圆,直径为2.5mm,对光反射灵敏;急性面容,痛苦貌,精神较差,自主体位,对答尚切题;右侧肢体肌力正常,左侧上肢肌力Ⅳ级,左侧下肢肌力Ⅰ级;四肢肌张力均正常。

辅助检查　头颅CT示:右侧额叶颅内血肿(当地医院);头颅CTA示:胼周动静脉畸形。

护理评分　Caprini评分:2分,风险等级:低度危险;格拉斯哥昏迷评分量表:13分,轻度意识障碍;Braden评分:17分;Barthel:40分,自理能力重度依赖;NRS评分:4分,中度疼痛;Morse评分:30分,风险等级:中度危险。

治疗方案　患者病危,收入神经外科重症监护病房救治。因患者入院时处于月经期暂不宜手术,故给予20%甘露醇脱水降颅压,德巴金抗癫痫及对症治疗,严密观察病情,积极完善相关检验、检查,完善术前准备。患者入院后第6天经期结束,在全麻下行"脑动脉造影+右额顶胼周动静脉畸形介入栓塞+右额顶胼周动静脉畸形切除术+颅内血肿清除术"。术后予以心电监护,持续吸氧,留置导尿,继续降颅压、抗癫痫、抑酸、营养支持等对症治疗。病情平稳后指导左下肢康复训练。

主要的护理问题

首优问题　①头痛:与颅内血肿导致颅内压增高有关;②组织灌注量改变:与动静脉畸形有关;③调节颅内压能力下降:与脑出血有关;④有窒息的危险:与抽搐有关;⑤潜在并发症:脑水肿、脑缺血、心跳呼吸骤停。

次优问题　①大便失禁:与脑出血有关;②排尿异常:与脑出血有关;③营养失调　低于机体需要量:与纳差、消耗过多有关;④潜在并发症:穿刺部位出血、消化道出血、脑内再发出血,异位栓塞;⑤躯体移动障碍:与左下肢肌力减弱有关;⑥舒适度的改变:与卧床有关;⑦自理能力缺陷:与左下肢肌力减弱有关;⑧有跌倒坠床的危险:与意识障碍、活动能力下降有关。

目前主要的护理措施 ①严密监测病情变化,关注意识、瞳孔、语言能力、肢体活动度的变化,心电监护持续监测生命体征;②绝对卧床休息,吸氧,迅速建立静脉通路,遵医嘱用药,保持血压稳定;③注意有无颅内再出血的临床表现,如意识障碍程度加深、剧烈头痛、呕吐、一侧肢体无力及感觉减退,抽搐发作等,需立即通知医生;④术后妥善安置患者体位,观察术侧肢体穿刺部位、末梢循环、足背动脉搏动情况;⑤保持术区创面清洁、干燥,观察局部有无渗血、渗液;⑥督促并协助患者翻身,翻身后协助患者取舒适体位,避免左下肢肢体受压;⑦观察患者两便及呕吐物的颜色、性状,皮肤黏膜有无出血点;⑧关注患者全身营养状况及各项化验检查结果;⑨落实基础护理措施(皮肤护理、口腔护理、会阴护理、管道护理)。

【问题解析】

1. 什么是脑血管畸形? 脑血管畸形的分型有哪些?

脑血管畸形是一种先天性的血管性疾病,是脑血管发育障碍而引起的脑局部血管数量和结构异常,并对正常脑血流产生影响,好发于青壮年,20~40 岁男性患者居多。脑血管畸形分为动静脉畸形(arterio-venous malformation,AVM)、海绵状血管瘤、毛细血管扩张、静脉型畸形及混合性,其中以 AVM 最为常见,占 90% 以上。

2. 什么是脑动静脉畸形?

脑动静脉畸形(brain arteriovenous malformation,bAVM)是脑血管发育异常所致畸形中最常见的一种,年发生率约为(1.12~1.42)/10 万人。是一团相互缠绕的管径大小不同的异常脑血管,其内部脑动脉与静脉之间无毛细血管而直接相通形成数量不等的瘘道。血液由供血动脉流入畸形血管团,通过瘘道直接流入静脉,再汇聚到 1 根至数根引流静脉离开血管团,流向静脉窦。由于 bAVM 缺乏毛细血管结构,因而产生一系列脑血流动力学的改变,出现相应的临床症状和体征。

3. 该患者发生颅内血肿的病因是什么?

该患者因为 bAVM 破裂出血导致颅内血肿。脑出血是 bAVM 最常见的临床表现,年出血率约为 2.10%~4.12%,初次就诊时出血的患者约占 36%~68%。bAVM 破裂可表现为脑实质出血(intraparenchymal hemorrhage,IPH)、蛛网膜下腔出血(subarachnoid hemorrhage,SAH)、脑室内出血(intraventricular hemorrhage,IVH)和混合型出血。

4. bAVM 的主要临床表现是什么? 患者入院后护士应立即给予该患者的急救措施是什么?

bAVM 的主要临床表现是脑出血、癫痫、头痛、进行性神经功能障碍。

患者入院后护士应立即给予:①绝对卧床休息,抬高床头 15°~30°,防止颅内压增高;②持续吸氧,保持呼吸道通畅;③严密观察意识、瞳孔及肢体活动度的变化;④心电监护,动态监测患者的生命体征及血氧饱和度;⑤观察 24h 出入量及异常检验指标(血电解质、血气分析、凝血功能、肝肾功能),观察有无呼吸节律异常、咯血、皮肤黏膜进行性发绀等改变;⑥合理控制并维持血压稳定,预防正常灌注压突破综合征;⑦癫痫发作时患者颅内压骤然升高,加剧脑组织肿胀,可导致脑疝并诱发正常灌注压突破综合征,故癫痫一旦发作,首先保持呼吸道通畅,高流量吸氧,遵医嘱使用地西泮、丙戊酸钠等抗癫痫药物治疗;⑧每日观察患者下肢血运变化,早期使用间歇充气压力泵预防下肢深静脉血栓形成;⑨加强基础护理,预防皮肤损伤。

5. 该患者术后观察及护理要点有哪些?

（1）术后仍需心电监护及吸氧,严密监测意识、瞳孔、生命体征、肢体活动及感觉情况,注意有无癫痫发作等,保持血压稳定。

（2）颅内出血是最危险的术后并发症,表现为意识障碍、颅内压增高或脑疝征象,应及时通知医生处理。

（3）术后24h内取平卧位,穿刺侧肢体伸直制动6~12h,观察穿刺部位有无出血、血肿,密切观察穿刺侧肢体足背动脉搏动、皮肤温度、颜色及感觉情况。

（4）术后第二日抬高床头15°~30°,有利于促进颅内静脉回流,达到减轻脑水肿,降低颅内压的目的。

（5）协助患者翻身及床上活动,预防下肢深静脉血栓形成。

（6）评估头痛的原因、性质、部位、持续时间及程度。切口疼痛可使用止痛药,颅内压增高引起的头痛应使用脱水剂降低颅内压。

【知识拓展】

1. bAVM 的治疗方法有哪些?

bAVM治疗包括显微外科手术切除、血管内介入栓塞、放射治疗、保守治疗及综合治疗。

（1）显微外科手术:手术切除畸形血管具有治愈率高的优点。对于一些畸形血管团小、位于大脑皮质表面的bAVM是手术切除治疗的最佳适应证。

（2）血管内介入栓塞:在畸形血管巢内注入永久的液体栓塞剂,以达到彻底消除bAVM的异常血液分流。即便不能完全栓塞畸形血管巢,也可使畸形团体积缩小,有利于后续显微外科手术切除和放射治疗。

（3）放射治疗:立体定向放射治疗是将一定量的放射线精确地射向目标部位,使动静脉畸形的血管腔闭塞,适用于脑深部及功能区的血管畸形病变、手术及血管内介入治疗风险高、手术及血管内介入治疗后残留病灶的补充治疗。

（4）保守治疗:适合于较大的bAVM,或者出血风险很低的无临床症状的患者。

（5）综合治疗:显微外科手术切除、血管内介入栓塞治疗和放射治疗各有其优点和不足,常常需要采用上述2种或3种方法联合治疗,以提高治愈率,降低致残率和病死率。

2. 未破裂 bAVM 需要介入或手术治疗吗?

目前,破裂bAVM应给予积极综合治疗,未破裂bAVM是否需要介入或手术治疗仍存争议。穿支动脉供血、畸形相关性动脉瘤和幕下、深部、小型、高流量动静脉瘘以及单一引流静脉、深静脉引流、引流静脉狭窄、引流静脉迂曲扩张等是bAVM自发性出血的高危因素,因此,具有这些血管构筑特征的bAVM应给予积极治疗。若无上述危险因素,但由于bAVM的存在引发患者高度焦虑、影响工作和生活,症状明显或进行性加重者,可予介入治疗。

【护士长查房总结】

bAVM破裂是颅内出血的常见病因,常见于20~30岁的青年人。除颅内出血外,其常见症状还包括癫痫、头痛等。破裂bAVM有较高的再出血率,会造成严重的致残、致死后果,故破裂bAVM需要积极治疗。我们要掌握这类危重症疾病的急救及监测重点,为疾病诊治提供可靠信息,使患者获得良好治疗效果。

1. 严密监测病情,关注有无再出血的征象,重点观察患者意识、瞳孔、生命体征、肢体活动、头痛、呕吐及癫痫情况。

2. 术前绝对卧床休息,保持大小便畅通,避免情绪激动、用力咳嗽等引起颅内压骤然变化的因素,保持血压稳定,避免因血压升高诱发出血,也要避免血压过低造成脑缺血。

3. 用药护理 应用脱水剂及抗癫痫药期间,注意观察药物效果及不良反应。

(麻春英)

第九节 颈内动脉海绵窦瘘

【案例导入】

一般资料 患者男性,55 岁,高中学历。

现病史 因"头晕、头痛 3 月余,加重 10d"平车入院。患者 3 个月前因车祸致"颅骨骨折"在当地医院住院治疗,出院后仍自觉头晕、头痛。最近 10d 症状加重,伴有右眼结膜充血、眼球外突、眼睑不能完全闭合,视物不清,眼球运动障碍,右耳持续性耳鸣,无恶心、呕吐,无活动障碍。

既往病史 高血压病 10 年,未规律治疗。

入院诊断 创伤性颈内动脉海绵窦瘘,左侧顶骨、颞骨骨折。

护理查体 T:36.6℃,P:72 次/min,R:18 次/min,BP:146/97mmHg,神志清楚,言语流利,双侧瞳孔等大等圆,直径 3mm,对光反射灵敏,右眼球结膜充血,眼球外突,眼睑不能完全闭合,眼球运动受限。患者四肢肌力、肌张力正常。

辅助检查 外院头颅 CT 示:①右侧海绵窦区增厚,密度增高;②右眼球突出;③鼻中隔局部左偏;④枕骨斜坡局部骨质欠光滑,左侧顶骨、颞骨骨折可能,左侧颧骨局部线样低密度影。头颅 CTA 示:①右侧海绵窦区、鞍旁迂曲增多增粗静脉血管影,考虑右侧颈内动脉海绵窦瘘可能;②枕骨斜坡局部骨质欠光整,左侧顶骨、颞骨骨折可能,左侧颧骨局部线样低密度影;③鼻中隔偏曲骨质欠完整。

护理评分 Caprini 评分:3 分,风险等级:高度危险;疼痛数字评分法(NRS)评分:2 分,轻度疼痛;Braden 评分:20 分;Barthel:90 分,自理能力轻度依赖;跌倒坠床评分:3 分,低危风险。

治疗方案 术前降压治疗,入院当天急诊行"全脑血管造影术",造影结果示:右颈内动脉海绵窦瘘。造影术后第 3 天在全麻下行"右颈内动脉海绵窦瘘球囊封堵术",术后给予控制血压、改善循环、营养神经类药物治疗。

主要的护理问题

首优问题 ①头痛:与颈内动脉和海绵窦交通致静脉高压有关;②有感染的风险:与右眼球外突、眼睑不能完全闭合,球结膜充血水肿有关;③睡眠障碍:与头痛、耳鸣影响睡眠有关;④脑灌注量改变:与疾病和术后血流改变有关。

次优问题 ①自我形象紊乱:与眼球外突、眼睑不能闭合等有关;②焦虑:与知识缺乏,担心预后有关;③潜在并发症:下肢深静脉血栓形成、穿刺部位出血、脑过度灌注综合征、脑出血。

　　目前主要的护理措施　①密切观察病情变化,评估患者的头痛情况、神经系统功能症状与体征;②术后持续监测生命体征,将患者血压控制在基础血压的 2/3 水平,预防脑过度灌注综合征;③眼部病情观察:观察结膜充血程度、右眼外突、眼睑闭合及眼球运动情况;④防止眼部感染:嘱患者避免强光刺激,必要时戴墨镜;注意眼部卫生,及时用无菌棉签清洁眼部的分泌物;白天滴左氧氟沙星眼液,每次 1~2 滴,一天两次;夜间睡前使用红霉素眼膏,眼睑不能完全闭合者用无菌生理盐水纱布湿敷;⑤观察穿刺部位有无出血、血肿,观察皮肤、黏膜、消化道等有无出血征象;⑥落实基础护理措施(皮肤护理、口腔护理、会阴护理、管道护理)。

【问题解析】

　　1. 什么是颈动脉海绵窦瘘?

　　颈动脉海绵窦瘘(carotid cavernous fistula,CCF)是一种血液从颈动脉到海绵窦分流的动静脉畸形,发病率约为 0.17%~0.27%,表现为颈内动脉破裂与海绵窦直接连通,和(或)颈外动脉、颈内动脉硬脑膜分支与海绵窦的间接连通。根据发病原因,分为创伤性颈内动脉海绵窦瘘(traumatic carotid cavernous fistula,TCCF)和自发性颈内动脉海绵窦瘘(spontaneous carotid cavernous fistula,SCCF)。TCCF 占 CCF 的 75%~85%,占颅脑损伤的 1%~2.5%。

　　2. CCF 的临床表现是什么?

　　颈动脉海绵窦瘘的临床表现多见于眶周症状如凸眼 / 角膜损伤,眶周疼痛,视力下降,复视,球结膜水肿,结膜下出血;其次是头痛,约占 30%;颅内出血、蛛网膜下腔出血,约占 5%,颈外系统的出血少见,如耳衄、鼻衄。

　　3. 患者入院后的专科护理措施有哪些?

　　(1)卧床休息,适当抬高床头,保持血压稳定,避免血压骤升骤降。

　　(2)头痛的护理:头痛主要与 CCF 高血流压力有关,疼痛数字评分法(NRS)评分 1~3 分时,可听舒缓音乐,转移注意力,评分≥4 分时,遵医嘱使用止痛或降颅内压药物。

　　(3)眼部护理:CCF 患者动脉血液流入与海绵窦相通的眼静脉中,使眶内静脉压增高、眶内容物水肿,致使患者眼球突出、角膜暴露、眼球活动受限、球结膜充血水肿、视神经乳头水肿或继发性视神经萎缩,最终导致视力下降甚至失明,故做好眼部护理尤为关键和重要。嘱患者避免强光刺激,必要时戴墨镜,注意保持眼部洁净;白天滴眼药水,夜间临睡前使用红霉素眼膏,眼睑不能完全闭合者用无菌生理盐水纱布湿敷。

　　(4)耳鸣的护理:耳鸣与血管杂音有关,护士应向患者讲解耳鸣的原因,给予心理疏导,影响睡眠时遵医嘱口服地西泮 2.5mg。

　　(5)颈动脉压迫试验(Matas 试验):术前进行颈动脉压迫试验练习,以促进侧支循环建立。在医生指导下用特制的颈动脉压迫装置或用手指压迫患侧颈总动脉,以颞浅动脉搏动消失为宜。初次压迫时患者可能会出现头晕、眼花等脑缺血症状,应循序渐进。开始时每次压迫 3min,以后逐渐延长时间,达到每次压迫 30min,每日 4~5 次。颈动脉压迫期间不出现脑缺血症状,则表示侧支循环代偿性供血能力良好,如果出现患侧肢体麻木无力、失语、意识丧失等症状,必须立刻停止压迫。

　　4. 对该患者如何进行病情监测?

　　(1)神经系统:观察患者有无头痛加重、有无意识、言语、肢体肌力等神经系统功能的改变。

（2）眼部情况：观察眼睑色泽、运动以及眼睑纵裂大小，睑结膜、穹隆结膜及球结膜充血、水肿情况，眼球突出度、眼球运动情况，眼眶是否对称，眶周杂音大小，视力、眼的对比敏感度、眼压、眼底变化、复视、疼痛等情况；注意有无出血、溃疡、异物、新生物及角膜、巩膜破损、睑内翻或外翻。

（3）结合患者主诉，在颞部和额部听诊血管杂音有无变化。

5. 对该患者如何进行出院指导？

（1）注意保护眼睛，避免进食辛辣食物和接触刺激性气体，必要时继续应用眼膏和眼药水保护角膜。外出时佩戴眼镜，避免强光照射和灰尘。如有眼部及相关症状复发，及时就医。

（2）监测并控制血压在正常范围。

（3）出院 3 个月内尽量避免剧烈活动和重体力劳动。

（4）术后 1 个月随访，记录患者搏动性突眼、血管杂音及球结膜充血水肿等症状是否减轻或消失。3~6 个月后复查全脑血管造影，观察瘘口闭塞情况。

【知识拓展】

1. CCF 的分类和特点有哪些？

根据病因、血流动力学特点和血管构造，CCF 分为四种类型：A、B、C 和 D。A 型又称直接型 CCF，是 CCF 最为常见的类型，海绵窦段的颈内动脉与颈动脉海绵窦瘘之间存在直接连接，最常见的原因是外伤，也可以是医源性或自发形成。

B、C、D 型 CCF 统称为间接型 CCF，其来源于颈内动脉的脑膜支或颈外动脉，间接型 CCF 多是自发形成的，其形成机制可能为微静脉血栓形成或硬膜窦部分血栓形成，导致高压和薄壁的硬脑膜血管破裂。已报道的致病危险因素有妊娠、糖尿病、胶原血管病、动脉高压和静脉炎。间接型 CCF 可以出现在任何年龄的患者中，但更多见于绝经后的女性。

2. CCF 的治疗方法有哪些？

CCF 的治疗目标是阻塞瘘口、恢复正常血流。治疗方法有保守治疗、开放治疗、立体定向放疗、外科治疗和血管内治疗，治疗方法的选择需根据患者的危险因素和瘘的特点。

（1）保守治疗：采用间断手动按压，适用于低血流速的间接型 CCF，没有急诊处理适应证的情况。手动的动脉压迫可以降低血流速度、增加静脉引流，有利于自发血栓形成。文献报道该方法对于间接型 CCF 的有效率为 20%~60%，同时需要监测患者的临床症状变化，以及影像学检查有无需要急诊处理的指征。如果保守治疗失败，那么就需要改用其他的治疗方法。

（2）立体定向放射治疗：该方法对于低血流速度的间接型 CCF 适用，直接型 CCF 疗效欠佳。

（3）开放手术：开放手术适用于血管内治疗失败或者不适于血管内治疗者。手术方法包括瘘口夹闭、缝合或孤立瘘口，使用筋膜、胶或颈内动脉的韧带封闭瘘口，也可以联合使用上述方法。该治疗方法也有一定的并发症，已经报道的并发症包括颅神经永久性或短暂性麻痹、三叉神经感觉障碍、永久性或短暂性的偏瘫。

（4）血管内治疗：血管内治疗是直接型、间接型 CCF 的首选治疗方法，可通过动脉途径或静脉途径到达血管瘘的目标位置。血管内治疗所用的材料主要有可解脱球囊、可解脱弹簧圈、液体栓塞材料和支架,各种材料和支架的选择主要取决于 CCF 的类型。

【护士长查房总结】

CCF 原发病变部位在颅内,但大多数患者的症状和体征表现在眼部,首诊于眼科,如接诊医师经验不足或检查不详细,极易因误诊或漏诊造成严重的视力损害。

血管内治疗具有创伤小、出血少、不用开颅、症状改善明显和术后恢复快等优点,目前是 CCF 的首选治疗方法。治疗期间除严密观察患者生命体征及神经系统功能外,还需做到以下七点:

1. 观察患者眼部症状,保持眼部清洁,正确使用抗生素眼药,防止眼部感染。

2. 关注颅内血管杂音对患者的影响,向患者讲解 CCF 发病的原因和机制,减轻患者的焦虑和恐惧,必要时遵医嘱使用助眠药物。

3. 每日评估患者的头痛情况,采取有效措施缓解头痛。

4. 完善检查,指导患者练习颈动脉压迫试验。

5. 术后控制血压,保持患者血压平稳,避免骤升骤降。

6. 密切观察病情变化,如发现生命体征或神经系统功能异常,应及时告知医生,并给予对症处理。

7. 做好围手术期健康宣教和出院指导,是促进患者康复的重要保证。

(李灿灿)

第十节 硬脑膜动静脉瘘

【案例导入】

一般资料 患者男性,47 岁,小学学历。

现病史 因"右侧耳鸣 1 年,加重 3d 伴头痛"入院。患者 1 年前无明显诱因出现右侧耳鸣,近 3d 自觉耳鸣加重并伴有头痛。1d 前曾在当地医院就诊给予抗血小板聚集、改善循环和营养脑神经治疗。

既往病史 既往有糖尿病、肾结石病史。糖尿病史 10 余年,口服二甲双胍缓释片、格列喹酮胶囊治疗,血糖控制在 11~12mmol/L。2 年前因"右肾结石"行"经皮肾镜右肾结石碎石取石术"。

入院诊断 硬脑膜动静脉瘘;糖尿病;肾结石。

护理查体 T:36.6℃,P:72 次/min,R:18 次/min,BP:118/83mmHg。患者神志清楚,急性面容,表情忧虑,双侧瞳孔等大等圆,直径 4mm,对光反射灵敏,右眼球突出,球结膜充血水肿;额纹对称,口角无歪斜,伸舌居中,四肢肌力、肌张力正常,脑膜刺激征阴性。

辅助检查 血常规示白细胞:10.48×10^9/L,中性粒细胞计数:6.63×10^9/L,平均血红蛋白浓度:300g/L;尿常规示蛋白质 +,白细胞 +,隐血 +++,尿白细胞计数:48.8/μl,白细胞(高倍视野):8.78/HPF,红细胞计数:249.3/μl,红细胞(高倍视野):44.87/HPF;血脂 6 项示总胆固醇:5.49mmol/L,甘油三酯:4.89mmol/L,高密度脂蛋白胆固醇:0.88mmol/L,低密度脂蛋白胆固醇:3.15mmol/L,载脂蛋白 A:11.01g/L;空腹血糖:10.8mmol/L;心电图示窦性心律不齐,部分导联 ST-T 异常；头颅 MRA 示硬脑膜动静脉瘘。

治疗方案　入院即给予抗炎、降血脂、抗凝、降糖等治疗，入院后第 2 天在全麻下行"主动脉弓及全脑血管造影术 + 硬脑膜动静脉瘘栓塞术"。

护理评分　Caprini 评分：1 分，风险等级：低度危险；Braden 评分：19 分；Barthel：80 分，自理能力轻度依赖；跌倒坠床评分：4 分，高度危险；NRS 评分：4 分，中度疼痛。

主要的护理问题

首优问题　①疼痛：与颅内压增高有关；②排尿异常：与肾结石血尿、蛋白尿有关；③自我形象紊乱：与眼球突出有关；④潜在并发症：穿刺部位出血、脑出血、脑梗死；⑤焦虑：与耳鸣迁延不愈，头痛有关。

次优问题　①活动无耐力：与代谢紊乱、蛋白质分解增加有关；②有感染的危险：与糖尿病、肾结石有关；③有体液不足的危险：与高血糖、尿液渗透压增高有关；④跌倒坠床的危险：与视物模糊、头疼有关；⑤潜在并发症：低血糖、酮症酸中毒、高渗性昏迷。

目前主要的护理措施　①密切监测患者生命体征，关注患者意识、瞳孔、视力、血糖、肢体活动情况，注意有无头痛加重、恶心、呕吐、失语、感知觉障碍等神经系统症状和体征，关注各项实验室指标，准确记录出入液量；②动态评估患者疼痛变化，观察患者头痛的性质、部位、程度、伴随症状、持续时间及诱因，根据患者疼痛程度及耐受情况，制定个体化处理措施，必要时遵医嘱给予止痛药物；③卧床休息，避免疲劳、情绪激动，指导家属多与患者沟通，耐心倾听患者的诉说，医护人员定时巡视病房，关心患者，以减轻患者的焦虑；④建立静脉通路，遵医嘱用药，观察药物疗效及不良反应；⑤指导患者避免用手直接揉搓眼睛，遵医嘱应用抗生素眼药水，防止眼部感染；⑥观察穿刺部位有无出血、血肿，观察皮肤、黏膜、消化道等有无出血征象；⑦落实基础护理措施（皮肤护理、口腔护理、尿道护理、管道护理）。

【问题解析】

1. 什么是硬脑膜动静脉瘘？发病机制是什么？

硬脑膜动静脉瘘（dural arteriovenous fistula，DAVF）是指动静脉直接交通在硬脑膜及其附属物大脑镰和小脑幕的一类血管性疾病，颅内外供血动脉直接与颅内静脉窦沟通，属于颅内血管畸形，占比约 10%~15%。动静脉瘘可发生于硬脑膜的任何部位，以横窦、乙状窦、海绵窦多见。

DAVF 的发病机制非常复杂，尚无确切定论。分为先天性和后天性两种机制，先天性病变多考虑与硬脑膜血管发育异常有关，后天性病变与外伤、手术、颅内肿瘤、感染、静脉窦血栓、激素的改变等因素有关，其中 DAVF 与静脉窦血栓形成和慢性静脉高压关系最为密切。

2. 硬脑膜动静脉瘘的临床表现是什么？

DAVF 的临床表现较为复杂多样，与静脉引流的方向、流速、流量以及瘘口所处的位置有关。累及横窦或乙状窦的动静脉瘘最常见的症状是搏动性耳鸣，而累及海绵窦的动静脉瘘最常见的症状是眼部症状，如球结膜水肿、眼球突出，其次为搏动性耳鸣或颅内杂音。

常见的临床表现：①血管杂音及搏动性耳鸣：可以是首发症状或唯一体征，杂音在病变附近，呈搏动性，范围较广时可遍及全颅，音调高低取决于动静脉血流量及瘘口大小，若血流量大，瘘口小，则闻及高调杂音，反之杂音较小或无杂音；②颅内出血：蛛网膜下腔出血、脑内出血较为常见，还可能发生硬膜下腔出血；③头痛、恶心、呕吐：头痛多数呈钝痛或偏头痛，主要与颅内压增高,扩张的脑膜动静脉刺激脑膜以及硬膜下或蛛网膜下腔出血有关;④中枢神经功能障碍:表现为意识障碍、痴呆、脑卒中及癫痫;⑤脊髓功能障碍:表现为感觉异常、运动障碍、大小便障碍和自主神经功能紊乱等;⑥其他:复视、视力异常、心功能不全等。

3. 硬脑膜动静脉瘘栓塞术后病情观察要点有哪些?

(1)心电监护,密切观察各项生命体征、意识状态、瞳孔、肢体活动等情况,做好交接班工作。

(2)观察患者有无头痛、恶心、呕吐、失语、肢体活动障碍等症状。

(3)监测患者的呼吸频率、节律、血氧饱和度、动脉血气变化。

(4)观察穿刺部位有无出血和血肿,穿刺侧肢体皮肤色泽、温度、感觉、运动及足背动脉搏动情况。

(5)监测患者的血常规、凝血功能,注意观察大小便颜色,牙龈、结膜、皮肤黏膜有无出血点等出血倾向。

4. 硬脑膜动静脉瘘血管内栓塞术后主要护理措施有哪些?

(1)体位护理:卧床休息,术后腹股沟穿刺处用弹力绷带加压包扎,避免髋关节屈曲,保持术侧肢体伸直制动 6h。

(2)饮食护理:根据患者的意识状态、血压、心功能情况制定个性化水化方案及饮食种类和进食方式。饮食宜选择清淡易消化的高蛋白、高维生素、高膳食纤维食物,避免辛辣、刺激、甜食。定期监测患者的肾功能和营养状况,观察体重变化、血清清蛋白和血红蛋白水平。

(3)穿刺侧肢体的护理:定时查看穿刺部位有无渗血、渗液、肿胀、瘀斑;评估下肢末梢血液循环情况,包括颜色、温度、感觉、动脉搏动及肢体活动情况。

(4)并发症的观察及护理:①脑血管痉挛:早期表现为剧烈头痛,患者的意识清楚,颅内压正常。术后应严密监测患者的生命体征,特别注意意识、瞳孔变化以及肢体运动、语言、视力等方面的异常表现,并准确记录。遵医嘱给予解痉、脱水、抗感染等治疗;②血栓形成或栓塞:术后对比观察穿刺侧肢体的活动、皮肤色泽、感觉及温度、足背动脉搏动情况,指导患者定时做双下肢踝泵运动或者让家属协助进行被动活动,必要时遵医嘱给予抗凝治疗;③穿刺部位出血和皮下血肿:严密观察穿刺部位,保持局部敷料清洁、干燥,若有异常立即报告医生。

5. 对该患者如何进行出院指导?

(1)饮食指导:指导患者注意休息,加强营养,进食高蛋白、高维生素、低盐、低脂、低热量饮食,多食新鲜蔬菜、水果,多饮水,戒烟、限酒。

(2)用药指导:遵医嘱规律用药,控制血压、血糖、血脂和抗血小板聚集,不可随意更改药物剂量和停药。

(3)生活方式指导:养成良好的生活习惯,病情允许时适当运动,如散步、慢跑等,合理休息和娱乐。

(4)随访指导:术后 3 个月、半年、一年门诊复查,若有头痛等不适症状及时就医。

【知识拓展】

DAVF 治疗方法有哪些?

DAVF 的治疗原则是永久彻底闭合瘘口。治疗方案包括保守治疗、血管内栓塞治疗、立体定向放射治疗和手术治疗。根据 DAVF 供血动脉的多少、形式、瘘口位置、静脉引流方式，选择适宜的治疗方式。

（1）保守治疗：DAVF 发病早期，症状较轻，瘘口血流量小且流速较慢的，可先试用颈动脉压迫治疗。

（2）血管内栓塞治疗：包括经静脉栓塞治疗和经动脉栓塞治疗，经静脉入路可以直接封闭瘘口，经动脉栓塞治疗一般仅用于无静脉窦引流，或者静脉窦狭窄的患者。

（3）手术治疗：主要包括传统的颈总动脉压迫结扎、开颅静脉窦孤立、开颅夹闭瘘口等。由于病灶位置往往较深且血供丰富、周围重要的神经组织较多，故手术治疗难度较大，临床应用亦越来越少。上矢状窦及侧窦型动静脉瘘最适合手术治疗。

（4）立体定向放射治疗：是指放射线照射瘘口处血管及损伤病变处静脉窦壁的内皮细胞，使平滑肌细胞不断增生，血管内膜进行性增厚，最终致使管腔闭合以达到治疗目的。

【护士长查房总结】

DAVF 临床较为少见，发病年龄以 40~60 岁居多，女性多于男性，但男性更易出现严重的神经功能缺损症状。长期的耳鸣、头痛，往往会增加患者的心理负担，出现焦虑情绪，因此在围手术期间应掌握该病的监测重点、做好患者的心理护理、落实各项基础护理，预防及减少术后并发症的发生，为手术成功奠定基础。

1. 目前 DAVF 发病因素尚不明确，可能与先天性因素、头外伤、炎症、颅脑手术、静脉窦血栓形成等因素有关。

2. 嘱患者保持情绪稳定，勿剧烈运动，饮食宜选择易消化、低盐、低脂食物，避免刺激性食物，保持大便通畅，防止颅内压增高。

3. DAVF 的临床表现复杂多样，需根据其类型采取不同的治疗方法进行个性化治疗。目前，血管内栓塞治疗是颅内动静脉瘘首选和主要的治疗手段。

4. 围手术期管理期间，严密监测患者病情变化，关注患者的心理健康，给予对症护理。

5. 指导患者出院后定期复查、眼科随诊，必要时行 DSA 造影检查；如有不适，随时就诊。

（张桂芳）

第十一节　出血性脑卒中

【病例导入】

一般资料　患者女性，73 岁，初中学历，身高 165cm，体重 72kg。

现病史　因"头部剧痛伴意识障碍、恶心呕吐 2h"急诊入院。患者 2h 前无诱因下突发头部剧烈疼痛，伴有恶心感，呕吐胃内容物一次，随即意识不清，经家人按压人中穴 5s 后意识逐渐恢复。

既往病史　高血压、脑梗死病史 6 年，长期口服"缬沙坦氢氯噻嗪片""拜阿司匹林"治疗，血压控制尚可。

入院诊断　颅内动脉瘤性蛛网膜下腔出血。

护理查体 T:37.8℃,P:88 次 /min,BP:155/100mmHg,R:20 次 /min。患者意识模糊,双侧瞳孔等大等圆,直径约 2.5mm,对光反射(+),颈项强直,左侧肢体肌力 2 级,右侧肢体肌力 3 级。

辅助检查 白细胞计数:13.6×10⁹/L,随机血糖:7.6mmol/L,血钾:3.4mmol/L。

护理评分 Hunt-Hess 分级Ⅲ级,格拉斯哥昏迷评分 13 分,轻度意识障碍;Braden 压疮评分:17 分;NRS 评分:7 分,重度疼痛;Barthel 评分:20 分,自理能力重度依赖;Caprini 评分:6 分,风险等级:极高度危险;洼田饮水试验:3 级。

治疗方案 入院当日急诊行“右侧小脑后动脉动脉瘤介入栓塞术”,术后留置鼻空肠管肠内营养支持,静脉输注 20% 甘露醇降颅内压治疗,静脉输注头孢硫脒抗感染治疗;氢考酮片鼻饲注药镇痛治疗,静脉泵入右美托咪定镇静治疗以及降血压、纠正水电解质失衡。

主要的护理问题

首优问题 ①意识障碍:与脑组织缺血缺氧有关;②脑组织灌注量改变:与颅内压增高导致脑血流量下降有关;③有窒息的危险:与神经反射减弱或消失有关;④疼痛:与脑水肿、颅内压增高有关;⑤潜在并发症:再出血、脑疝、应激性溃疡、心跳呼吸骤停。

次优问题 ①语言沟通障碍:与语言中枢损害有关;②自理缺陷:与周围神经损害所致肢体远端下运动神经元瘫痪和感觉异常有关;③有皮肤完整性受损的危险:与卧床、大小便失禁有关;④自我形象紊乱:与身体形象改变,言语障碍、生活依赖他人有关;⑤营养失调低于机体需要量:与频繁呕吐、摄入量不足有关。

目前主要的护理措施 ①绝对卧床休息,避免各种刺激,定时翻身,防止压疮,定时叩背,防止坠积性肺炎;②密切观察神志、瞳孔、血压、脉搏、呼吸的变化,做好详细记录;③保持呼吸道通畅,必要时吸痰或气管插管;④遵医嘱应用止血药及改善脑血管痉挛药物,密切观察药物疗效;⑤高热时遵医嘱予以药物降温,及时擦干汗液,保持皮肤清洁;⑥指导并告知患者家属避免一切可能导致血压和颅内压升高的因素,如精神紧张,头颈部过度扭曲、情绪激动、剧烈咳嗽及屏气等;⑦卧床期间指导并协助患者踝泵运动,防止下肢深静脉血栓形成。

【问题解析】

1. 什么是颅内动脉瘤性蛛网膜下腔出血?

颅内动脉瘤性蛛网膜下腔出血(aneurysmal subarachnoid hemorrhage,aSAH)是颅内动脉破裂,血液流入蛛网膜下腔,对全身多个器官产生病理影响的急性脑血管疾病。

2. 颅内压的正常值是多少? 何为颅内压增高? 其“三主征”是什么?

(1)成人正常颅内压为 5~15mmHg(70~200mmH₂O)。

(2)颅内压 >15mmHg(200mmH₂O)为颅内压增高。

(3)头痛、呕吐和视神经乳头水肿是颅内压增高的典型表现,称为颅内压增高“三主征”。

3. aSAH 临床分几级?

临床通常采用 Hunt-Hess 分级法和世界神经外科医师联盟(WFNS)分级标准,对 aSAH 患者的严重程度进行分级,分级越高,病情越严重,并且与预后相关(表 1-1-1)。

表 1-1-1　动脉瘤性蛛网膜下腔出血的临床分级

分级	Hunt-Hess 分级法	WFNS 量表
Ⅰ级	无症状或有轻度头痛、颈项强直	格拉斯哥昏迷评分 15 分,无运动功能障碍
Ⅱ级	中度至重度头痛、颈硬、颅神经麻痹	格拉斯哥昏迷评分 13~14 分,无运动功能障碍
Ⅲ级	轻度局灶性神经障碍,嗜睡或意识错乱	格拉斯哥昏迷评分 13~14 分,有运动功能障碍
Ⅳ级	昏迷,中度至重度偏瘫,去大脑强直早期	格拉斯哥昏迷评分 7~12 分,有或无运动功能障碍
Ⅴ级	深昏迷,去大脑强直,濒死	格拉斯哥昏迷评分 3~6 分,有或无运动功能障碍

注:①伴有严重系统疾病(如动脉粥样硬化、高血压等)或血管造影证实严重脑血管痉挛者,加 1 级;②将未破裂动脉瘤归为 0 级,将仅有颅神经麻痹而无急性脑膜刺激征者列为 Ⅰa 级。

4. 该患者的疼痛如何护理?

患者是因为颅内压增高导致的头痛,具体护理措施如下:

(1)遵医嘱静脉滴注 20% 甘露醇减轻脑水肿。甘露醇遇冷易析出结晶,应用前应仔细检查,250ml 的甘露醇宜在 20~30min 内输注完毕,通过其高渗性起到降颅压的作用。

(2)年老体弱及心肺功能不全者,输入甘露醇后会加重心脏负担,故应密切监测患者的呼吸、脉搏、血压、心率和血氧饱和度,出现异常情况时应及时与医生联系。

(3)水和电解质紊乱为甘露醇最常见的不良反应,应严密观察患者有无低钠或低钾等离子紊乱的症状,定期监测血生化指标,依据检测结果遵医嘱及时调整甘露醇的用量。

(4)预防肾功能损害,在用药期间严密观察患者的尿量、尿液颜色,并遵医嘱定期监测肾功能。

(5)注意保护血管,尽量选择中心静脉输入,防止液体外渗引起的皮肤坏死。

(6)向患者家属解释疼痛的原因,给予心理安慰和镇痛镇静。根据疼痛评分并遵医嘱按疼痛阶梯用药原则给药。应用右美托咪定镇静,缓解紧张、抵抗焦虑,改善睡眠、提高患者的舒适度,同时减轻因疼痛等应激反应引起的颅内压增高,降低脑组织代谢。应注意在镇静前先镇痛。

5. 在鼻空肠营养管喂养护理的过程中注意事项有哪些?

鼻空肠营养管喂养的注意事项有:①评估患者的病情、预估治疗周期,进行吞咽障碍筛查,给予患者留置鼻空肠营养管;②经影像学检查确定导管在空肠内方可应用;③正确标识,标识应注明管路名称、置管日期,妥善固定营养管,防止管路脱出并做好交接班;④床边悬挂肠内营养标识,肠内营养液与静脉用药分开挂放;⑤喂养时床头抬高 30°~45°,每隔 4h 管内注入 50ml 温水,保持管路通畅。

【知识拓展】

aSAH 的神经系统相关并发症有哪些?

(1)脑血管痉挛:脑血管痉挛常发生在 aSAH 动脉瘤破裂后 3~4d 内,7~10d 达高峰,14~21d 后逐渐缓解。尼莫地平可有效改善 aSAH 患者的脑血管痉挛症状,应遵循早期、足量、全程的个体化原则。局部应用罂粟碱可高选择性作用于痉挛动脉,法舒地尔通过抑制 Rho 激酶活性也能改善症状,但应在病因治疗后再开始使用。

（2）再出血：颅内动脉瘤初次出血后的 24h 内再出血率最高,约为 4.1%。临床表现为在经治疗病情好转的情况下,突然发生剧烈头痛、恶心、呕吐、意识障碍加重、原有局灶症状和体征重新出现等。

（3）急性非交通性脑积水：指 aSAH 后 1 周内发生的急性或亚急性脑室扩大所致的脑积水,主要为脑室内积血,临床表现主要为剧烈的头痛、呕吐、脑膜刺激征、意识障碍等,复查头颅 CT 可以判断。

【护士长查房总结】

aSAH 尤其是重症动脉瘤性蛛网膜下腔出血,对脑组织造成原发性损伤,加之动脉瘤早期再破裂出血、急性脑积水、脑血管痉挛等继发性脑损伤,以及疾病中后期循环、呼吸等系统并发症的影响,其临床治疗涉及多个专科知识及技术。专科护士要掌握 aSAH 的急救及监测重点,为医师提供完整可靠的信息,挽救患者生命,预防及减少并发症。

1. 患者应绝对卧床休息 4~6 周,避免不良的声、光刺激。

2. 避免剧烈咳嗽及用力排便,以免颅内压增高导致脑疝发生。保持良好的生活习惯,合理饮食；保持良好的心态。

3. 严密观察病情、预防复发。若在病情好转后再次出现剧烈头痛、恶心呕吐、意识障碍加重时,应立即报告医师。

（郑玉婷）

第十二节 烟 雾 病

【案例导入】

一般资料 患者男性,55 岁,初中学历。

现病史 因"言语不利、左侧肢体无力 1 月余"入院。患者 1 个月前无明显诱因下说话含糊不清,左侧肢体无力、行走不能,在当地行"头颅 CT、MRI"等检查诊断为"急性脑梗死并出血转化",为求进一步治疗转入院。

既往病史 高血压病史 10 年,平时未规律服用降压药物,血压最高至 176/106mmHg。

入院诊断 烟雾病；颅内多发动脉瘤；脑梗死；高血压病 3 级；双下肢深静脉血栓形成。

护理查体 T:36.8℃,P:78 次/min,R:19 次/min,BP:153/108mmHg。患者神志清楚,双侧瞳孔等大等圆,直径 3.0mm,对光反射灵敏,语言欠清晰；左侧鼻唇沟变浅,口角稍向右歪斜,伸舌居中；左侧上肢肌力 1 级,肌张力稍高,左侧下肢肌力 3 级,肌张力稍高,右侧肢体肌力 5 级,肌张力正常。双下肢皮肤温度、颜色、感觉均正常,双侧足背动脉搏动良好。

辅助检查 头颅 MRI(入院前 7d)示：右侧基底节区亚急性脑梗死后出血转化。头颅 MRI(入院后第 1 天)示：右侧基底节区、放射冠区陈旧病变伴胶质增生；左侧基底节陈旧性腔隙性梗死,SWI 序列示右侧基底节区、放射冠区含铁血黄色素沉积可能。脑血管造影检查示：右侧颈内动脉后交通段、脉络膜前动脉以远未见显影,左侧颈内动脉岩谷段轻度狭窄,大脑中动脉起始部及以远未见显影,周围可见扩张穿支动脉及烟雾状态血管生成,双侧大脑前动脉通过软脑膜动脉向双侧大脑中动脉供血区部分代偿供血,前交通动脉多发动脉瘤。胸部 CT 示:右肺小结节,右肺肺大疱。下肢静脉血管彩色超声示:双侧小腿段肌间静脉低回声填充(考虑血栓形成)。血常规示红细胞:3.52×10^{12}/L,血红蛋白:112g/L。血电解质示钠:135mmol/L,钾:4.61mmol/L。

护理评分 Caprini 评分:9 分,风险等级:极高度危险;Braden 评分:16 分,轻度风险;EAT-10 吞咽障碍筛查量表评分 3 分,洼田饮水试验 3 级,存在吞咽障碍;Barthel:25 分,自理能力重度依赖;跌倒坠床评分:4 分。

治疗方案 入院后进一步完善头颅 MRI、头颈部 CTA 及全脑血管造影术等检查,择期在全麻下行"颅内外血管搭桥术 + 颞肌贴敷术 + 硬膜翻转术 + 颅内动脉瘤夹闭术 + 颅骨修补术",术毕患者嗜睡状态,血氧饱和度波动在 84%~90%,转入麻醉重症监护室。术后第一天转入脑血管病区普通病房,继续预防感染、清除自由基、改善脑功能,扩容、利尿、抑酸护胃,预防癫痫,祛痰化痰等治疗。

主要的护理问题

首优问题 ①脑组织灌注量改变:与术后脑血流动力学发生改变有关;②清理呼吸道无效:与手术后机体虚弱、咳嗽无力和舌后坠引起的呼吸道梗阻有关;③水电解质紊乱:与术后进食量少、呕吐及利尿剂的应用有关;④疼痛:与手术切口疼痛有关;⑤体温过高:与手术应激吸收热或感染有关;⑥潜在并发症:脑缺血、脑出血、肺栓塞、癫痫、高灌注综合征、感染。

次优问题 ①营养失调:与术后机体代谢率增加、恶心、进食量少有关;②舒适度改变:与切口疼痛、卧床、肢体活动障碍有关;③有皮肤完整性受损的危险:与肢体活动障碍、卧床有关;④有跌倒坠床的危险:与术后虚弱、肢体活动障碍有关;⑤潜在并发症:出血、肝肾功能衰竭、呼吸衰竭、心跳呼吸骤停。

目前主要的护理措施 ①术后早期给予持续心电监护及鼻导管吸氧 3L/min,夜间予以无创呼吸机辅助呼吸,严格遵医嘱控制血压,密切观察意识、瞳孔、语言功能、四肢肌力变化;②保持呼吸道通畅,雾化吸入治疗 3 次/d,卧床期间每 2h 协助患者更换体位一次,采用体外振动排痰机进行排痰 2 次/d,口腔护理 2 次/d;③记录 24h 出入液量,关注各项实验室指标;④镇痛:术后早期应用静脉自控镇痛泵持续给药镇痛处理;⑤卧床期间常规抬高床头 20°~30°,减轻脑水肿;⑥观察手术切口有无渗血、渗液,头部切口引流装置保持负压状态,观察引流液的颜色,性状和量;⑦观察下肢皮肤温度、颜色、感觉及足背动脉搏动情况,定期复查下肢静脉血管彩色超声;⑧落实基础护理措施(皮肤护理、会阴护理、管道护理)。

【问题解析】

1. **什么是烟雾病?烟雾病的临床表现是什么?**

烟雾病(moyamoya disease,MMD)是一种病因不明的、以双侧颈内动脉末端及大脑前动脉、大脑中动脉起始部慢性进行性狭窄或闭塞为特征,并继发颅底异常血管网形成的一种脑血管疾病。

MMD 主要表现为缺血或出血性卒中,以脑缺血最为常见,表现为反复发生的短暂性脑缺血发作或脑梗死,可出现意识、语言、运动或感觉障碍等,有些患者表现为智力减退、头痛或癫痫发作。自发性颅内出血多见于成年患者,主要原因是烟雾状血管或合并的微动脉瘤破裂出血,以脑室内出血或脑实质出血破入脑室最为常见,也可见基底节区、脑叶或蛛网膜下腔出血,发病急者表现为头痛、呕吐、意识障碍或伴有肢体偏瘫。

2. 该患者并发脑出血的原因是什么?

患者早期头颅 CT 和磁共振提示病变为右侧基底节区梗死,梗死灶内伴点状或边界模糊的不同高密度病灶,诊断为急性脑梗死后出血转化。

出血转化是指急性脑梗死后缺血区血管重新恢复血流灌注导致的出血,包括自然发生的出血(自发性出血转化)和采取干预措施后(包括溶栓、取栓和抗凝等)的出血(继发性/治疗性出血转化)。出血的部位既可在梗死灶内,也可在梗死灶远离部位。根据病理特点,出血的原因分为毛细血管型(非血肿型)和小动脉型(血肿型)。

3. 什么是颅内动脉瘤? 如何分类? 该患者的动脉瘤属于哪种类型?

颅内动脉瘤是颅内动脉由于外伤、动脉硬化、感染等先天或后天因素导致的局部血管壁损伤,在血流动力学冲击下向外扩张形成的异常膨出,以囊性动脉瘤最多见,其他还有梭形动脉瘤、菱形动脉瘤、夹层动脉瘤等。颅内动脉瘤按大小可分为:小型动脉瘤,直径 <0.5cm;中型动脉瘤;直径为 0.6cm~1.5cm,大型动脉瘤,直径为 1.6cm~2.5cm,巨大型动脉瘤,直径 >2.5cm。按部位可分为 Willis 环前循环动脉瘤和 Willis 环后循环动脉瘤。该患者两处动脉瘤均位于前交通动脉段,属于前循环动脉瘤;大小分别是 2.1mm×1.9mm,瘤颈 1.4mm;1.5mm×1.0mm,瘤颈 0.8mm,属于中型动脉瘤、大型动脉瘤。

4. 该患者的治疗方法有哪些?

该患者属于缺血型 MMD 合并前交通动脉瘤,临床症状典型,患病初期处于脑梗死急性期,治疗方案主要是改善脑循环、抗血小板、神经保护,调控血压、血糖,预防脑水肿、颅内压升高、二次卒中等并发症,病情稳定后康复锻炼,减轻功能残疾。动脉瘤夹闭,可解决动脉瘤破裂出血的风险,手术时先夹闭前交通动脉瘤,再给予颞浅动脉与缺血较重的大脑中动脉 M4 段远端吻合搭桥,最后颞肌贴敷。

5. 患者术前处于脑梗死急性期,又伴有出血转化和颅内动脉瘤,围手术期护理要点有哪些?

(1)生命体征监测:密切观察意识、瞳孔、语言功能、四肢肌力变化,明确患者有无心律失常等心脏疾病。

(2)血压的管理:术前行 24h 动态血压监测,根据病情监测血压。术后早期持续心电监护,根据患者基础血压水平结合影像学检查结果,制定个体化血压控制方案,血压控制的原则是维持血压的相对稳定,避免血压骤升骤降。术前患者缺血严重,以提高患者脑灌注量为目的,术后患者脑组织灌注量快速得以改善,控制血压预防高灌注综合征和缺血事件发生。

(3)抗血小板药物:用药注意观察牙龈、皮肤黏膜、大小便颜色以及有无头痛、呕吐、瞳孔变化、意识改变等出血症状和体征。

(4)术前呼吸功能训练:指导患者行深呼吸锻炼和缩唇呼吸锻炼,学会有效咳嗽和咳痰,具体如下:深而慢地呼吸 5~6 次,深吸气后屏气 3~5s,继而缩唇缓慢呼气,再深吸一口气后屏气 3~5s,身体前倾,咳嗽同时收缩腹肌。

(5)饮食和排便:早期患者吞咽功能轻度受损,根据洼田饮水和 VVST- 容积黏度测试评估结果指导患者进食。进食时,取半卧位或坐位,选择小的、表浅的圆头勺子,以流质、半流质、糊状食物或软饭为主。饮水时饮水量每次不超过 10ml,对患者进行摄食训练,改善患者吞咽功能。术后早期应遵循少量多餐的原则,增加膳食纤维和水果的摄入,如红萝卜、苹果、香蕉、火龙果,膳食纤维的摄入推荐量为 20~35g/d,术后 1 周可逐渐提高蛋白质和维生素饮食,增强机体免疫力,促进切口愈合,禁食辛辣刺激、易胀气食物。有便秘症状时,切勿用力排便,遵医嘱使用润肠通便药物。

（6）语言及肢体康复锻炼:鼓励患者交流,说话时要缓慢、清晰,指导患者运用肢体语言来表达自己的想法,并给予患者足够的时间交流。卧床期间将患肢摆放于良肢位,鼓励患者患侧卧位,适当健侧卧位,尽可能少采用仰卧位,尽量避免半卧位,保持正确的坐姿。康复师尽早介入专业的语言和肢体功能康复锻炼。

【知识拓展】

MMD 的治疗方法有哪些?

MMD 的治疗包括内科治疗、介入治疗、外科治疗。

1. 内科治疗 主要是针对缺血及出血症状进行对症处理,其目的是维持脑灌注量,改善神经功能缺损。用于治疗的药物有抗血小板聚集药物、他汀类药物和神经保护剂等,但目前临床上仍没有任何药物可以有效地控制或逆转 MMD 的发病过程。

2. 介入治疗 是近十几年发展起来的新技术,具有微创、并发症少、恢复快的优势。

3. 外科治疗 手术方式可分为直接血运重建术、间接血运重建术以及联合(直接 + 间接)血运重建术。

（1）直接血运重建术:通常选择颞浅动脉作为供体动脉,也可选择颞深动脉或枕动脉,最经典的术式为颞浅动脉 - 大脑中动脉吻合术。其优势在于术后可立即增加缺血脑组织的血流量,快速改善血流动力学状态,缺点是手术难度大,时间长,术后易引起缺血并发症和术后脑过度灌注综合征。

（2）间接血运重建术:原理是将颈外动脉系统来源的血管或各种结缔组织覆盖于缺血的大脑表面。常用的手术方式主要包括脑 - 硬膜贴敷术、脑 - 颞肌贴敷术、脑硬膜 - 动脉血管融通术、脑硬膜动脉 - 颞肌血管贴敷术等。其优点在于术后对于脑组织缺血区的血供改善是温和且持续的,多用于儿童及病情复杂的成人患者,缺点是术后侧支循环建立需要一定的时间,无法快速改善脑血流量,该时间段内可能会发生脑缺血事件。

（3）联合血运重建手术:是直接和间接血管重建手术的组合,常用的手术方式包括颞浅动脉 - 大脑中动脉搭桥 + 颞肌贴敷 + 硬膜翻转术。

【护士长查房总结】

烟雾病具有双峰年龄分布的特征,第一个高峰年龄段在 5~9 岁,第二个高峰年龄段在 45~49 岁。该疾病的自然病程遵循渐进模式,导致脑卒中和神经功能障碍的风险增高。因此,我们要掌握该病的围手术期监测重点,各项护理措施落实到位,预防及减少术后并发症的发生。

1. 目前有关烟雾病的病因尚不明确,预后与多种因素有关,如发病年龄、血管的病变发展速度及范围、神经系统症状等。

2. 在患者出现不可逆转的神经功能损伤之前,通过手术治疗可增加患者脑组织的血液供应,恢复侧支循环,增强颅内的灌注,使烟雾状血管的张力得到缓解,可预防患者的二次卒中。

3. 使用抗血小板药物时注意观察牙龈、皮肤黏膜、大小便颜色以及有无头痛、呕吐、瞳孔变化、意识改变等出血症状和体征。

4. 根据患者基础血压水平结合影像学检查结果,制定个体化血压控制方案,血压控制的原则是维持相对稳定,避免血压骤升骤降。

(张婧爽)

第二章
主动脉疾病

第一节 胸主动脉瘤

【案例导入】

一般资料 患者男性,42岁,大专学历。

现病史 因"左侧胸部和上肢间断性疼痛3个月,加重4d"急诊入院。患者3个月前无明显诱因下出现左侧胸部、左上肢疼痛,数小时后自行缓解,此后间断发作。于10d前就诊于心脏外科门诊,经冠脉CTA检查后排除冠心病。近4d上述症状加重,无头晕、黑矇、心悸、胸闷、气短,血管外科门诊收治入院。

既往病史 高血压病史10年、预激综合征病史5年,未正规治疗。

入院诊断 胸主动脉瘤样扩张;右位主动脉弓;迷走右锁骨下动脉;Kommerell憩室。

护理查体 T:36.6℃,P:70次/min,R:20次/min,BP:109/80mmHg,SPO$_2$:96%。患者神志清楚,全身皮肤无黄染,皮肤粗糙,干裂起屑。胸廓对称无畸形。

辅助检查 胸部CTA示:左心室增大;右位主动脉弓,升主动脉依次发出左颈总动脉、右颈总动脉、迷走右锁骨下动脉;降主动脉瘤样扩张56mm×43.7mm,迷走右锁骨下动脉起源于主动脉憩室,即Kommerell憩室,走行于食管的后方;少量心包积液。常规心电图示:预激综合征。彩色超声心动图示:左心室增大,左室收缩功能正常低限,肺动脉压力正常,二尖瓣反流(+)、三尖瓣反流(+)。

实验室检查 凝血检查示纤维蛋白原:1.92g/L;心肌酶谱四项示肌红蛋白:24.00ng/mL。

护理评分 Caprini评分:1分,风险等级:低度危险;Braden评分:23分;Barthel评分:100分,自理能力无需依赖;NRS评分:5分,中度疼痛,需镇痛药物治疗;Morse跌倒评分:50分,跌倒/坠床低风险。

治疗方案 ①保持患者情绪稳定,预防预激综合征心动过速引起的晕厥和意识丧失。②控制血压,防止动脉瘤破裂或逆向撕裂累及冠状动脉导致心跳、呼吸骤停。③入院后第4天,全身麻醉下行"胸主动脉覆膜支架植入术+烟囱技术重建右锁骨下动脉"。术中胸主动脉支架植入后,通过导丝输送右锁骨下动脉支架过程中患者突发心脏骤停。立即心肺复苏,肾上腺素1mg间断静脉推注,双向波200J电除颤5次,复苏15min后患者意识转为浅昏迷,双侧瞳孔等大等圆,直径1.5mm,光反射迟钝,格拉斯哥评分13分,E1VTM3;Richmond躁动镇静评分(RASS)-4分,自主心跳恢复,去甲肾上腺素1.3μg/(kg·min),肾上腺素0.5μg/(kg·min)持续泵入,转入ICU进一步治疗。呼吸机辅助呼吸,模式为SIMV(PEEP 6,

PS 10,FIO$_2$ 40%,VT 460ml,F 15bpm）。经右颈内静脉置管静脉营养支持治疗,左肱动脉置管有创测压。④入院后第 7 天循环呼吸稳定,神志清楚,脱呼吸机、拔除气管插管,转入普通病房,入院后第 14 天康复出院。

主要的护理问题

首优问题　①气体交换受损:与心输出量减少有关;②舒适度改变　疼痛:与心肌缺血有关;③组织灌注量改变:与心脏骤停有关;④心输出量减少:与心脏骤停有关;⑤低效型呼吸形态:与心脏骤停有关;⑥清理呼吸道无效:与意识障碍、气管插管有关;⑦潜在并发症:穿刺部位出血、血肿、假性动脉瘤,动脉瘤破裂出血。

次优问题　①焦虑、恐惧:与病情变化担心预后有关;②皮肤黏膜完整性受损:与手术创伤、气管插管有关;③语言沟通障碍:与气管插管有关;④潜在并发症:呼吸机依赖,肺部感染,植物人状态,消化道出血,多脏器功能衰竭,废用综合征;⑤知识缺乏:缺乏疾病相关知识及恢复期注意事项。

目前主要的护理措施　①监测血压,血压控制在 100~120/60~70mmHg,维持重要组织器官供血;②给予呼气末正压防止肺泡塌陷及肺部感染;③气管插管期间,每日查看气管插管外露刻度,听诊双肺呼吸音,判断气管插管的位置和肺部情况,保持气道通畅,间断使用呼吸球囊膨肺;④每班查看瞳孔及对光反射情况,必要时遵医嘱使用脱水剂,预防或减轻脑水肿;⑤每日两次口腔护理,使用氯己定漱口液进行口腔护理,预防口腔溃疡及感染;⑥落实基础护理措施（皮肤护理、会阴护理）,预防感染;⑦穿刺侧肢体制动 6h,观察穿刺部位渗血情况;⑧维持肢体功能位置,使用间歇充气加压装置预防下肢深静脉血栓形成;⑨每日评估肢体肌力、运动情况,根据患者情况制定翻身及被动运动计划。

【问题解析】

1. **什么是胸主动脉瘤?**

胸主动脉瘤（thoracic aortic aneurysm,TAA）是指胸段主动脉的病理性扩张,可出现在胸主动脉的任何节段,包括靠近心脏的升主动脉、主动脉弓和降主动脉。

2. **患者住院期间出现哪些症状和体征时,护士应警惕发生动脉瘤破裂?**

胸主动脉瘤早期可无明显的症状,随着动脉瘤不断增大出现不同程度的疼痛。患者出现以下症状和体征时护士应警惕:①突发剧烈持续的胸痛、腹痛或背痛,呈撕裂样疼痛;②疼痛向背部放射;③呼吸困难;④低血压;⑤脉搏细速;⑥意识丧失;⑦气短;⑧吞咽困难;⑨一侧或两侧身体无力（或瘫痪）、言语不利或卒中的表现。

3. **术后为什么要监测尿量?**

患者由于术中心搏骤停,有效循环血量减少,肾脏血流灌注不足,容易引起肾前性肾功能损伤,以及复苏后肾血管再灌注损伤,自由基氧化损伤促进钙超载、炎性因子释放等多种因素相互作用导致尿量减少,故术后需严密监测尿量和肾功能,确保尿量≥1ml/(kg·h)。

4. **患者行呼吸机辅助治疗期间,如何预防呼吸机相关性肺炎?**

气管插管时间越长,发生呼吸机相关性肺炎（ventilator-associated pneumonia,VAP）的概率就越高。气管插管期间需做好以下护理措施:

(1) 手卫生:操作前后都要严格执行手卫生,患者床位配备快速手消液及消毒湿巾。

(2) 合理气道湿化:持续泵入气道湿化液,使痰液稀薄易于吸出。

（3）有效吸痰：采用密闭式吸痰装置，按需吸痰。

（4）体位管理：患者血压稳定，肌张力恢复后将床头抬高 30°，可减少胃内容物反流，降低误吸的发生。

（5）口腔护理：每 6~8h 使用氯己定漱口液口腔护理，避免口腔感染。

（6）加强营养支持，增强机体抵抗力。

5. 该患者出院后应注意哪些方面？

患者出院后需注意：术后两周内不能提举重物，术后 2~4 周不能开车，术后 6 周避免剧烈运动。每日检查局部有无红、肿、压痛，伤口未完全愈合前不能淋浴、游泳及泡温泉。步行是康复初期最佳的运动方式，步行运动量应逐渐增加。

【知识拓展】

什么是右位主动脉弓、迷走右锁骨下动脉、Kommerell 憩室？

右位主动脉弓是由于胚胎发育时左第四主动脉弓或左背主动脉后退，右背主动脉发育形成主动脉，降主动脉位于脊柱右侧形成右弓右降型主动脉。根据弓上分支的不同变异将右位主动脉弓分为 3 型：Ⅰ型，主动脉弓各分支为镜像分布；Ⅱ型，主动脉弓自近端至远端发出左颈总动脉、右颈总动脉、右锁骨下动脉及迷走左锁骨下动脉；Ⅲ型，极罕见，合并孤立性迷走左锁骨下动脉。

迷走右锁骨下动脉（aberrant right subclavian artery，ARSA）是主动脉弓及其分支常见的一种先天性畸形，是由于早期胚胎弓动脉系统发育过程异常导致，右锁骨下动脉由右背主动脉近端与第四弓动脉以及第七节间动脉构成。在异常发育过程中，右背主动脉近端与第四弓动脉消失，而右背主动脉的远端却残留，同时与第七节间动脉共同构成 ARSA。

Kommerell 憩室（Kommerell's diverticulum，KOD）是指迷走右锁骨下动脉开口处形成瘤样扩张，大约 60% 的 ARSA 患者伴有 Kommerell 憩室。

【护士长查房总结】

右位主动脉弓、ARSA，合并 Kommerell 憩室是一种临床上较为少见的血管环畸形，除胸痛外，患者可因瘤样扩张压迫周围组织，出现呼吸困难、吞咽困难、胸闷、肺炎、肺气肿等症状，常被误诊为冠心病。心脏及血管结构发育异常及预激综合征可能是该患者术中心脏骤停的原因。患者复苏成功，复苏后采取有针对性的预防措施，未发生呼吸机依赖、感染、多脏器功能衰竭等并发症顺利出院。可见对于血管外科危重症患者的管理应从多方面考虑，不能只局限于血管疾病专科护理。

（张亚敏）

第二节　腹主动脉瘤

【案例导入】

一般资料　患者男性，76 岁，大专学历。

现病史　因"突发腹部剧痛 4h"急诊入院。

　　既往病史　高血压病史 10 年,自服硝苯地平控释片,未定期门诊复诊。

　　入院诊断　腹主动脉瘤破裂;腹膜后血肿。

　　护理查体　T:38.6℃,P:120 次/min,R:34 次/min,BP:79/48mmHg,SpO$_2$:70%。患者神志尚清,稍烦躁,脉搏细速,腹部膨隆,腹壁皮肤张力高,全腹钝痛,无明显反跳痛,四肢末梢皮温低,且动脉搏动弱。

　　辅助检查　腹部 CTA 检查示:腹主动脉破裂、腹膜后血肿。

　　护理评分　Caprini 评分:3 分,风险等级:中度危险;Braden 评分:10 分;日常自理能力评分:45 分,自理能力重度依赖;跌倒/坠床评分:10 分;NRS 评分:8 分。

　　治疗方案　立即建立静脉通路扩容,急诊在全身麻醉下行"腹主动脉瘤切除 + 人工血管移植术",术中出血 1 100ml,予以输全血 1 000ml。术后因"腹腔间隔室综合征"腹腔开放减压 2d 后行"腹部切口延迟闭合术",术后予以持续心电监护,留置胃管持续胃肠减压,维持水电解质平衡,静脉营养支持治疗。

　　主要的护理问题

　　首优问题　①疼痛:与手术切口有关;②舒适度的改变:与腹胀、引流管刺激有关;③清理呼吸道无效:与气管插管有关;④感染:与患者营养不良、手术损伤有关;⑤有效循环血量不足:与大量丢失体液有关;⑥营养失调　低于机体需要量:与禁食有关。

　　次优问题　①潜在并发症:心跳呼吸骤停,与手术、高龄有关;②吻合口假性动脉瘤:与人工血管吻合口破裂有关;③潜在并发症:感染、乙状结肠缺血、管道滑脱、多脏器衰竭等;④皮肤完整性受损:与手术、卧床有关;⑤自理能力缺陷:与术后活动受限有关。

　　目前主要的护理措施　①持续心电监护,监测心率、心律、血压、血氧饱和度的变化;②建立静脉通路,遵医嘱扩容补液、抗感染治疗;③密切观察患者有无高热、腹痛、腹胀、腹泻、便血等症状;④准确记录 24h 出入量,遵医嘱进食营养丰富、易消化的饮食;⑤观察双下肢有无疼痛、感觉异常、苍白、皮温下降以及足背动脉搏动消失或减弱等症状;⑥鼓励患者有效咳嗽、咳痰防止坠积性肺炎的发生;⑦预防血栓,卧床期间做踝泵运动,穿梯度压力袜;⑧腹带固定腹部,预防切口并发症发生;⑨落实基础护理措施(皮肤护理、口腔护理、会阴护理、引流管护理)。

【问题解析】

　　1. **腹主动脉瘤的瘤颈条件不佳包括哪些情况? 该患者属于哪一类型?**

　　腹主动脉的瘤颈条件不佳包括瘤颈过短、瘤颈扭曲、瘤颈有钙化、瘤颈有附壁血栓。该患者属于瘤颈扭曲。

　　2. **该患者腹主动脉瘤的分型属于哪一分型? 腹主动脉瘤如何分型?**

　　见表 1-2-1。

　　该患者属于Ⅲ型。

　　3. **破裂性腹主动脉瘤三联征是什么? 如何观察症状性腹主动脉瘤和破裂性腹主动脉瘤?**

　　破裂性腹主动脉瘤三联征指严重的、突发的剧烈腹部或腰背部疼痛,低血压(甚至休克),腹部搏动性包块。

表 1-2-1　腹主动脉瘤的分型

分型	特征
Ⅰ 型	近端瘤颈长度≥1.5cm,远端瘤颈≥1.0cm
ⅡA 型	近端瘤颈长度≥1.5cm,动脉瘤累及主动脉分叉
ⅡB 型	近端瘤颈长度≥1.5cm,动脉瘤累及髂总动脉
ⅡC 型	近端瘤颈长度≥1.5cm,动脉瘤累及髂总动脉分叉
Ⅲ 型	近端瘤颈长度 <1.5cm

症状性腹主动脉瘤是出现疼痛或者是有腹部压痛,但是血流尚未完全突破动脉瘤壁。疼痛与动脉瘤壁内出血,管壁退化形成血栓,或者是动脉瘤壁的进行性扩张刺激外膜的神经有关。因此,腹痛的出现可以看作是动脉瘤破裂的先兆,需要尽快通知医生。

破裂性腹主动脉瘤是血液流到扩张的主动脉外膜以外,分为腹膜后破裂出血和腹腔内破裂出血。腹膜后的破裂,由于有后腹膜的限制、血凝块的堵塞,出血的速度和出血量较腹腔内出血明显减少。随着出血量增加,血液流入腹腔内,患者出现烦躁或意识障碍,脉搏细速,腹部膨隆,张力高,全腹痛。

4. 什么是腹腔间隙综合征?

腹腔间隙综合征(abdominal compartment syndrome,ACS)又称腹腔高压综合征,是任何原因引起的腹内压急性升高并持续在 >20mmHg 时所出现的临床综合征,通常见于重症患者,腹内压力升高会减少腹部器官的血流灌注,导致心血管、肺、肾、胃肠以及颅脑等多脏器官系统的功能障碍致患者死亡。

5. 腹腔间隙综合征患者护理要点有哪些?

(1)密切观察患者的体温、心率、呼吸、氧饱和度。

(2)观察患者有无腹部膨隆、呼吸道阻力增加,如果出现明显腹胀、腹壁紧张、呼吸衰竭、低血压、休克症状,及时汇报医生。

(3)注意腹部引流液性质与量的变化,保持引流管通畅、妥善固定,做好引流管注意事项的宣教,避免管道打折、脱落。

(4)密切监测患者每小时尿量、尿色,尿量 <50ml/h 时,及时通知医生,给予对症治疗。准确记录出入量,及时通知医生调整补液。

(5)膀胱内压力变化可以反映腹腔内压力变化,定时监测膀胱内压力。

(6)腹带固定可减轻切口处张力缓解疼痛。腹带包扎期间松紧适宜,每班交接时需打开腹带,观察腹带内无菌敷料有无渗血、渗液。

(7)术后禁食禁水,待肛门排气,肠蠕动恢复可拔除胃管。饮食从流质逐渐过渡到半流质后给予低脂、低胆固醇、易消化的食物。

(8)恢复期鼓励患者下肢主动活动(踝泵运动),预防深静脉血栓形成。

【知识拓展】

ACS 的预防及治疗措施有哪些?

ACS 是破裂性腹主动脉瘤术后常见的致命并发症,其发生主要与术后肠壁水肿和(或)

腹膜后血肿致腹腔内压力（intra-abdominal pressure，IAP）升高有关。腹腔开放减压术（open surgical decompression，OSD）是处理该并发症的有效手段。术后需要监测腹内压的变化，并定时更换伤口敷料，以防止感染并发症。当 IAP>20mmHg（1mmHg=0.133kPa）且合并器官功能障碍，如肾功能衰竭或循环不稳定时，立即行 OSD 治疗。对进行大量液体复苏和（或）反复输血导致肠管水肿明显和（或）腹膜后巨大血肿的患者，可预防性 OSD 治疗，不可强行关腹。

【护士长查房总结】

腹主动脉瘤是最常见的真性动脉瘤，并且具有很高的破裂倾向，已成为威胁人类健康的主要疾病之一。ACS 是术后死亡的重要原因之一，因此，手术中及手术后需要严密观察病情，包括监测患者的意识状况、神志、瞳孔变化，生命体征，腹部体征，下肢皮肤颜色、温度、感觉、运动，伤口渗出血情况，并做到细致护理。术中误扎肠系膜下动脉导致乙状结肠缺血坏死，患者常出现腹胀、腹痛、腹泻或便血、高热等症状。术中误伤输尿管，患者表现为腰痛、腹痛。需要医护人员分析常见危险因素，从而为患者提供针对性干预，改善患者的预后质量。

（禹　媛）

第三节　主动脉夹层

【案例导入】

一般资料　患者男性，43 岁，170cm，97kg，高中学历，务农，家中主要劳力。

现病史　因"突发胸痛，伴大汗淋漓、心悸、头晕 3h"急诊入院。患者无明显诱因下突发胸痛，呈持续性，以心前区为主，休息不能缓解，伴大汗淋漓、心悸、头晕。于当地医院行急诊 CTA 提示"主动脉夹层（A 型）"，予镇痛、降压等处理后疼痛稍缓解，我院急诊。

既往病史　既往高血压病史 10 余年，血压最高 190/102mmHg，未规范服药；2 年前因胃溃疡住院治疗；既往脑梗死病史 6 年，未留下脑梗死后遗症；吸烟史 20 年，10 支 /d；否认糖尿病等慢性病史。

入院诊断　主动脉夹层（A 型）；高血压病 3 级，极高危组；肺部感染；陈旧性脑梗死。

护理查体　T：37.9℃，P：120 次 /min，R：24 次 /min，BP：188/98mmHg，SpO_2：96%。神志清楚，痛苦面容，伴冷汗，精神烦躁，口唇无发绀；主动脉瓣第二听诊区闻及叹气样舒张期杂音；腹部平软，无压痛及反跳痛；双下肢无水肿，皮温凉，左小腿及左足可见轻度发绀、花斑，左侧足背动脉搏动不可触及，右侧足背动脉搏动弱。

辅助检查　急诊 CTA 示：主动脉夹层 Stanford A 型；彩色超声心动图示：主动脉夹层（A 型），心包积液（大量）。

护理评分　Braden 评分：12 分，高危风险；Barthel：20 分，自理能力：重度依赖；NRS 评分：8 分，重度疼痛。

治疗方案　入院后给予镇静镇痛、降压、控制心率等处理，于当日在急诊全麻体外循环下行"Bentall+ 全弓置换 + 降主动脉腔内隔绝 + 二尖瓣成形术"，术后第 1 天因双侧纵隔引流量为 1 200ml，应激性溃疡消化道出血 800ml，并发低血容量性休克，急性肾功能衰竭，电解质紊乱。P:130 次 /min,BP:80/50mmHg,尿量 <20ml/h,中心静脉压:5cmH$_2$O;生化全套示肌酐:700μmol/L,尿素氮:29.2mmol/L,血钾:5.8mmol/L,血钠:160mmol/L,BE:−7.6mmol/L;反复发热,体温 >39℃。给予持续血流动力学监测,持续床旁血液透析,米力农、多巴胺、多巴酚丁胺、重组人脑利钠肽等改善心功能,盐酸胺碘酮抗心律失常,头孢地嗪钠、夫西地酸钠抗感染,西维来司他钠减轻炎性反应,奥美拉唑保护胃黏膜,氨基酸脂肪乳营养支持,利尿,止血,补充血容量,营养心肌等治疗。

主要的护理问题

术前首优问题 ①胸痛:与主动脉夹层术前血压增高导致内膜撕裂及心肌缺血有关;②下肢组织灌注不足:与术前夹层撕裂致髂动脉供血减少,下肢肢端缺血有关;③潜在并发症:夹层血管破裂出血;④有皮肤完整性受损的危险:与肥胖、卧床有关。

术后首优问题 ①体液不足:与失血有关;②气体交换受损:与通气 / 血流比例失调;③体温过高:与肠道出血、感染有关;④水、电解质紊乱:与纳差、失血有关;⑤潜在并发症:手术部位出血、肝性脑病、多脏器功能衰竭、心跳呼吸骤停等。

次优问题 ①焦虑及预感性悲哀:与患者为家庭主要劳动力,担心病情重,疾病预后影响工作、生活有关;②营养失调 低于机体需要量:与消化道出血、禁食、机体消耗大有关;③知识缺乏:缺乏高血压危害及术后保健知识的认知;④活动无耐力:与术后卧床,供需失调有关;⑤有管道滑脱的风险:与术后留置管道较多,情绪烦躁有关。

目前主要的护理措施 ①持续监测生命体征、中心静脉压,观察尿液及引流液情况;②密切关注血压变化,根据血压合理调节降压泵药物流速;③严密观察患者大便及胃液的性质,观察有无其他出血倾向表现,遵医嘱合理使用止血、抗酸、保护胃肠道黏膜的药物;④严格记录出入量,定时抽血查血气分析,维持机体内环境平衡;⑤观察下肢皮肤温度、颜色、感觉及足背动脉搏动情况,做好保暖;⑥严格无菌操作,预防感染,落实基础护理措施(各类管道护理、皮肤护理、口腔护理、会阴护理);⑦制定术后早期活动计划,有序实施术后早期运动康复;⑧做好心理护理,稳定患者情绪。

【问题解析】

1. **什么是主动脉夹层?**

主动脉夹层(aortic dissection,AD)是指主动脉腔内的血液从主动脉内膜撕裂处进入主动脉中膜,使中膜分离,沿主动脉长轴方向扩展形成主动脉壁的真假两腔分离状态。

2. **主动脉夹层患者有哪些临床表现?**

主动脉夹层患者早期可无明显症状,随着夹层范围的扩大,可出现以下临床表现:①疼痛,急性患者常为突发剧烈疼痛,性质多为持续性刀割样或撕裂样疼痛,难以忍受,患者出现烦躁不安、大汗淋漓,部分患者出现面色苍白、四肢湿冷和灌注不良等类似休克的症状;②主动脉瓣关闭不全表现,胸闷、心悸、气短,严重者出现粉红色泡沫痰、不能平卧等;③重要脏器供血障碍表现,夹层累及冠状动脉,疼痛可放射至肩膀、后背、手臂等,也可引起心绞痛、心肌梗死,甚至死亡;累及头臂干引起大脑缺血、晕厥、意识障碍、偏瘫甚至昏迷;累及腹主动脉引起腹痛、腹胀、肾衰竭等。

3. **主动脉夹层如何分型?**

(1)按 Stanford 分型可分为 2 型:① Stanford A 型,指夹层从升主动脉开始一直累及到主动脉弓、降主动脉;②Stanford B 型,指夹层没有累及升主动脉、主动脉弓,只累及降主动脉。

（2）按 DeBakey 分型可分为 3 型:①DeBakey Ⅰ型,原发破口在升主动脉或者主动脉弓部,夹层累及升主动脉、主动脉弓部、胸主动脉、腹主动脉;②DeBakey Ⅱ型,原发破口位于升主动脉,夹层累及升主动脉;③DeBakey Ⅲ型,原发破口位于左锁骨下动脉开口远端,夹层累及胸主动脉、腹主动脉甚至到髂动脉。

4. 该患者术前应采取哪些紧急护理措施?

（1）绝对卧床休息:应将患者安置于重症监护室,稳定其情绪,必要时遵医嘱予盐酸右美托咪定等镇静剂静脉泵入。

（2）控制血压:持续有创血压监测,遵医嘱予盐酸乌拉地尔和（或）尼卡地平等降压药持续静脉泵入,控制血压低于基础血压的 20%~30% 或收缩压在 110~120mmHg。

（3）控制心率:遵医嘱予美托洛尔等静脉泵入,控制心率在 60~70 次/min。

（4）缓解疼痛:遵医嘱予盐酸哌替啶注射液或吗啡等止痛药物,必要时联合镇静剂使用。

（5）保持有效通气:持续血氧饱和度监测,中、高流量吸氧,必要时予气管插管。

（6）做好急诊手术准备:包括皮试、备皮、备血,通知体外循环师和麻醉医师到位等。

5. 该患者术后病情监测要点有哪些?

（1）意识状态:监测患者麻醉清醒状态,注意观察患者的意识及瞳孔变化,有无烦躁不安、嗜睡、意识模糊、定向力障碍、肢体活动障碍等脑缺血、脑梗死、脑出血表现。

（2）循环功能:术后早期严密监测心率及血压变化,心率控制在 80 次/min 以下,收缩压控制在 120~130mmHg。

（3）呼吸功能:术后给予机械通气,严密监测患者的自主呼吸恢复情况、血氧饱和度、动脉血气变化等,根据结果调节呼吸机参数,及时评估拔除气管插管指征。

（4）凝血功能:注意观察牙龈有无出血,皮肤黏膜有无瘀紫或出血点,观察胃管内胃液及大小便颜色,有无头痛、呕吐、瞳孔变化、意识改变等出血表现,定时监测凝血指标变化。

（5）引流量:定时挤压引流管,保持引流管通畅。术后早期 15~30min 观察记录引流量及颜色,有无凝血块,引流液 >300ml/h 且无减少趋势,提示可能有活动性出血,及时给予止血药物,效果不佳应及时二次开胸止血。

（6）尿量:体外循环转机时间较长,心排血量减少等可导致肾血流灌注不足,容易引起急性肾功能衰竭,术后每 30~60min 应观察记录尿量。

（7）电解质与酸碱平衡:因术中体外循环转机、血液稀释、大量输血、利尿剂的使用等原因,术后易出现低钾、高钾、低钠、高钠、低钙、低镁血症;同时由于呼吸机的应用及代谢性等因素,易出现酸中毒或碱中毒,应随时监测相关血检验指标,及时处理。

（8）肢体末梢循环:肢体下垫软枕,勿抬高,密切观察双侧髂总动脉及足背动脉搏动、皮温、颜色及肢体感觉等情况,注意给予双下肢保暖,改善双下肢的血供。

（9）消化道出血的观察:严密观察患者的大便及胃液性质及量,持续胃肠减压,听诊肠鸣音,观察胃肠功能恢复情况。遵医嘱合理使用止血、抗酸、保护胃肠黏膜的药物。密切关注患者抗凝等指标,合理调整其抗凝强度。患者禁食期间,做好全胃肠外营养支持的护理,维持水、电解质平衡。

【知识拓展】

1. 主动脉夹层的发病原因主要有哪些?

主动脉夹层是异常主动脉中膜结构和血流动力学相互作用的结果。

(1) 异常主动脉中膜结构:常见的致病因素包括马方综合征(Marfan syndrome,MFS)、先天性心血管畸形、特发性主动脉中膜退行性变、主动脉粥样硬化、主动脉炎性疾病等。

(2) 血流动力学改变:最常见的原因是高血压,几乎所有的主动脉夹层患者都存在控制不良的高血压;妊娠是另外一个高发因素,与妊娠期间血流动力学改变相关。

2. 主动脉夹层有哪些治疗方法?

(1) 药物治疗:不仅是主动脉夹层的非手术治疗方案,也是手术前后处理的重要手段。它可以控制血压和心排血量以防止主动脉破裂和夹层继续发展。

(2) 外科手术治疗:急性的 DeBakey Ⅰ型和Ⅱ型主动脉夹层需尽早开胸手术治疗,将病变的主动脉换成人工血管;将有反流的主动脉瓣置换为人造心脏瓣膜。主动脉夹层手术是救命手术,并不是根治手术,手术成功后其余部分的主动脉还有可能发生病变,如果血压控制不好或没有严密随访,以后还可复发或出现各种并发症。

(3) 介入治疗:DeBakey Ⅲ型或 Stanford B 主动脉夹层更多使用微创介入治疗,通过覆膜支架进行隔绝,其优点是创伤小、出血少、恢复快、死亡率低。

【护士长查房总结】

主动脉夹层是心血管外科最严重、最危急、手术风险最大的疾病之一,常常以急性胸、腹痛就诊,如果诊断治疗不及时或者病检及家属没有意识到危险性拖延病情,致死率极高。急性主动脉夹层一经确诊就相当于体内埋了一颗随时爆炸的炸弹,必须立即行手术治疗。我们要熟练掌握这种疾病的病情观察要点与处理原则,为患者术前、术后提供及时有效的护理措施。

1. 术前绝对卧床休息,给予充分镇静、止痛处理,缓解患者痛苦,同时为争取手术提供安全保障。

2. 严格控制血压和心率,合理使用降压药持续静脉泵入,术前应控制收缩压在 110~120mmHg,心率在 60~70 次/min。

3. 术后严密观察意识状态、循环系统、呼吸系统、电解质与酸碱平衡、引流量、尿量等指标,做到早发现、早处置。

4. 术后严防各种并发症的发生,如感染、昏迷、脑卒中、偏瘫、消化道大出血等。

5. 做好患者及家属宣教,如饮食、运动、戒烟酒、服药依从性、遵医嘱随诊等,严格预防疾病的复发。

(梁爱琼)

第四节　主动脉缩窄

【案例导入】

一般资料　患者女性,45 岁,本科学历。

现病史 因"头晕、头痛 2 年,双下肢乏力加重 1 月余"急诊收治入院。

既往病史 既往有高血压、大动脉炎病史,口服波依定降压药物治疗,血压控制不佳;于外院行抗免疫、长期服用激素类药物治疗。

入院诊断 主动脉缩窄;大动脉炎;高血压病 3 级,高血压危象。

护理查体 T:36.5℃,P:105 次 /min,R:20 次 /min,BP:182/89mmHg(左上肢),201/110mmHg(右上肢),105/57mmHg(左下肢),108/46mmHg(右下肢)。患者神志清楚,四肢末梢皮肤温度正常,双侧颈动脉、桡动脉搏动均可触及,强度正常。双侧股动脉、足背脉搏动弱。

辅助检查 主动脉 CTA 示:降主动脉局部重度缩窄。血常规示血小板计数:398×10^9/L。血沉:23mm/h。

护理评分 Caprini 评分 3 分,风险等级高危;Braden 评分 19 分;Barthel 55 分,中度依赖;跌倒坠床危险因素评分:4 分。

治疗方案 入院后立即心电监护,氧气吸入,遵医嘱予以生理盐水 10ml+ 盐酸乌拉地尔注射液 200mg,6ml/h 持续静脉泵入;生理盐水 40ml+ 盐酸艾司洛尔注射液 1g,4ml/h 持续静脉泵入;口服拜新同、倍他乐克降血压治疗。指导患者绝对卧床休息,避免用力咳嗽、排便等增加腹内压动作。入院第 7 天病情平稳,在全麻下行"主动脉覆膜支架植入术 + 降主动脉球囊扩张术",术后给予控制血压、镇痛、抑酸、扩管、抗炎、维持机体内环境治疗。持续监测尿量、肢体血运循环情况。术后伤口愈合良好,无脊髓缺血、感染等并发症发生,患者康复出院。

主要的护理问题

首优问题 ①生命体征改变:与主动脉缩窄有关;②低灌注状态:与主动脉缩窄影响下肢血供有关;③自理能力缺陷:疾病致绝对卧床有关;④潜在并发症:腔内隔绝术后综合征、脊髓缺血等。

次优问题 ①潜在并发症:脑卒中、动脉栓塞;②疼痛:与支架术后切口有关;③发热:与覆膜支架植入体内使机体产生反应有关。

目前主要的护理措施 ①绝对卧床休息,保持环境安静;②观察神志意识,生命体征,严密监测四肢血压变化;③观察主动脉缩窄有无累及重要脏器导致供血障碍,有无神经系统症状,肢体运动情况,有无腹痛、腹胀,监测尿量;④严密观察疼痛部位、性质、程度、放射范围等,必要时遵医嘱使用镇痛药物;⑤观察有无肢体缺血症状,四肢末梢皮温、颜色、感觉和动脉搏动情况;⑥关注各项实验室指标,监测肾功能;⑦观察穿刺部位有无出血、血肿,观察皮肤、黏膜、消化道等有无出血征象;⑧落实基础护理措施(皮肤护理、口腔护理、会阴护理、管道护理)。

【问题解析】

1. 什么是多发性大动脉炎?如何分型?该患者属于哪一型?

多发性大动脉炎(takayasu's arteritis,TA)又称高安病、无脉病或主动脉弓综合征,是一种发生在主动脉及其主要分支的慢性非特异性炎症性动脉疾病。受累血管发生缩窄或闭塞,少数可引起扩张或动脉瘤形成。

根据病变部位 TA 分为 4 种类型:①头臂动脉型(主动脉弓综合征);②胸、腹主动脉型;③广泛型;④肺动脉型。头臂动脉型和广泛型 TA 较为多见,约 80% 的患者有两个部位以上的动脉受累及。该患者属于胸、腹主动脉型 TA。

2. 该患者"主动脉覆膜支架植入术 + 降主动脉球囊扩张术"术后并发症的观察要点有哪些?

（1）脑部并发症：应注意观察患者的意识变化，有无脑梗死、脑出血表现。释放支架时，将收缩压控制在 120mmHg 左右，心率控制在 80 次 /min 以下，减少释放时阻力，避免支架移位。

（2）截瘫：是支架植入术后严重并发症，多是由于覆膜支架封闭肋间动脉、脊髓根大动脉、胸段脊髓动脉等开口，导致脊髓供血不足所致。术后应严密观察某一水平面以下的肢体活动是否存在障碍，有无大小便失禁等情况。

（3）内漏：术后要监测心率、血压的变化，将收缩压控制在 100~120mmHg，心率在 80 次 /min 以下，避免血压波动较大，及时倾听患者主诉。

（4）发热：可能是由于腹膜支架植入体内使机体产生免疫反应，手术创伤导致机体抵抗力差，术后 3d 内常出现应激反应。注意有无腔内隔绝术后综合征的发生，因为该综合征可引起体温升高，为了预防感染，术后常规应用抗生素，并加强体温监测。体温不超过38.5℃，且患者能耐受一般不需做特殊处理，嘱其多饮水，或给予物理降温即可。若体温大于 38.5℃，应注意有无感染并予以药物降温，及时调整抗生素的使用。

3. 该患者使用了血管活性药物,使用中有哪些注意事项?

（1）血管活性药物可用于收缩皮肤、黏膜血管和内脏血管，增加外周阻力，使血压回升，从而保证重要器官的微循环血流灌注。该患者使用的血管收缩药有盐酸肾上腺素、盐酸多巴胺，使用的血管扩张药有硝酸甘油。

（2）血管活性药物使用注意事项：①严格遵医嘱准确配制，并做到现配现用；②使用微量泵严格遵医嘱调整剂量使用；③确保微量泵正常工作状态；④换药时动作迅速，避免因换药引起血压、心率的异常波动；⑤应专用中心静脉通道给药，不得在血管活性药物通道内输注、推注其他药物；⑥及时正确处理微量泵报警，如完成、阻塞的报警等；⑦如通过三通同时输注多种血管活性药物，要合理安排药物三通连接顺序，对血压、心率影响大的药物排在近心端；⑧观察患者对药物的反应，及时调整用量；⑨停药时应逐渐减量，不得骤停药物。

4. 该患者长期服用激素治疗,治疗期间如何护理?

激素治疗可以改善患者全身症状，延缓病变发展，降低炎性指标。因糖皮质激素会诱发甲状旁腺激素分泌，容易导致负钙平衡，抑制骨细胞增殖，降低胶原蛋白合成，引起骨质疏松；可引起物质代谢和水盐代谢紊乱，致水钠潴留和血脂升高，出现类肾上腺皮质功能亢进综合征，如低血钾、低血压、糖尿病、肌无力等，因此长期激素治疗期间，应严格遵医嘱服药，服药期间密切监测药物不良反应，关注血压、血糖变化及有无急性胃黏膜病变、库欣综合征、骨质疏松、感染等，关注患者心理状态，做好心理护理。

5. 使用乌拉地尔注射液降压有哪些监测要点?

根据患者血压波动情况随时调整血压，控制血压在 140/80mmHg 左右。观察患者有无用药后不良反应，如头晕、头痛等。避免血压过高造成脑血流过度灌注；更要避免血压过低导致脏器缺血、器官灌注不良的发生。

6. 对该患者如何进行出院指导?

（1）用药指导：服用激素类药物控制大动脉炎发展，勿随意减量及停药，以免造成"反跳现象"，监测药物不良反应。告知服用抗凝，抗血小板药物的重要性，服用期间，注意观察有无出血表现。每日监测血压，按时服用降压药，避免血压波动太大。

（2）饮食指导：加强营养补充，增加机体抵抗力，低盐低脂饮食，并戒烟酒，多食新鲜水果、蔬菜及富含粗纤维的食物，以保持大便通畅。

（3）心理指导：指导患者学会自我情绪调理，调整不良生活习惯，保持心情舒畅，避免情绪激动，焦虑等负面不良情绪发生。

（4）自我保健：教会患者自测脉搏，有条件者购买血压计，定时测量血压。

（5）门诊随访：指导患者术后每半年复查血管彩超，监测血管通畅性，如有头晕，肢体麻木等情况及时就诊。

（6）其他：患者病后生活方式的改变需要家人的积极配合和支持，指导患者家属给患者创造一个和谐健康的身心休养环境。

【知识拓展】

什么是主动脉缩窄？

主动脉缩窄性疾病主要包括先天性主动脉缩窄和大动脉炎累及主动脉致主动脉缩窄，此类疾病虽然比较罕见，但致死率和致残率较高。先天性主动脉缩窄是指动脉导管开口附近降主动脉上段的先天性有血流动力学意义缩窄，因主动脉局限性短段管腔缩窄或闭塞，多形成侧支循环供应远端血供，缩窄近端由于负荷增加而代偿性扩张，临床分型主要包括导管前型主动脉缩窄和导管后型主动脉缩窄。大动脉炎是指累及主动脉及其主要分支和肺动脉的血管全层的慢性进行性非特异性炎症，常呈多发性，以引起不同部位的狭窄和闭塞为主。

【护士长查房总结】

成人 TA 分为无脉前期和无脉期，大部分 TA 患者无脉前期常以全身性炎症表现为首发症状，如发热、头晕、头痛、关节痛、肌痛、食欲下降等，可持续数年，由于症状隐匿，早期诊断比较困难。因此，能够早期正确识别该类疾病并积极寻找病因，对改善患者预后及生活质量意义重大。TA 的介入手术方式主要包括了经皮腔内血管成形、球囊扩张和支架植入术，头臂动脉型患者由于颅颈动脉重建术后可能会出现脑过度灌注综合征，表现出患侧头痛、意识改变、呕吐、视力下降、意识障碍、高血压等症状。护理角度上来说有效控制血压是治疗脑过度灌注综合征的有效干预手段。所以，我们一定要掌握这类危重症疾病的护理重点，严密监测血压，细致的重要脏器观察与护理，精细化营养支持与预见性护理，是减少并发症，促进患者康复的关键。

（蔡　颖）

第三章
四肢动脉疾病

第一节　主髂动脉硬化闭塞症

【案例导入】

一般资料　患者男性,70 岁,初中学历。

现病史　因"左下肢静息痛 13d"转诊入院。

既往病史　高血压病史 20 余年,血压最高达到 160/100mmHg,未规律服用降压药及监测血压。吸烟 50 余年,20 支 / 天。

入院诊断　主髂动脉硬化闭塞症;左腘动脉栓塞。

护理查体　T:36.5℃,P:78 次 /min,R:20 次 /min,BP:155/92mmHg。左下肢皮肤色泽苍白,双下肢皮温低,左侧较重。双下肢足背脉、胫后动脉未触及,左侧股动脉搏动弱,右下肢股动脉搏动正常。左小腿胫前区可见一处皮肤软组织缺损创面,大小约 6cm×8cm,深达肌层,表面附着少许淡黄色液体渗出,创缘不规整且红肿。

辅助检查　CTA 检查示:腹主动脉下段及两侧髂总动脉、髂外动脉、内动脉、左侧腘动脉,管腔闭塞,两侧胫前动脉、左侧胫后动脉近端闭塞。右侧股动脉、右侧腓动脉壁局部钙化斑块形成,管腔轻度狭窄。两侧足背动脉闭塞。术前实验室检查白蛋白:26g/L,白细胞计数:12.18×10^9/L,左侧踝肱指数(ankle brachial index,ABI):0.3。

护理评分　疼痛评分:6 分;Barthel:40 分,自理能力:重度依赖;跌倒 / 坠床评分:2 分;NRS 评分:3 分;Caprini 评分:5 分。

治疗方案　在局麻下行"主髂动脉造影 + 主髂动脉吸栓 +PTA+ 支架成形 + 右股动脉补片成形术",术中失血约 500ml,对比剂使用 300ml,术后最高体温达 40℃。术后遵医嘱持续心电监护,低分子肝素钙皮下注射抗凝治疗,羟乙基淀粉氯化钠注射液、平衡液扩容治疗,人血白蛋白静脉滴注纠正低蛋白血症,静脉滴注抗生素抗感染治疗。

主要的护理问题

首优问题　①疼痛:与下肢缺血有关;②低蛋白血症:与创面渗液致血浆蛋白丢失有关;③体温过高:与创面感染、支架植入术后应激等因素有关;④潜在并发症:出血、缺血再灌注损伤、血红蛋白尿、急性动脉栓塞、对比剂肾病、低血容量性休克。

次优问题　①潜在并发症:动脉破裂、动脉夹层等;②舒适度的改变:与术后穿刺处肢体制动有关;③自理能力缺陷:与术后绝对卧床有关。

目前主要的护理措施　①持续心电监护,监测患者生命体征,低流量吸氧,关注患者各项实验室指标;②建立静脉通道,遵医嘱给予活血、扩血管药物治疗;③密切关注患者下肢皮肤温度、颜色、感觉及动脉搏动情况,倾听患者疼痛主诉,必要时遵医嘱予止痛药物治疗;④观察穿刺部位有无出血、血肿,观察皮肤、黏膜、消化系统、泌尿系统等有无出血征象,关注患者神志变化,警惕出血性脑卒中的发生;⑤落实基础护理措施(皮肤护理、口腔护理、管道护理)。

【问题解析】

1. 什么是主髂动脉硬化闭塞症?

主髂动脉硬化闭塞症(aortoiliac occlusive disease,AIOD)是指肾下腹主动脉及髂动脉狭窄或闭塞引起下肢和(或)盆腔组织和脏器缺血性疾病,临床表现为臀肌或下肢的活动后疼痛,即间歇性跛行。随着病情持续加重,会引起慢性严重下肢缺血(chronic limb threatening ischemia,CLTI),影响生活质量,甚至危及生命。

2. 主髂动脉硬化闭塞症有哪些临床表现?

(1)症状与体征:根据病变血管受累部位和范围,表现为单侧或双侧下肢间歇性跛行或臀肌跛行、病变侧股动脉搏动减弱或消失。男性若双侧髂动脉受累或髂内动脉闭塞,则会引起血管源性的性功能障碍。随着病变的进行,患者跛行症状逐渐加重,甚至出现静息痛,严重者出现下肢组织溃疡、坏死,则提示发生CLTI。

(2)临床症状分期:目前临床上通用的分期方法有两种,即Fontaine分期法和Rutherford分级法(表1-3-1)。

表1-3-1　主髂动脉硬化闭塞症的临床症状分期

Fontaine 分期		Rutherford 分级	
分期	临床表现	分级	临床表现
I	无症状	0级	无症状
IIa期	轻微跛行	I级	轻微跛行
IIb期	中度至重度跛行	I级	中度跛行
III期	缺血性静息痛	I级	重度跛行
IV期	溃疡或坏疽	II级	缺血性静息痛
		III级	轻度组织丧失
		IV级	溃疡或坏疽

3. 主髂动脉硬化闭塞症的高危因素有哪些?

年龄、吸烟、肥胖、糖尿病、高血压、高脂血症、慢性肾功能不全、高半胱氨酸血症等。

4. 对该患者如何进行病情监测?

监测下肢缺血症状改善情况及重要脏器功能状态,以提供诊断信息并指导治疗。

(1)缺血表现:"6P"征是下肢缺血性疾病典型的临床表现,即疼痛(pain)、麻木(paralysis)、苍白（pallor）、无脉（pulselessness）、感觉异常（paresthesia）、皮温降低（poikilothermia），应密切评估患者"6P"征。

（2）循环状态：监测患者生命体征、尿量、全身皮肤温湿度变化。

（3）凝血功能：关注患者口腔黏膜、皮肤、牙龈、巩膜、大小便颜色以及有无头痛、呕吐、瞳孔变化、意识改变等出血性脑卒中症状，监测凝血指标变化。

5. 该患者行主髂动脉造影 + 主髂动脉吸栓 +PTA+ 支架成形 + 右股动脉补片成形术，术后病情观察要点有哪些？

（1）遵医嘱给予心电监护，低流量吸氧，严密观察患者生命体征。

（2）观察伤口局部有无出血，若伤口敷料渗血或伤口周围血肿，应立即在穿刺点上方 2cm 沿动脉走行压迫 20~30min，最少压迫 15min，再进行加压包扎，必要时使用沙袋压迫，直至出血停止。若出现腰腹部疼痛、心率增快、脉压增大等表现，考虑腹膜后血肿可能，应迅速建立静脉通道，必要时协助医生进行抢救。

（3）密切关注患肢出现发热、疼痛、肿胀等再灌注表现的开始及持续时间，一般无需处理，可自行缓解，关注患者缺血的部位及侧支循环情况。若出现下肢剧烈疼痛、肌张力明显增高、相应肌肉功能丧失、急性肾功能衰竭等表现及时告知医生进行对症处理。

（4）关注患者术后下肢短时间是否出现足趾青紫色、足趾皮温发凉、足背动脉搏动减弱或消失、疼痛较术前加重等表现，应警惕急性动脉栓塞的发生。

（5）吸栓术中高压喷射的生理盐水注射液在血管内击碎红细胞未被珠蛋白结合，从肾脏中排出，患者术后尿液可呈现红色、浓茶色或酱油色。若短时间出现血压、血肌酐、尿素升高，尿量减少，需警惕急性肾功能衰竭的出现，需立即通知医生，必要时遵医嘱行血液透析 /滤过治疗。

【知识拓展】

1. 主髂动脉硬化闭塞症治疗方法有哪些？

主髂动脉硬化闭塞症治疗分为手术治疗及保守治疗。手术治疗包括传统开放手术（如主髂动脉内膜剥脱术、主髂动脉旁路转流术、股 - 股动脉旁路转流术）、腔内治疗（如经皮腔内血管成形术、支架植入术）、杂交手术等。保守治疗包括：生活习惯改变、戒烟、运动锻炼、药物治疗（抗血小板药物及抗凝治疗）。

2. 主髂动脉硬化闭塞症有哪几种临床分型？

Ⅰ型，病变局限于腹主动脉下段和双髂总动脉；Ⅱ型，病变已远端累及髂内、髂外动脉和股总动脉；Ⅲ型，病变向远端累及腹股沟以远的股浅动脉。

【护士长查房总结】

主髂动脉硬化闭塞症是一组引起盆腔缺血和（或）下肢缺血为主要表现的疾病，常表现为臀肌和（或）下肢间歇性跛行，如果病情加重，会引起肢体重度缺血，严重影响生活质量，甚至危及生命。我们一定要掌握这类疾病的急救及监测重点，同时预见其可能出现的并发症，及时挽救患者生命。

1. 根据患者既往基础疾病及术中情况进行全面评估，观察手术伤口有无出血征象。对于术中出血量较多的患者遵医嘱及时补充血容量，保证患者循环的稳定。

2. 抗凝药物使用期间需严密监测患者局部或全身有无出血倾向,如口腔、鼻腔、皮肤黏膜、穿刺处有无出血、大小便有无带血,关注患者神志情况,警惕颅内出血等危及生命的并发症发生。

(邹秋红)

第二节　下肢动脉硬化闭塞症

【案例导入】

一般资料　患者男性,72 岁,小学学历。

现病史　因"左下肢间歇性跛行 2 个月,进行性加重伴左足发凉、麻木一周"收治入院。患者近一年长距离行走后左小腿疼痛,近 2 个月症状逐步加重,出现静息痛伴有左足部发凉、麻木,外院多普勒超声提示左股浅动脉中下段血流信号未及,否认糖尿病史。

既往病史　既往有高血压病史 20 年。

入院诊断　下肢动脉硬化闭塞症;高血压病。

护理查体　T:36.8℃,P:116 次/min,R:22 次/min,BP:160/80mmHg,患者左下肢皮肤温度 35.6℃,颜色青紫,左股总动脉搏动强,左腘动脉、胫后动脉及足背动脉搏动未触及。右下肢皮肤颜色、温度、感觉正常,足背动脉及胫后动脉搏动可触及。双足皮肤完整无溃疡。

辅助检查　CTA 检查示:左下肢股浅动脉狭窄合并部分闭塞,长度 12cm。左踝肱指数:0.3,右踝肱指数 0.8。

护理评分　Caprini 评分:3 分,风险等级:中危;跌倒/坠床风险因素评分:4 分,Braden 评分:12 分;Barthel:30 分,自理能力:重度依赖;NRS 评分:6 分,中度疼痛;导管滑脱风险评分:8 分。

治疗方案　患者入院后即完善检查,予以心电监护,静脉滴注前列地尔注射液改善微循环,低分子肝素抗凝治疗。入院后第二天行"左下肢股浅动脉斑块旋切 + 左下肢动脉药涂球囊成形术 + 支架植入术"。术后回病房时患者左腘动脉、左足背动脉搏动可触及,左足发凉症状较前改善。术后 4h,患者突发左下肢疼痛并逐渐加重,皮温明显降低,皮肤颜色青紫,左足背动脉及胫后动脉搏动未触及,考虑急性左下肢动脉血栓形成。急诊在局部麻醉下行左下肢动脉造影,确诊为左股浅动脉血栓形成,术中予以大腔导管血栓抽吸术,术后经股浅动脉置管溶栓。患者于溶栓 12h 后左足皮肤温度回暖,颜色转红润,疼痛消失,左足背动脉及胫后动脉搏动可触及,左下肢动脉造影复查示:股浅动脉血栓消失,血流基本通畅。患者术后第四天痊愈出院。

主要的护理问题

首优问题　①疼痛:与左下肢动脉缺血有关;②组织灌注量改变:与手术、高血压有关;③有出血的危险:与使用抗凝、溶栓药物有关;④潜在并发症:患肢坏疽、感染;⑤焦虑:与疾病的认知缺乏有关。

次优问题　①活动无耐力:与患肢远端供血不足有关;②有跌倒/坠床的危险:与疼痛、耐力差有关;③潜在并发症:重要脏器功能衰竭,假性动脉瘤,血管迷走反射等;④舒适度的改变:与术后溶栓制动有关;⑤有管道滑脱、打折的危险:与翻身有关;⑥自理能力缺陷:与术后肢体制动有关。

目前主要的护理措施　①平卧位,置管溶栓期间穿刺侧肢体伸直、制动,拔管后术肢制动 6h,卧床休息 24h;②心电监护,持续监测生命体征及血氧饱和度,结合病史遵医嘱合理应用降压药物;③密切注意病情变化,关注左下肢皮肤温度、颜色、感觉及足背动脉搏动情况,并与术前肢体情况进行对比;④观察穿刺部位有无出血、血肿,观察皮肤、黏膜、消化道等有无出血征象;⑤安慰患者,耐心解释疼痛原因,疼痛剧烈时遵医嘱予止痛剂,并观察药效;⑥观察留置导管是否固定良好,防止导管移位、打折及脱落;⑦在进行各专项护理时,充分向患者及家属解释清楚并做好准备工作,做好患者的心理疏导;⑧嘱患者多饮水促进对比剂排泄,进食粗纤维易消化食物保持大便通畅;⑨做好皮肤护理,术后 24h 协助患者翻身,避免发生压力性损伤。

【问题解析】

1. 什么是下肢动脉硬化闭塞症?

下肢动脉硬化闭塞症(arterio sclerosis obliterans,ASO)是指由于动脉粥样硬化造成的下肢动脉内膜增厚,导致管腔狭窄或闭塞,病变肢体血液供应不足,引起下肢间歇性跛行、皮温降低、静息痛,甚至发生溃疡或坏死等临床表现的慢性进展性疾病,常为全身性动脉粥样硬化血管病变在下肢动脉的表现。

2. 下肢动脉硬化闭塞症腔内治疗后可能会发生哪些围手术期并发症?

(1)心脑血管并发症:心肌梗死、脑卒中。

(2)肢体缺血加重:可因缺血再灌注损伤和肢体远端栓塞引起,肢体缺血症状加重,甚至坏疽而截肢。

(3)介入相关并发症:穿刺点血肿、假性动脉瘤形成等。

(4)重要脏器功能衰竭:心脏衰竭、呼吸衰竭、肾衰竭等。

(5)其他:术后卧床、制动引起下肢深静脉血栓形成、肺动脉栓塞。

3. 患者第一次手术后产生的并发症是什么?原因是什么?

左侧股浅动脉血栓形成。球囊扩张时局部动脉内壁斑块破裂病变,动脉内膜损伤,局部血小板聚集并发急性血栓形成,血栓既可向远心端扩展、也可向近心端扩展。

4. 患者术后病情观察要点有哪些?

(1)观察有无心脑血管意外的发生,严密观察神志、生命体征、四肢肌力、言语、尿量等变化,有无心前区或胸背部疼痛、呼吸困难等。出现异常及时汇报医生。

(2)严格控制血压 140/90mmHg,并嘱患者多饮水,降低对比剂肾病的发生率。

(3)根据患肢皮肤温度、感觉、颜色改变及远端动脉搏动情况来观察病情变化。病变血管开通较好转的下肢动脉搏动再次减弱、皮温降低、肤色苍白或青紫、疼痛突然加重,应立即汇报医生明确原因。

(4)患者使用抗凝、溶栓药物治疗,应严密观察皮肤、黏膜有无出血倾向,特别是内脏出血及颅内出血,应给予高度重视。一旦发生动脉穿刺处、皮肤、黏膜、牙龈、消化道或中枢神经系统出血症状,应立即汇报医生,遵医嘱调整抗凝、溶栓治疗方案。

(5)观察留置导管是否固定良好,防止导管移位、打折及脱落。

(6)认真做好交接班,注意倾听患者的主诉,正确评估疼痛的程度,并采取相应的护理措施。做好心理护理,保持情绪稳定,必要时遵医嘱给予镇静剂,保证患者充分的休息与睡眠。

5. ASO 的股腘动脉 TASC 分型是什么?该患者属于哪一种类型?

(1) A 型病变:长度 ≤10cm 的单一狭窄病变;长度 ≤5cm 的单一闭塞性病变。

(2) B 型病变:股腘动脉病变 - 多发病变(狭窄或闭塞),每个病变长度 ≤5cm。狭窄或闭塞长度 ≤15cm,且不累及膝下腘动脉;单一或多发病变且无连续的胫血管可改善远端旁路流入;长度 ≤5cm 的重度钙化闭塞;单一腘动脉狭窄。

(3) C 型病变:股腘动脉病变 - 总长度 >15cm 的多发性狭窄,或闭塞、伴或不伴重度钙化;在 2 次血管腔内介入后仍需治疗的复发性狭窄或闭塞。

(4) D 型病变:慢性股总动脉或股浅动脉(长度 >20cm,累及腘动脉)完全闭塞;慢性腘动脉及其近心端三分叉处的完全闭塞。

该患者属于 TASC B 型病变。

【知识拓展】

ASO 的治疗方法有哪些?

ASO 的治疗分为内科治疗、外科治疗和介入治疗。

(1)内科治疗

1)减少危险因素:包括戒烟、肢体锻炼、改善生活习惯,积极治疗原发病,如高血压、高血脂、糖尿病等。

2)药物治疗:以抗血小板聚集、扩张血管、改善肢体侧支循环为主。阿司匹林是常见的抗血小板聚集药物,可使下肢缺血率降低 20%~30%。

(2)外科治疗:主要有动脉旁路术、动脉内膜剥脱术、动脉切开取栓术、干细胞移植术、截肢术。

尽管指南推荐 TASC A 型和 TASC B 型病变选择介入血管腔内治疗,TASC C 型和 TASC D 型病变首选手术治疗,但近年来随着介入治疗不断发展,临床 TASC C 及 TASC D 型的复杂病变也常规行介入腔内治疗。

(3)介入治疗

1)经皮腔内血管成形术(percutaneous transluminal angioplasty,PTA):主 - 髂动脉病变、股 - 腘动脉病变、腘动脉以下病变时,PTA 是常用的腔内治疗方法。

2)支架植入术:当球囊扩张效果不满意时(如跨病变压力差持续存在、残余狭窄 >50% 或发生影响血流的夹层)应植入支架。

3)内膜旋切术:将带有旋切刀片的导管经股动脉送入病变部位的动脉腔内,经旋切刀片多次推送,把血管壁上的斑块切除下来,并储存在导管头端,旋切完成后将导管和斑块一起取出。该手术不仅可直接清除斑块,恢复血流畅通,而且术后血管腔内不留下任何异物材料,也不会对血管壁造成气压伤,最大限度地减少了术后血管内膜增生引起的再狭窄。但此技术不适用于髂动脉。

4)药物涂层球囊成形术:药涂球囊是通过将抗血管增生药物涂于球囊表面,球囊的机械扩张以及药物对局部靶病变血管作用,进而抑制内膜增生从而减少再狭窄,在动物试验及冠状动脉病变领域已经证实了药物涂层(洗脱)球囊(drug-coated balloon,DCB)成形术明确的疗效及安全性。

5）动脉置管溶栓及吸栓术：对于狭窄或闭塞性病变合并血栓的病例，行动脉溶栓或取栓是有益的，血栓清除后完全明确动脉病变段，减少不必要的支架植入。

【护士长查房总结】

虽然介入腔内治疗 ASO 安全有效，但对围手术期严重并发症的防治却不容忽视。充分重视并给予正规治疗是减少心脑血管及其他不良事件的有效方法，我们一定要掌握对这类危重症疾病的急救及监测重点，给予患者全面的监护和护理，为医师诊断和治疗提供可靠信息，挽救患者生命，预防及减少并发症。

1. 严密观察神志、生命体征、四肢肌力、言语功能、尿量及心电图等变化。

2. 针对高龄、高血压患者溶栓时，注意监测凝血功能，观察意识状态和瞳孔情况、皮肤黏膜和大小便的颜色以及有无头痛、呕吐等出血症状。

3. 患者应保持大小便畅通，避免便秘、咳嗽等，以免增加腹腔内压。

4. 根据患肢有无皮肤感觉异常，皮肤温度、色泽改变及远端动脉搏动情况来观察病情变化。

（于　洁）

第三节　急性四肢动脉栓塞

【案例导入】

一般资料　患者男性，65 岁，高中学历。

现病史　因"突发右下肢疼痛无力 2h"急诊入院。

既往病史　既往有高血压病 20 年，平素口服氨氯地平治疗，血压控制在 130/80mmHg 以内。

入院诊断　急性下肢动脉栓塞。

护理查体　T：36.7℃，P：104 次 /min，R：21 次 /min，BP：142/88mmHg，右下肢皮肤温度为 33.5℃，皮肤颜色苍白，足背动脉搏动未触及，左下肢皮肤温度：36.2℃，颜色正常，足背动脉搏动可触及。

辅助检查　血浆 D- 二聚体：10.58ng/ml。双下肢 CTA 提示：右侧腘动脉闭塞。

护理评分　Caprini 血栓风险评分：4 分，风险等级：高危；Braden 评分：18 分；Barthel 评分：20 分，自理能力：重度依赖；NRS 评分：6 分，中度疼痛；跌倒坠床风险因素评分：45 分。

治疗方案　急诊行"下肢动脉造影 + 置管溶栓术"，术后经左股动脉保留导管持续尿激酶溶栓治疗，低分子肝素钙皮下注射抗凝治疗，维持水电解质平衡治疗，留置导尿。

主要的护理问题

首优问题　①疼痛：与肢体缺血有关；②组织灌注量改变：与动脉栓塞有关；③焦虑、恐惧：与担心疾病预后有关；④潜在并发症：出血。

次优问题　①自理能力缺陷：与溶栓治疗限制肢体活动有关；②有皮肤完整性受损的危险：与手术、置管制动有关；③潜在并发症：缺血 - 再灌注损伤、多脏器功能衰竭、脑血管意外等;④知识缺乏:缺乏介入术后护理及疾病相关知识。

目前主要的护理措施 ①给予患者疼痛评估,必要时遵医嘱应用镇痛药,并观察药物的疗效和不良反应。②监测生命体征,密切观察血压、脉搏及呼吸的变化,发现异常及时通知医生。③穿刺点及导管护理,股动脉穿刺点给予加压包扎,嘱患者取平卧位,穿刺侧肢体伸直勿弯曲,防止动脉鞘管脱落、打折,保持导管通畅。由于患者术中均给予全身肝素化,因此术后观察患者有无出血倾向十分重要,严密观察穿刺伤口有无渗血,如有少量渗血,可予沙袋压迫,如渗血较多,需重新加压包扎。④溶栓中输液泵的护理,准确配制尿激酶的用量,观察输液泵运转情况,速度调整准确。⑤患肢护理,注意保暖,密切观察患肢足背动脉搏动及肢体远端皮肤的光泽、温度、感觉情况。术后 2h 内每 30~60min 一次,无异常者 2~6h 内每小时一次,6~24h 内每班一次,同时,还必须进行左右两侧肢体对比,询问患者有无疼痛、感觉异常和活动异常等情况,并做好记录。下肢缺血严重的患者,可能因术后灌注量增加而出现下肢肿胀,嘱患者适当抬高患肢以利于消肿。同时,遵医嘱应用小剂量地塞米松和抗自由基药物,预防或改善缺血再灌注损伤。⑥使用抗凝、祛聚药物的护理,溶栓过程中应根据医嘱监测凝血指标,如纤维蛋白原低于 1.5g/L,溶栓剂量减量,如低于 1.0g/L,则停止溶栓,同时观察有无血尿、黑便、牙龈鼻腔出血、周围皮肤有无瘀斑及皮下血肿,告诉患者出现头晕、心悸等不适要及时报告医护人员。⑦饮食护理,要给予高蛋白,高维生素,低脂易消化的食物,并指导患者按摩腹部。合并糖尿病患者指导糖尿病饮食,注意糖分的摄入。饮食尽量做到色香味俱全,以提高患者的食欲。

【问题解析】

1. 什么是急性动脉栓塞?

急性动脉栓塞是指来源于心脏或近端动脉壁的血栓或动脉硬化性斑块脱落,或外源性栓子进入动脉,被血流冲向远端造成远端动脉管腔堵塞,引起的肢体、脏器、组织等缺血的病理生理过程。

2. 急性四肢动脉栓塞的病因有哪些?

(1)心源性:最常见的病因是心源性因素,以风湿性心脏病为主。风湿性心脏病,尤其是二尖瓣狭窄时,心房内血流滞缓加上内膜的风湿病变,血液中纤维易附着心房壁形成血栓。

(2)血管源性:见于动脉瘤、动脉粥样硬化,大的栓子可来源于大的动脉粥样物质、血栓和胆固醇结晶的混合物脱落形成,小的栓子可来源于胆固醇结晶的释放或溃疡性动脉硬化斑块脱落。

(3)医源性:心脏人工瓣膜置换和人工血管移植、动脉造影、血液透析的动静脉瘘、动脉内留置导管,动脉疾病的腔内治疗,都可能引起动脉栓塞。

3. 急性四肢动脉栓塞治疗方法有哪些?

(1)内科治疗:急性动脉栓塞基础上可继发血栓形成,因此常使用肝素、华法林等药物抗凝治疗,防止血栓形成。抗血小板治疗可抑制血小板黏附、聚集和释放反应。解除血管痉挛治疗,积极处理原发病如房颤、风湿性心脏病等。

(2)外科治疗:外科手术取栓是治疗下肢动脉栓塞的重要方法,应争取在 6h 内进行,一般不超过 12h。

（3）介入治疗：①球囊扩张：股腘动脉 10cm 以内狭窄或闭塞病变腔内治疗的成功率 >95%，完全闭塞病变的再通率也可达 80% 以上。②支架植入：见于严重的钙化病变、闭塞性病变和球囊扩张后出现夹层病变。有研究证明，股浅动脉一期支架植入的远期通畅率明显高于单纯球囊扩张。③经导管内溶栓：可以溶解细小动脉内的血栓、促进侧支开放，7d 以内的急性肢体缺血通过经导管溶栓治疗效果较好。

4. 急性下肢动脉栓塞患者如何进行患肢功能锻炼？

指导患者术后 24h 内或置管溶栓期间进行踝泵运动，术后或动脉溶栓导管拔除 24~48h 后如无禁忌进行 Buerger 运动：①平卧位，抬高患肢 45° 以上，维持 2~3min；②坐位，双腿自然下垂，足跟踏地，做足背屈和左右摇摆运动；足趾向上翘并尽量伸开，再往下收拢，每一组动作持续 3min；③恢复平卧姿势，双腿放平，盖被保暖，休息 5min；④抬高足趾，足跟运动 10 次，完成运动。通过运动锻炼，增加下肢动脉血流量，促进静脉回流，使下肢血液循环恢复良好。

【知识拓展】

急性四肢动脉栓塞诊断时需与下列疾病鉴别诊断

（1）动脉血栓形成：既往有动脉硬化、动脉瘤、动脉外伤或动脉缝合、吻合、移植或造影术史，可继发血栓形成。它有下列特点：①有相应病史，如慢性缺血，表现为肢体麻木、发凉和腓肠或股髋部间歇性跛行等；②肢体原有慢性缺血，如毛发脱落、趾（指）甲增厚变形、肌肉萎缩等；③X 线平片可能显示血管壁钙化或骨质稀疏；④常有其他部位动脉硬化的征象；⑤发病过程为缓慢。动脉造影术可明确诊断。

（2）急性髂股静脉血栓形成：急性髂股静脉血栓形成时，患肢肿胀严重导致动脉痉挛，血流滞缓，使患肢苍白或发紫、发凉、肢端脉弱。此时，患肢沿深静脉行径可有触痛，浅静脉可见充盈。

【护士长查房总结】

急性四肢动脉栓塞是血管外科、介入科的常见病，心血管源性的下肢动脉栓塞率为 86%~91%，经导管接触性溶栓术已成为其重要治疗方案。该病起病急，溶栓治疗过程较复杂，且溶栓治疗后存在较高风险的并发症发生率，我们要掌握这类危重症疾病的急救及监测重点，为医生诊断和治疗提供可靠信息，挽救患者生命，预防及减少并发症。

1. 生命体征　密切观察患者体温、脉搏、血压、呼吸。

2. 患肢情况　评估患肢缺血症状和体征，如疼痛时间和程度、皮温、皮色、感觉、足背动脉搏动情况，有无溃疡、坏疽和感染。

3. 病史评估　了解患者病史，尤其是否有房颤或其他血栓性疾病病史，以便协助医生了解栓子的来源；评估患者是否正在服用相关的抗凝、祛聚药物。

4. 其他评估　了解日常生活习惯、不良嗜好，尤其饮食运动情况；重要脏器功能，询问过敏史。根据评估情况进行健康指导。

（倪叶彬）

第四节　急性下肢动脉血栓形成

【案例导入】

一般资料　患者男性,75 岁,小学学历。

现病史　因"突发右下肢剧烈疼痛 2h"急诊入院。患者双下肢间歇性跛行 2 年余,未予以特殊处理,今晨突发右下肢剧烈疼痛,急诊拟"急性下肢动脉血栓形成"收治入科。

既往病史　患者既往有高血压病史 12 年,自服苯磺酸左旋氨氯地平片,控制血压在 130/80mmHg 左右;

入院诊断　急性下肢动脉血栓形成;高血压。

护理体查　T:36.6℃,P:88 次 /min,R:20 次 /min,BP:120/80mmHg。右下肢肢体感觉异常,皮温凉,足背动脉、胫后动脉搏动均未触及,小腿足靴处花斑样改变;左下肢皮温较低,足背动脉弱。

辅助检查　血管彩色多普勒超声示:右下肢动脉血栓形成,且血流速度明显减慢,右侧腘动脉以下闭塞,腓动脉、胫后动脉起始段闭塞。

护理评分　Capirini 评分:4 分,风险等级:中度危险;Barthel 评分:45 分,自理能力:中度依赖;NRS 评分:6 分,重度疼痛;跌倒坠床风险等级评分:2 分。

治疗方案　急诊在局麻下行"下肢股动脉处切开 Fogarty 导管取栓手术",术后给予静脉滴注前列地尔扩血管治疗,丹红注射液活血治疗,口服苯磺酸左旋氨氯地平片降压治疗,皮下注射低分子肝素钙抗凝治疗。

主要的护理问题

首优问题　①肢体缺血:与患者急性动脉血栓形成有关;②疼痛:与肢体急性缺血有关;③组织灌注不足:与动脉阻塞有关;④活动无耐力:与患肢远端供血不足有关;⑤潜在并发症:肢体缺血再灌注损伤、重要脏器功能衰竭。

次优问题　①潜在并发症:出血、感染、动脉内膜损伤、肢体坏死;②有皮肤完整性受损的危险:与长期卧床、组织缺血及营养障碍有关;③舒适度的改变:与下肢疼痛有关;④自理能力缺陷:与术后平卧、术侧肢体制动有关;⑤有跌倒坠床的危险:与疼痛、神经肌肉受损有关。

目前主要的护理措施　①密切注意病情变化,评估四肢皮肤温度、颜色、感觉、运动及足背动脉搏动情况;②疼痛的护理:密切观察患者疼痛部位、程度、性质、时间、伴随症状等,遵医嘱用药并观察药物的疗效及不良反应;③予心电监护,持续监测生命体征,关注各项实验室指标;④建立静脉通路,遵医嘱用药;⑤观察穿刺部位有无出血、血肿,观察皮肤、黏膜、消化道等有无出血征象;⑥落实基础护理措施(皮肤护理、口腔护理、翻身拍背等)。

【问题解析】

1. 什么是动脉血栓形成?

急性下肢动脉血栓形成多继发于慢性动脉硬化狭窄或闭塞性病变,当动脉粥样硬化斑块破溃、内皮细胞受到损伤时,血小板不断黏附、聚集,血栓形成加重管腔狭窄。患者表现为在慢性病基础上,临床缺血症状迅速进展,出现严重静息痛甚至肢体组织缺血、坏死。

2. 动脉血栓形成的临床表现是什么？患者入院后护士应该立即给予该患者什么样的紧急护理措施？

（1）临床表现：肢体疼痛、苍白、皮温降低、感觉异常、运动障碍及动脉搏动减弱或消失。

（2）紧急护理措施：①指导患者绝对卧床休息，患肢平放，避免加重肢体缺血，增加截肢的风险；②生命体征的观察：心电监护，严密监测患者生命体征的变化；③疼痛的处理：评估患者疼痛部位、性质、持续时间等，必要时遵医嘱给予患者使用止痛药物；④适当保暖：患肢适当保暖，可以增加血液循环，缓解疼痛，但应避免过冷过热刺激加重病情；⑤建立静脉通路，遵医嘱予以扩血管、镇痛、抗凝、溶栓等治疗。

3. 切开取栓的手术步骤是什么？

检查取栓导管，向导管腔内注入含肝素的生理盐水，明确管腔通畅后，经另一注入道向球囊内注入含肝素的生理盐水，证实无破损和明确球囊最大容量（一般为 2~3ml）后，吸出全部液体。

患侧大腿根部沿股动脉做纵行切口，长 6~8cm。显露并游离股总动脉和股浅、股深动脉近侧段。用尖头刀在股总动脉前壁挑开一小裂口，经股动脉置入导管，当导管越过栓子时向球囊内注入含肝素的生理盐水，使球囊膨胀堵塞动脉管腔，缓慢回抽导管，取出管腔内的栓子。经导管向远侧动脉主干注入尿激酶 25 万 U（溶于生理盐水中），溶解动脉内残存血栓。拔出导管，检测患侧足背和胫动脉搏动情况，以 5-0 无损伤缝线，间断缝合股动脉上的裂口，依次缝合创口各层组织，必要时放置引流。

4. 该患者术后病情观察要点有哪些？

（1）生命体征：给予心电监护，严密监测生命体征的变化，因患者长期心脏病史，应特别观察血压及心率的变化。

（2）手术切口：术后患者平卧位 24h，术侧肢体伸直制动 12h，观察穿刺部位有无出血、血肿的形成，如患者出现术侧肢体疼痛、麻木、肿胀或足背动脉搏动减弱，皮温降低，应注意检查是否包扎过紧并对症处理。

（3）患肢：密切观察患肢的血运情况，包括桡动脉、足背动脉搏动情况，皮肤温度、颜色及感觉情况。术后注意有无缺血再灌注损伤的表现，如不同程度的肢体肿胀、疼痛、皮肤发红、水疱或足部感觉、运动异常等，严重时可引起骨筋膜室综合征。

（4）用药：患者使用抗凝药物治疗，应注意观察牙龈、皮肤黏膜、大小便颜色以及有无头痛、呕吐、瞳孔变化、意识改变等出血症状，一旦发现出血情况，应立即并告知医生，同时监测血常规、凝血功能、肝肾功能等。同时，注意观察有无对比剂相关并发症。

（5）重要脏器功能：术后应密切观察患者全身状况、精神情况、呼吸情况，每小时观察患者尿量情况，监测电解质、肾功能、尿常规。

5. 对该患者如何进行出院指导？

（1）用药指导：规范口服抗凝、抗血小板、降压药物，观察全身皮肤、牙龈、大小便等有无出血倾向。

（2）饮食指导：进食低盐、低脂、富含维生素的饮食，多饮水。

（3）生活指导：关注血压、血脂的变化。改善生活方式，避免跷二郎腿、长时间维持一个姿势不变，穿过紧的鞋袜等影响血液循环。注意足部保暖，用温水洗脚，禁热敷、使用热水袋；禁冷敷，以免引起血管收缩。保持足部清洁干燥，足部涂凡士林保持滋润，皮肤瘙痒时，可涂止痒药膏,避免手抓,以免继发感染。

（4）功能锻炼:注意下肢活动,卧床期间进行床上肢体功能锻炼,促进侧支循环建立。适当运动,如打太极拳等。

（5）复查指导:术后第 3 和第 6 个月进行随访,之后每年随访 1 次。随访内容包括:临床症状(间歇性跛行、静息痛、肢体溃疡坏疽)、体征(动脉搏动、肢体温度、皮肤颜色、运动感觉功能)的评估,ABI 检测和受累动脉系统多普勒超声检查,以及有无再次手术干预。

【知识拓展】

动脉血栓形成的治疗方法有哪些?

（1）保守治疗:①减少危险因素:包括戒烟、肢体锻炼、积极治疗原发病,如高血压、高血脂、房颤等;②药物治疗:主要包括全身抗凝及溶栓治疗,可以使用普通肝素、低分子肝素或磺达肝癸钠。

（2）外科治疗:外科手术取栓应争取在 6h 内进行,一般不超过 12h。

（3）介入治疗:经皮导管介入治疗可去除动脉内的血栓,改善缺血症状,适用于溶栓绝对禁忌证的患者。介入方法包括猪尾导管或球囊导管行血栓碎裂,液压导管装置行血栓流变溶解,抽吸导管行血栓抽吸以及血栓旋切。对无溶栓禁忌证的患者,可同时经导管溶栓或在机械取栓基础上行药物溶栓。

【护士长查房总结】

动脉血栓形成是重症医学科的常见病,急性动脉血栓形成的病因很多,如高血压、高血脂、房颤等,动脉血栓形成会在短时间内出现疼痛、苍白、皮温降低、感觉异常、运动障碍及动脉搏动减弱或消失,出现肢体花斑样的改变,处理不及时会有截肢的风险。因此,我们一定要掌握对这类危重症疾病的急救及监测重点,为医生诊断和治疗提供可靠信息,挽救患者生命,预防及减少并发症。

1. 密切观察患肢远端的皮温、色泽、感觉运动和动脉搏动等情况,出现疼痛剧烈时遵医嘱使用止痛药的同时做好术前准备,尽早进行手术。

2. 在溶栓、抗凝治疗过程中应注意检测凝血功能,注意观察牙龈、皮肤黏膜、大小便颜色以及有无头痛、呕吐、瞳孔变化、意识改变等出血症状。

3. 嘱患者卧床休息,防止因疼痛剧烈跌倒坠床,患肢制动并注意保暖,避免加重病情。

4. 定期监测凝血指标,电解质的变化,发现异常及时通知医生,并配合医生调整治疗方案。

（胡　蓓）

第五节　血栓闭塞性脉管炎

【案例导入】

一般资料　患者男性,43 岁,大专学历。

现病史　患者 2 个月前无明显诱因出现右下肢间歇性跛行,跛行距离约 30m;后逐渐出现右足脚趾坏疽,足跟部皮肤破溃,渗液明显伴持续性疼痛,疼痛夜间加重,长海痛尺评估:

6 分。为进一步治疗，门诊以"血栓闭塞性脉管炎、右足坏疽伴感染"入住血管外科。入院后第 1 日在局麻下行"右下肢动脉造影 +PTA 术"，术后口服阿司匹林片抗血小板、皮下注射低分子肝素钙注射液抗凝、静脉推注酮咯酸氨丁三醇注射液止痛治疗。术后第 2 日上午患者突发寒战高热、伴意识障碍、呼之不应，遂转入重症医学科进一步治疗。

既往病史　既往有截肢术、长期卧床史。11 年前因左下肢"化脓、坏疽"于当地医院行膝下截肢术。

其他史　吸烟 20 余年，每日吸烟约 30 支，戒烟 1 月余。

入院诊断　感染性休克；血栓闭塞性脉管炎；左下肢截肢术后；右足坏疽伴感染。

护理查体　患者浅昏迷，双侧瞳孔等大等圆、对光反射迟钝。T：41.5℃，P：140 次 /min，R：28 次 /min，BP：79/58mmHg，血氧饱和度：94%。患者左下肢膝下 15cm 缺如，左侧股动脉搏动可触及；右侧股动脉搏动较弱，右足前半足轻度红肿，皮温稍高，足跟部皮肤破溃；足趾皮肤发黑，第四足趾缺如、趾间溃疡伴渗出，渗出物无明显异味；右侧足背动脉及胫后动脉搏动未触及，右下肢踝肱指数：0.6。

辅助检查　下肢动脉血管造影示：右髂动脉硬化，右下肢动脉闭塞并多发侧支循环形成；左侧小腿中段以远骨质及软组织缺如；左侧膝关节骨质疏松。术后第 2 日急查血培养结果示：革兰氏阴性菌阳性；实验室检查示白细胞计数：2.9×10^9/L，中性粒细胞：82.0%，C 反应蛋白：35mg/L，乳酸：4.50mmol/L，血红蛋白：91g/L。

护理评分　跌倒 / 坠床评分：18 分；压力性损伤危险因素评分：9 分；Barthel 评分：30 分，自理能力：重度依赖；GCS 评分：10 分；Wong-Baker 面部表情测量表评分：2 分。

治疗方案　静滴注射用头孢哌酮钠舒巴坦钠抗感染、乳酸钠林格液扩容、维持水电解质平衡治疗及营养支持治疗，留置导尿，记录 24h 出入量。

主要的护理问题

首优问题　①体温过高：与免疫力低下、坏疽肢体感染有关；②组织灌注量不足：与有效循环血量锐减有关；③清理呼吸道无效：与意识不清、无力咳嗽有关；④疼痛：与肢体缺血、组织坏死有关；⑤营养失调　低于机体需要量：与纳差、消耗过多有关。

次优问题　①潜在并发症：出血、多器官功能障碍或衰竭、下肢深静脉血栓形成、肺部感染、再发栓塞；②有受伤的危险：与脑缺氧导致的意识障碍有关；③皮肤完整性受损：与肢体坏疽、渗出有关。

目前主要的护理措施　患者绝对卧床，中凹卧位；建立静脉通路；鼻导管吸氧 3L/min；遵医嘱用药；持续心电监护监测生命体征，关注各项实验室指标；关注尿量、周围血管灌注情况监测；控制感染，关注患者各项炎性指标变化；观察术后坏疽肢体皮肤温度、颜色、破溃皮肤渗液及足背动脉搏动情况；密切注意穿刺部位有无出血、血肿，观察皮肤、黏膜、牙龈、消化道有无出血征象；协助患者床上踝泵运动及翻身，预防压疮及下肢深静脉血栓形成；落实基础护理（口腔护理、会阴护理、皮肤护理、管道护理）；落实专科护理（坏疽破溃皮肤护理）。

【问题解析】

1. 什么是血栓闭塞性脉管炎？

血栓闭塞性脉管炎（thromboangiitis obliterans，TAO）又称为 Buerger 病，是发生在周围动脉（中、小动脉）的节段性、无菌性炎症，伴有炎性血栓形成，进而引起的以下肢病损为主的慢性缺血性疾病。TAO好发于40岁以下的有长期吸烟史的男性青壮年。

2. TAO的分期及临床表现是什么？该患者属于哪一期？

TAO起病隐匿，病情进展缓慢，呈周期性发作。

TAO分期：第Ⅰ期：局部缺血期，以感觉和皮肤色泽改变为主。主要表现为患肢麻木、发凉、怕冷、沉重和轻度间歇性跛行。第Ⅱ期：营养障碍期，以疼痛和营养障碍为主。除患肢麻木、发凉、酸胀、沉重等症状加重外，间歇性跛行日益明显，行走距离缩短，休息时间延长，疼痛逐渐转为持续性静息痛。第Ⅲ期：组织坏死期，以溃疡和坏疽为主。除前期症状持续加重外，患肢严重缺血，（指）趾端发黑、坏疽、干瘪、溃疡，静息痛加重，患者日夜不眠，采取屈膝抱足或使肢体下垂等方法以减轻痛苦。

该患者处于TAO第Ⅲ期。因患者出现右足红肿，足趾疼痛，足跟部皮肤破溃发黑，渗液明显，疼痛剧烈，难以入眠。这些临床表现都符合TAO第Ⅲ期的表现。

3. 什么是感染性休克？感染性休克的临床表现有哪些？

感染性休克又称之为脓毒性休克，是指微生物及其毒素等产物所引起的微循环障碍和血流动力学异常，导致组织细胞缺血缺氧、代谢紊乱、功能障碍，甚至多脏器功能衰竭的严重综合征。

感染性休克主要表现为血压下降，外周组织和器官灌注减少，患者出现皮肤花斑、发绀和面色苍白，心率和呼吸频率增快、尿量减少，可伴有不同程度的意识障碍及多器官功能障碍。

4. 该患者术后发生感染性休克该如何进行护理？

（1）迅速建立静脉通路，进行液体复苏治疗，遵医嘱予患者抗感染、血管活性药物。

（2）密切观察生命体征，包括体温、脉搏、呼吸、心率、血压、血氧饱和度、尿量等，详细记录患者出入量情况。

（3）评估患者意识状况、瞳孔变化以及皮肤温度、色泽等情况。

（4）注意患者卧床受压部位皮肤护理、预防压力性损伤、尿路感染等。

（5）心理护理：对患者的焦虑、不安、恐慌等情绪，适当给予安慰，缓解患者心理压力。

5. 该患者选择腔内治疗的优点是什么？

腔内介入技术是治疗TAO的一个理想方案，能够促进患肢局部体内循环，有利于伤口的愈合，提高患者保肢率，控制及减少截肢面积。优点是创伤小、并发症少、恢复快、局麻对于身体各功能脏器的影响较小；对于该患者来说，选择腔内介入治疗可加快促进足部坏疽伤口的愈合，控制渗出症状的进一步发展，并减少了截肢的风险。

6. 如何对TAO患者进行患肢疼痛的护理？

缺血性疼痛是TAO最突出的症状。肢体疼痛是下肢缺血性疾病的典型临床表现，但下肢动脉缺血性疼痛对镇痛药反应不明显，其产生的机制尚不明确。使用长海痛尺等疼痛评估工具对患者的疼痛程度进行评估。

（1）观察疼痛的部位、性质与加重因素及疼痛时间，尤其是在夜间更应注意观察。根据疼痛评估结果，遵医嘱正确使用镇痛剂，给药30~40min后复评疼痛，且用药后注意观察患者有无不良反应的发生。

（2）疼痛发作时应绝对卧床休息，使患侧肢体下垂，增加患肢血供，避免肢体剧烈活动。夜间保持病区安静，创造良好舒适的睡眠环境。

（3）告知患者及家属禁止使用热水袋,防止增加组织耗氧量,加重疼痛。

（4）疾病经久不愈会对患者产生巨大的心理压力。因此,应关心安慰患者,给予患者鼓励,为患者讲解疼痛与自身情绪之间的内在联系,使之心境平和。

【知识拓展】

血栓闭塞性脉管炎与下肢动脉硬化闭塞症的鉴别（表 1-3-2）。

表 1-3-2 血栓闭塞性脉管炎与下肢动脉硬化闭塞症的鉴别

项目	TAO	ASO
吸烟史	几乎全有	不一定
发病年龄	20~50 岁	45 岁以后
受累血管	中、小动静脉	大、中动脉
其他部位血管病变	无	多见
血栓性浅静脉炎	常见	无
免疫学检查	阳性率明显高	很少见
并存病	常无	常合并高血压、冠心病、高血脂、糖尿病
动脉造影	节段性闭塞,病变近远侧血管壁光滑	广泛性不规则狭窄和节段性闭塞,硬化动脉扩张、扭曲

【护士长查房总结】

TAO 是一种临床常见的慢性周围血管疾病,以周围血管炎症及闭塞为主要病理生理改变,呈进行性发展,可逐渐导致患者四肢中小动、静脉受累,严重者可出现肢体溃疡甚至坏死。TAO 本质为自身免疫性疾病,其好发因素包括寒冷、潮湿、感染、吸烟等。对于已经发生严重肢体坏疽,且抵抗力低下的患者,应先进行抗感染治疗,以预防术后感染性休克的发生,及早对于有感染征象的患者进行治疗干预,降低患者临床死亡率,提高患者的生存质量,维护患者的身心健康,实现优质护理,我们应熟练掌握该病进展到各期时的护理评估、诊断、计划及实施,减轻或预防患者现存或潜在的危险因素的发生。

（邢彩娇）

第六节 糖 尿 病 足

【案例导入】

一般资料 患者女性,87 岁,初中学历。

现病史 因"反复多饮多尿 20 余年,左足疼痛伴坏死 2 月余"轮椅入院。

既往病史 糖尿病 20 余年,皮下注射胰岛素控制血糖,自诉血糖控制不佳。有高血压病史 10 余年,服用"苯磺酸氨氯地平、厄贝沙坦氢氯噻嗪片",未自测血压,故血压控制不详。

入院诊断　糖尿病足伴感染;左足坏疽;2 型糖尿病;肺部感染;胸腔积液;高血压病;糖尿病肾病。

护理查体　T:38.5℃,P:96 次/min,R:24 次/min,BP:170/70mmHg,SpO$_2$:90%。听诊两肺明显干湿性啰音,左肺为著;右下肢皮肤颜色、温度、感觉正常,股动脉、腘动脉、胫后动脉、足背动脉搏动可触及;左下肢皮肤冰凉,左侧第一足趾可见 2cm×2cm 溃疡,有脓性分泌物,周围红肿,触痛 +,左侧股动脉触及,腘动脉、胫后动脉、足背动脉搏动未触及。

辅助检查　入院后测随机末梢血糖 23.5mmol/L。血常规示白细胞:15.3×10^9/L,中性粒细胞:83.0%,血红蛋白 76g/L;C-反应蛋白 >200mg/L;血液生化全套示肌酐:108.0μmol/L,尿素氮:14.39mmol/L,白蛋白:27g/L,糖化血红蛋白:8.7%;B-型钠尿肽:583.0ng/L。尿液常规 + 尿蛋白检验示尿隐血:+,尿蛋白:+,葡萄糖:++,尿微量白蛋白:267.9mg/L,24h 尿蛋白:0.71g。X 线示两肺纹理增深,心影增大。血管多普勒超声示双侧下肢动脉内膜毛糙伴股总动脉至足背动脉内多发斑块形成。下肢血管 CTA 示双侧下肢动脉多发斑块,左侧腘动脉狭窄,远端血管显影不清。足部溃疡分泌物培养:溶血性葡萄球菌、丙二酸盐阴性枸橼杆菌。血培养示:溶血性葡萄球菌。

护理评分　Caprini 评分:6 分,风险等级:极高危;Braden 评分:17 分;Barthel:45 分,自理能力:中度依赖;NRS 评分:4 分,中度疼痛;跌倒/坠床评分:45 分。

治疗方案　予吸氧,心电监护,胰岛素控制血糖,口服苯磺酸氨氯地平、厄贝沙坦氢氯噻嗪控制血压,继续抗感染、化痰及输注蛋白、利尿等治疗。监测空腹及三餐后血糖,监测血压、心率、血氧饱和度及记录 24h 尿量。入院一周后行"左下肢动脉球囊扩张术",术后左下肢皮温较前上升,胫后动脉搏动触及,术后第 3 天,行左侧第一、五足趾坏死组织清除、清创 + 创面封闭式负压引流术(vacuum sealing drainage,VSD)+ 负压伤口疗法(negative-pressure wound therapy)。

主要的护理问题

首优问题　①发热:与患肢感染、肺部感染有关;②气体交换受损:与肺部感染有关;③体液过多:与低蛋白血症有关;④疼痛:与坏疽、肢体远端缺血有关;⑤高血压危象:与高血压、疼痛有关;⑥潜在并发症:感染性休克、酮症酸中毒等。

次优问题　①潜在并发症:动脉栓塞、穿刺点出血、血管破裂出血;②皮肤完整性受损:与糖尿病、肢体远端动脉闭塞有关;③营养失调 低于机体需要量:与食欲下降、胸腔积液有关;④舒适度的改变:与发热、疼痛、睡眠质量差有关;⑤知识缺乏:缺乏糖尿病足及疼痛护理的知识。

目前主要的护理措施　①生命体征的观察与护理:患者取半卧位,中、低流量持续吸氧,密切观察患者意识状态;遵医嘱心电监护,监测生命体征及血氧饱和度,维持 SpO$_2$>95%,血压控制在 130/80mmHg;开通两条静脉通路,记录 24h 尿量,关注患者有无心率加快、脉搏细速、血压下降、高热、呼吸困难等症状;②气道护理:保持口腔清洁湿润,保持气道通畅,每 2h 协助翻身拍背,协助排痰,必要时予吸痰的护理,关注痰液的色、质、量,关注患者有无胸闷、气急等症状,指导患者呼吸功能锻炼,同时遵医嘱抗感染、化痰治疗,注意药物疗效及不良反应;③患肢护理:分泌物培养,伤口评估,清创换药,给予 VSD+ 伤口负压治疗,保持有效的负压,调节负压在为 –150~–40mmHg,保持引流管的通畅;④高热护理:采用温水擦浴、冰袋等物理降温措施,必要时遵医嘱使用退热药;⑤监测血糖:胰岛素治疗,控制血糖在正常范围,监测空腹、三餐后、睡前及夜间血糖;合理控制围手术期血糖水平,空腹血糖 <7.8mmol/L,餐后血糖 <10.0mmol/L;⑥术后护理:观察穿刺部位有无出血、血肿,观察穿刺侧肢体末梢血液循环、皮肤色泽和温度、足背动脉搏动及肌力变化;⑦营养支持:按糖尿病肾病 CKD3 期,每天摄入蛋白质 0.8g/kg,给予 1 250~1 500kcal 热卡的饮食,补充维生素;⑧疼痛护理:每班动态疼痛评估,遵医嘱使用止痛药物治疗;⑨落实基础护理措施(口腔护理、会阴护理、皮肤护理、管道护理)。

【问题解析】

1. 什么是糖尿病足? 临床表现有哪些? 糖尿病足分哪几级?

(1)定义:糖尿病足(diabetic foot,DF)是指糖尿病患者踝关节以远的皮肤及其深层组织破坏,常合并感染和(或)下肢不同程度的动脉闭塞症,严重者累及肌肉和骨组织。DF 是糖尿病患者致残、致死的主要原因之一。

(2)临床表现:主要包括神经病变和下肢缺血表现。神经病变表现包括患肢皮肤干而无汗,肢端刺痛、灼痛、麻木、感觉减退或缺失,呈袜套样改变,行走时有脚踩棉絮感。下肢缺血表现主要为皮肤营养不良、肌肉萎缩,皮肤干燥弹性差,皮温下降,色素沉着,肢端动脉搏动减弱或消失,患者可合并有下肢间歇性跛行症状;随着病变进展,可出现静息痛,趾端出现坏疽,足跟或跖趾关节受压部位出现溃疡。

(3)Wagner 分级:根据 DF 的严重程度可分为 0~5 级(表 1-3-3)。

表 1-3-3 Wagner 分级

分级	表现
0 级	无溃疡
1 级	浅表溃疡,累及皮肤全层但不累及皮下组织
2 级	深部溃疡穿透到肌肉层与韧带,不累及骨骼,无脓肿
3 级	深部溃疡合并蜂窝织炎或脓肿形成,常伴有骨髓炎
4 级	局部小范围坏疽
5 级	累及整个足的大范围坏疽

2. 如何处理患者足部溃疡及感染,以免感染加重致感染性休克? 如果发生感染性休克,应给予哪些抢救措施?

(1)溃疡及感染的处理:①清除所有肉眼可见的感染坏死组织、溃疡深部可疑坏死组织和无活力组织,直至暴露健康、渗血的软组织和骨组织。如合并骨髓炎、关节感染和坏疽,应考虑截肢或截趾。随着坏死范围变化,可能需要反复多次进行清创。②对严重的深部组织感染,应在感染灶充分地减压引流基础上应用广谱抗菌药物,并在获得感染灶分泌物培养结果后及时调整。及时切开引流脓肿或暴露,并彻底清创。清创后行血管再通治疗。无脓毒血症情况下,可同步清创和腔内血管再通治疗。

(2)感染性休克症状的处理:立即取休克卧位,保持呼吸道通畅,高流量吸氧,开通两路静脉通路,遵医嘱予使用血管活性药物、积极抗感染及补充血容量,维持体液平衡;严密观察神志、生命体征、皮肤黏膜色泽及温湿度、尿量变化;伤口分泌物送检,做好伤口换药处理。

3. 该患者合并糖尿病肾病,血压、血糖的控制范围是多少?

(1)血压控制:患者血压控制在 130/80mmHg 以下。足溃疡患者由于营养不良、消耗、感染等因素,导致体液不足、低蛋白血症,可能临床初始检查不能真实反映患者的血压控制水平和肾脏受损程度,在治疗过程中需要监控,以及时调整降压药物。

(2)血糖控制:空腹血糖 <7.8mmol/L,餐后血糖 <10.0mmol/L。在足溃疡合并慢性肾脏疾病患者,当病情平稳后,糖化血红蛋白水平维持在 7.0%~8.0%,避免发生低血糖。在病情严重状态,如溃疡大量渗出、感染、心衰、下肢严重缺血时,血糖波动较大,根据饮食与病情及时调整,必要时静脉使用胰岛素,及时监测血糖,避免低血糖。

4. 该患者行下肢动脉球囊扩张术术后病情观察要点有哪些?

(1)给予心电监护,严密监测生命体征的变化,同时观察有无对比剂过敏反应。

(2)术后取平卧位,置管穿刺侧肢体伸直制动 6h,观察穿刺部位有无出血、血肿。密切观察肢体远端血运情况,包括皮肤颜色、温度、足背动脉搏动情况,并与术前肢体情况进行对比。如患肢疼痛加重,应考虑继发血栓形成。

(3)术后并发症的观察:①动脉远端栓塞、急性血管闭塞:患者突然出现患肢疼痛,远端肢体皮温降低,皮肤苍白或青紫,应立即行血管造影,继续抗凝治疗;②出血:肝素治疗期间,应严密观察皮肤、黏膜有无出血,特别是内脏出血、穿刺部位渗血、血肿形成及颅内出血,如发现出血,应立即停药,通知医生处理;③再灌注损伤:血管再通后 1~2d 内,闭塞段以远的肢体出现水肿,且可排除原发性静脉回流障碍者,诊断再灌注损伤,肿胀严重时可发生骨筋膜室综合征;④其他并发症:包括合并高血压、糖尿病、心脏病的患者,注意合并症的防治。

5. 对该患者如何进行出院指导?

(1)饮食指导:控制入水量,避免增加心脏、肾脏负担。告知患者糖尿病饮食应定时、定量、控制每日总量,主食不易过量,饮食清淡、低盐、低脂,均衡营养。控制蛋白质的摄入量为 0.8g/(kg·d)。

(2)用药指导:监测血压、血糖,严格遵医嘱服药,服用抗凝、抗血小板药时注意观察皮肤黏膜有无出血点,一旦发现出血及时就诊。

(3)足部护理:每天检查双足有无感觉减退、麻木、刺痛感;观察足部皮肤的颜色、温度改变及足背动脉情况。保持足部清洁,穿棉袜、舒适鞋,剪平指甲。

(4)心理指导:避免焦虑、紧张、恐惧等不良情绪,以免引起血压、血糖的波动。并适当参加活动,多与家人沟通。

【知识拓展】

VSD 治疗护理要点有哪些?

(1)保持引流管的通畅,将引流管妥善放置,避免扭曲、折叠、受压。引流管因堵塞而失效的征象为引流液量突然减少。如果引流管堵塞应及时查找原因并处理。

(2)保持有效的负压,调节负压在为 -150~-40mmHg。保持创面有效的负压是治疗成功的关键,负压高低及有无会直接影响引流的效果,要及时观察。负压有效标志是填入的负压伤口治疗材料有明显的瘪陷,薄膜下无液体积聚。

（3）观察负压伤口治疗材料:糖尿病足清创术后的负压伤口泡沫材料更换频率应根据评估情况来确定,创面无感染、活动性出血或组织缺血,建议 3~5d 更换,最长不超过 7d。如负压伤口泡沫材料内有少许坏死组织和渗液残留,保持有效负压,一般无需再做特殊处理。

（4）观察并记录引流液的量、颜色、性状,如有异常及时汇报医生处理。

（5）观察患肢血液循环,患肢皮肤颜色、肿胀、温度、肢体运动及动脉搏动、感觉等情况。

（6）患肢痛影响患者休息和睡眠。如出现疼痛剧烈,通过降低负压值,待患者能耐受再逐渐增加负压值,至维持正常恒定值为止。

（7）遵医嘱给予辅助治疗,如抗生素控制感染,胰岛素控制血糖,使用改善循环及营养神经的药物治疗。

（8）给予心理护理,介绍治疗成功的病例,让患者对此治疗方法和过程有所认识,使其积极配合治疗,树立治疗的信心。

（9）健康教育:给予糖尿病饮食宣教,但同时需提高蛋白质含量,有利于创面组织修复;加强患肢功能锻炼,以主动锻炼、按摩、理疗为主,避免长时间制动造成肌肉萎缩、关节僵硬;加强引流管的护理,指导患者活动时引流管保护措施,勿受压、牵拉,必要时在护士协助下再活动。

【护士长查房总结】

糖尿病足是糖尿病最常见的并发症之一,具有发病率高、致残率高、致死率高和治愈率低的特点。对严重肢体缺血的患者,外科血运重建手术作为糖尿病足治疗中最重要及最关键的措施,可以显著降低大截肢的发生率,提高患者的生存质量。

1. 糖尿病足评估是清创和修复治疗的前提,要进行全身状况的评估及足部评估,控制血压、血糖,积极抗感染治疗,预防感染性休克、酮症酸中毒、糖尿病高渗性非酮症性昏迷的发生。

2. 下肢动脉球囊扩张术后,要做好病情观察,预防术后并发症。

3. 糖尿病足伤口要彻底清创后才能进行 VSD 治疗,治疗过程中严密观察患者生命体征及伤口情况,保持有效的负压。

4. 对糖尿病肾病患者进行下肢动脉成形术,应注意对比剂的选择。围手术期落实水化,关注心、肾功能。

（姚雪华）

第七节　急性腘动脉损伤

【案例导入】

一般资料　患者男性,55 岁,本科学历。

现病史　因"车祸外伤致全身多发伤伴左下肢肿胀、青紫 4h"入院。

既往病史　无。

入院诊断　左下肢腘动脉损伤;失血性休克;多发伤;左侧股骨下端骨折。

护理查体　T:37.5℃,P:132 次 /min,BP:83/50mmHg,SpO$_2$:90%。 患者意识模糊,双侧瞳孔等大等圆,直径 4mm,对光反射消失。患者面色苍白,脉搏细速,左下肢皮肤温度明显减低,有一定毛细血管充盈反应,足背动脉未触及。

辅助检查　血常规示白细胞计数:13.2×10^9/L,中性粒细胞:50.3%,中性粒细胞计数:3.12×10^9/L,血红蛋白:109g/L,红细胞计数:4.01×10^{12}/L,血小板计数:265.0×10^9/L;生化示丙氨酸氨基转移酶:13U/L,天门冬氨酸氨基转移酶:21.8U/L,白蛋白:33.4g/L,尿素氮:6.1mmol/L,肌酐:83μmol/L,钾:3.36mmol/L,钠:138.6mmol/L,氯:106.6mmol/L,钙:2.12mmol/L;凝血常规示活化部分凝血酶活酶时间:7.8s,D- 二聚体:1 554ng/ml;下肢 CTA 示:左腘动脉及其主要分支血流中断、左侧股骨下端骨折。

护理评分　Caprini 评分:5 分,风险等级:高风险;Braden 评分:12 分;Barthel:10 分,自理能力重度依赖;疼痛评分:4 分,中度疼痛;跌倒 / 坠床评分:35 分,中度风险。

治疗方案　抗休克治疗的同时急诊在全麻下行 "左腘动脉重建术 + 左侧股骨骨折内固定术 + 小腿筋膜室切开减压术",放置伤口引流管一根,留置尿管,记录 24h 出入量;术后肌内注射破伤风抗毒素、头孢呋辛抗感染治疗、低分子肝素皮下注射抗凝治疗、营养支持、纠正水电解质失衡。

主要的护理问题

首优问题　①组织灌注量的改变:与大量失血有关;②体液不足:与大量失血有关;③疼痛:与创伤有关;④潜在并发症:多器官功能不全或衰竭、骨筋膜室综合征、深静脉血栓形成、感染。

次优问题　①活动无耐力:与大量出血有关;②知识缺乏:缺乏肢体功能锻炼的知识;③潜在并发症:肌病肾病性代谢综合征;④自理能力缺陷:与术后制动、卧床有关;⑤有管道滑脱、打折的危险:与意识模糊有关;⑥有跌倒坠床的危险:与创伤后失血、意识模糊有关。

目前主要的护理措施　①全身麻醉术后护理常规:全身麻醉未清醒时患者取平卧位,头偏向一侧,保持呼吸道通畅,给予低流量氧气吸入 (2L/min),观察有无舌后坠、呕吐,协助患者有效排痰,必要时行气道内吸痰,注意观察痰液的颜色、量及性状,发现异常及时处理,同时密切观察患者的意识状态;②监测生命体征:每 30~60min 观察并记录神志、生命体征、血氧饱和度,评估休克有无纠正;③引流管护理:妥善固定引流管,保持管道通畅,严密观察引流液的色、质、量,预防管道滑脱;④末梢血运的观察:密切观察患肢皮肤色泽及温度、注意保暖,做好 24h 出入液量记录;⑤镇痛、防止感染:遵医嘱使用有效抗生素和止痛药,协助患者翻身,拍背,排痰;⑥落实基础护理措施 (皮肤护理、口腔护理、会阴护理、管道护理)。

【问题解析】

1. **急性腘动脉损伤的原因有哪些?**

腘动脉损伤多由暴力所致膝关节脱位、骨折、腘窝部钝器伤,临床上常见的是股骨髁上骨折时,由于腘窝后部腓肠肌收缩造成骨折远侧端向后位移,以致引起腘动脉损伤。其次,膝关节脱位,髁部粉碎性骨折及腘窝部的直接暴力伤也会造成腘动脉损伤。

2. **动静脉损伤的临床表现是什么?**

出血、休克、伤口血肿或远端肢体缺血为血管损伤的早期临床表现,腘动脉损伤后小腿严重供血不足时,还可出现缺血性末梢神经炎,患肢感觉疼痛、麻木。病变后期主要为外伤性动脉瘤和动静脉瘘,若合并其他脏器或组织损伤还将出现相应的临床表现。

3. 该患者为什么需要急诊手术?

该患者入院时左下肢远端动脉搏动明显减弱,脚趾冰凉,因腘动脉离断后,组织细胞在8h内仍有一定的活力,如果在这有限的时间内能够重建血液循环,组织细胞有可能恢复正常或者接近正常的活力,否则将会发生不可逆的变性及坏死。

4. 什么是骨筋膜室综合征,该如何早期发现?

骨筋膜室综合征是骨、骨间膜、肌间隔和深筋膜形成的骨筋膜室内肌肉和神经因急性缺血、缺氧而产生的一系列缺血再灌注损伤的症状和体征,又称急性筋膜间室综合征。

骨折及术后再灌注损伤均可诱发及加重骨筋膜室综合征,治疗不及时将会导致截肢,甚至危及生命。护士在做好疼痛观察的同时,需测量双下肢周径,密切观察患肢肿胀的程度,动态评估下肢局部张力的变化,注意有无小腿足趾背伸及跖屈运动障碍。

5. 术后如何观察腘动脉灌注是否良好?

术后72h内需严密观察患肢血液循环情况,观察患肢远端的皮肤颜色有无苍白,有无肢体肿胀、感觉障碍,全身有无发冷,酸痛及有无肺栓塞症状。术后用血氧饱和度传感器趾夹夹患肢末趾端,进行趾端氧饱和度测定,如与健侧氧饱和度对比不一致,应引起重视。

【知识拓展】

血管损伤的治疗方法有哪些?

血管损伤的处理原则为首先止血、复苏并进行危及生命损伤的救治,然后尽快恢复血液循环,再处理其他损伤。包括非手术治疗和手术治疗。

1. 非手术治疗　符合以下标准者非手术治疗可获得满意疗效:低动能创伤;微小动脉破裂,<5mm 的内膜缺损或假性动脉瘤;远端血供充分;无活动性出血。

2. 手术治疗　手术治疗的适应证包括:存在持续性出血伴低血压甚至休克;张力性血肿不断扩大和(或)呈搏动性;损伤局部存在震颤、血管杂音;肢体脉搏持续性减弱甚至消失;血管造影等检查证实发生血管损伤。有较大动、静脉行径创伤部位附近和(或)伴发毗邻神经损伤者,也可考虑手术探查。

(1)传统手术方式

1)血管修补术:适用于大、中血管壁裂伤或部分缺损的修复及血管切开取血栓或假性动脉瘤切除后血管裂口的修补。可以截取自体大隐静脉修剪成补片,也可以选取人造血管补片进行修补。

2)血管吻合术:主要用于损伤长度 <2cm 的血管损伤(保证吻合血管时无张力)。

3)血管移植:用于损伤长度 >2cm 的血管修补,最常用的是自体大隐静脉移植。自体静脉无法切取移植时,也可采用人造血管替代。

(2)腔内治疗:部分闭合性动脉外伤,如果不是离断性损伤,动脉管腔存在,在病情允许的情况下可行腔内治疗。覆膜支架适用于动脉壁部分断裂,可封堵外伤性破口。

【护士长查房总结】

四肢血管损伤,特别是腘动脉损伤,如不及时处理,致残率极高。由于各种原因导致肢体缺血超过黄金救治的 6~8h,血管修复后常并发骨筋膜室综合征。腘动脉损伤术后护理的重点是保持各种引流管的通畅,加强患肢血运的观察,并指导相应的体位治疗及功能锻炼,以最大程度恢复或保留肢体的功能。掌握对这类危重症疾病的急救及监测重点,将更好地为临床护理和治疗提供依据,挽救患者生命,预防及减少并发症的发生。

1. 保持引流管的通畅,及时更换引流装置,并注意观察引流物的颜色、量及性状。

2. 加强患肢血运的观察,主要包括患肢皮肤颜色、温度及足背、胫后动脉搏动以及趾脉氧的变化等。

3. 患肢体位的摆放,术后需抬高患肢,促进静脉的回流,减轻肿胀。部分患者可伴有腓总神经损伤出现足下垂,术后需穿着"丁字鞋"保持踝关节于功能位。若踝关节能自主活动,建议患者进行主动踝泵运动,预防下肢深静脉血栓形成,防止肌肉的废用性萎缩。

4. 使用抗凝药物期间应注意观察有无切口渗血,牙龈、眼底、消化道和泌尿系有无出血征象,定期检测凝血功能。

（喻　英）

第四章
内脏动脉疾病

第一节　肾动脉狭窄

【案例导入】

一般资料　患者女性,58 岁,小学学历。

现病史　患者因"无明显诱因下突发头痛、左侧腰疼伴胸闷、腹胀 3h"急诊入院。

既往病史　高血压病史 20 余年,口服硝苯地平缓释片效果不佳,血压波动在 160/100mmHg 左右。7 个月前因"左肾动脉狭窄"在我院行左肾动脉支架成形术,术后恢复可,术后规律服用阿司匹林、利伐沙班。

入院诊断　双侧肾动脉狭窄;左肾动脉支架术后;尿毒症;高钾血症。

护理查体　患者神志清楚,双侧瞳孔等大等圆,直径 3mm,对光反射灵敏;T:36.6℃,P:110 次 /min,R:28 次 /min,BP:204/106mmHg;双侧眼睑水肿,腹部柔软,未触及包块,无腹壁静脉曲张;肾区压痛,叩击痛,无反跳痛;双侧股动脉可触及,双下肢皮肤温度、颜色、感觉正常,足背动脉可触及。

辅助检查　血常规示血红蛋白:90g/L,中性粒细胞百分比:80%。生化全套示白蛋白:35g/L,尿素氮:33mmol/L,血钾:7.8mmol/L,尿酸:0.76mmol/L,血肌酐:800μmol/L。BNP:200pg/ml。彩色多普勒超声示:右肾动脉显示欠佳,右肾动脉肾门处血流速度偏快。肾动脉 CTA 示:左肾动脉局部重度狭窄;右肾动脉近端闭塞,右肾周围多发迂曲侧支小血管,右肾体积稍小。

护理评分　Caprini 评分:3 分,风险等级:中度危险;Braden 评分:18 分;Barthel:75 分,自理能力轻度依赖;长海痛尺评分:2 分;跌倒 / 坠床危险因素评分:4 分。

治疗方案　入院当日急诊血透治疗,急诊局麻下行"双肾动脉造影 + 球囊扩张 + 右肾动脉支架植入术",术后心电监护监测生命体征,低分子肝素钙 0.4ml 皮下注射 q12h 抗凝治疗,口服硝苯地平缓释片、美托洛尔片降血压治疗,记 24h 出入量,观察患者尿液颜色、性质。

主要的护理问题

首优问题　①出血:与术中肝素化及术后抗凝有关;②组织灌注量改变:与肾动脉缺血再灌注有关;③疼痛:与动脉狭窄致组织缺血有关;④营养失调　低于机体需要量:与摄入不足、吸收减少有关。

次优问题　①自理能力障碍:与术后制动有关;②潜在的并发症:穿刺部位渗血、血肿、动脉瘤,急性动脉栓塞,血管破裂出血,支架内血栓形成等;③潜在并发症:肾梗死、高血压危象、高血压急症、猝死、脑卒中等;④知识缺乏(特定的):缺乏围手术期护理及疾病康复相关知识。

目前主要的护理措施 ①记录 24h 出入量,观察尿液颜色、性质;②监测生命体征,尤其是血压的变化;③监测尿比重、血清电解质、尿素氮和肌酐测量水平,发现异常及时告知医生;④监测患者各项化验指标,纠正水电解质紊乱;⑤穿刺侧肢体制动 6h,卧床休息 24h,观察穿刺部位有无出血、血肿,皮肤、黏膜、消化道等有无出血;⑥观察患者临时血透管及深静脉置管在位及固定情况,落实基础护理措施(皮肤护理、口腔护理、会阴护理、管道护理)。

【问题解析】

1. 什么是肾动脉狭窄?

肾动脉狭窄(renal arterial stenosis,RAS)是各种原因引起的单侧或双侧肾动脉主干或分支狭窄。其病因复杂,包括动脉粥样硬化、纤维肌性动脉壁发育异常及大动脉炎等。肾动脉硬化性狭窄是全身疾病的一部分,主要侵犯肾动脉开口处。

2. RAS 的临床表现有哪些?

RAS 以肾功能损害和继发性高血压为主要表现。高血压通常病史短、病情急剧,或原发性高血压突然加重,降压药物治疗效果较差。当肾动脉严重狭窄、肾脏自调节机制失代偿,肾脏血液灌注减少,表现为不同程度的肾功能下降。

3. RAS 为什么会引起血压升高?

RAS 时肾脏缺血刺激肾素分泌,激活体内肾素 - 血管紧张素 - 醛固酮系统,引起外周血管收缩、水钠潴留,导致血压升高。肾性高血压的患者常常药物降压治疗效果不佳。

4. RAS 常见的治疗手段有哪些?

RAS 的治疗目标是中断病因的作用,显著降低高血压程度及其并发症,防止或延缓进入缺血性肾病,避免演变为终末期肾病。

(1)RAS 的药物治疗:包括戒烟、降脂、控制血压,抗血小板和降糖治疗等,重点是降脂、控制血压治疗。常用的降血压药物有肾素 - 血管素转化酶抑制剂,如卡托普利、依那普利、培哚普利(双侧 RAS 禁用);血管紧张素受体抑制剂,如厄贝沙坦、缬沙坦(双侧 RAS 禁用);β 受体阻滞剂,如普萘洛尔;α 受体阻滞剂,如哌唑嗪;钙通道阻滞剂,如硝苯地平、氨氯地平、非洛地平等;出现水钠潴留时应用利尿剂,如氢氯噻嗪、呋塞米等辅助降压。

(2)RAS 的血管重建治疗:目前一般推荐经皮介入治疗作为肾动脉血管重建的首选方法,血管外科手术仅适用于某些特殊情况:病变不适合行介入治疗,病变肾动脉附近腹主动脉需要外科重建,介入治疗失败的补救措施,对比剂严重过敏,存在抗血小板药物禁忌等。

5. 该患者术后病情观察要点有哪些?

(1)心电监护,密切观察患者生命体征,注意呼吸、心率、心律、血压的变化。急性肾功能衰竭常以心力衰竭、心律失常、感染、惊厥为主要死亡原因,应及时发现早期表现,及时汇报管床医生。

(2)术后予以平卧位,穿刺侧肢体制动,观察患者穿刺部位有无出血、血肿,密切观察穿刺肢体足背动脉搏动情况、皮肤温度、颜色及感觉情况。

(3)观察患者口腔黏膜及全身黏膜、胃肠道、泌尿系统有无出血倾向,及时评估患者有无头痛、意识障碍等出血性脑卒中表现。

（4）观察患者出入量的情况，尤其是尿量及颜色变化情况。

（5）观察患者血常规，肝肾功能及心脏指标等变化。

【知识拓展】

RAS 介入围手术期并发症有哪些?

（1）肾动脉穿孔：主要为导丝操作不当所致，术中造影可见肾实质内对比剂潴留，肾囊大量积液。

（2）肾动脉栓塞：介入操作可能导致动脉斑块的破裂、脱落，栓塞肾动脉。表现为介入术后肾内血流明显减少，肾功能受损。

（3）肾动脉主干夹层或闭塞：往往由于操作中球囊或支架直径过大或扩张加压过高所致。

（4）肾动脉破裂：术中球囊或支架直径过大或扩张加压过高所致，操作部位有对比剂大量外溢，患者腹痛明显。

（5）对比剂肾病：有研究表明，虽然肾动脉介入与其他周围动脉介入比较对比剂肾病的风险并未显著增加，但直接向肾动脉注入对比剂，尤其是有肾功能异常的患者，有增加对比剂肾病的风险，需要严密防范。

【护士长查房总结】

RAS 多见于中老年患者，常伴有头晕、胸闷、心悸、恶心、呕吐和视力减退等表现。RAS本身容易导致急性或慢性肾功能衰竭。我们一定要掌握对这类危急重症疾病的急救及监测重点，挽救患者生命的基础上，减少并发症的发生，从而大大地提高患者的生活质量。

1. 监测患者生命体征，尤其是血压的变化。

2. 术后抗凝过程中观察患者伤口、牙龈、皮肤黏膜、大小便颜色以及有无头痛、呕吐、瞳孔、意识改变等表现，警惕出血的发生，同时定期监测凝血功能。

3. 记录患者 24h 出入量，尤其是尿量，检测尿比重、血肌酐等检验指标，倾听患者主诉，是否有腰部不适。

（黄珮珮）

第二节　急性肾动脉栓塞

【案例导入】

一般资料　患者女性，82 岁，小学学历。

现病史　因"突发中腹部疼痛伴恶心、呕吐、腹泻 14h"急诊入院。

既往病史　既往有高血压、心房纤颤。高血压病史 10 余年，口服琥珀酸美托洛尔缓释片、厄贝沙坦治疗，血压控制在 150/80mmHg 以内。

入院诊断　急性左肾动脉栓塞;高血压 2 级;心房纤颤。

护理查体　T:36.8℃,P:98 次 /min,R:26 次 /min,BP:246/112mmHg,SpO$_2$:98%, 心率:110 次 /min,心律绝对不齐,第一心音强弱不等。患者神志清楚,双肺呼吸音粗,未闻及干湿性啰音。腹部外形正常,腹壁静脉无曲张,肠鸣音 5 次 /min,腹软,左上腹轻度压痛,无反跳痛。左侧肾区皮肤无红肿,触痛(+)、叩击痛(++)。

辅助检查　胸部正位片:心肺未见异常。腹部立位平片:膈下无游离气体,未见气液平面。床旁心电图:①心房纤维颤动;②左心室高电压;③ V4-V6ST-T 段压低。全腹部 CT 平扫＋增强:左肾中上部低密度灶,增强扫描后无强化,左肾梗死可能。血常规示白细胞计数:15.0×10^9/L,中性粒细胞:86.6%。急查生化常规示:肌酐:176μmol/L,尿素:14.20mmol/L,乳酸脱氢酶:1 095μmol/L,肾小球滤过率:73.3ml/min,C 反应蛋白:19.68mg/L。

护理评分　Caprini 评分:4 分,风险等级:中度危险;Braden 评分:18 分;Barthel 评分:45 分,自理能力中度依赖;NRS 评分:5 分,中度疼痛。

治疗方案　局麻下行"双侧肾动脉造影＋左肾动脉取栓术＋左肾动脉支架置入术",术后予以前列地尔静脉滴注改善微循环,抗血小板聚集,低分子肝素钙皮下注射抗凝治疗,留置尿管,记 24h 尿量。

主要的护理问题

首优问题　①疼痛:与肾动脉栓塞导致组织缺血、手术有关;②组织灌注量不足:与肾血流灌注不足有关;③心排血量减少:与心脏负荷增加有关;④潜在并发症:高血压脑病、脑血管意外、重要脏器功能衰竭。

次优问题　①自理能力缺陷:与术后平卧、穿刺部位制动有关;②体液不足:与呕吐、腹泻导致体液丢失过多或钠、水摄入不足有关;③潜在并发症:出血、感染、支架内及近端血管内血栓形成、急性下肢动脉栓塞;④有跌倒坠床的危险:与高龄、疾病有关。

目前主要的护理措施　①患者绝对卧床休息;②疼痛的护理:剧烈疼痛时遵医嘱给予镇痛剂;③建立静脉通路,遵医嘱降压、抗感染、维持水电解质平衡;④心电监护持续监测生命体征,尤其是血压情况,关注患者肝、肾等重要脏器功能指标;⑤关注穿刺侧肢体的皮肤温度、颜色、感觉、动脉搏动情况;⑥穿刺部位加压包扎 48h,注意局部有无出血、血肿;⑦观察恶心、呕吐、腹泻的程度、次数以及排出物的性状,必要时遵医嘱用药;⑧落实基础护理措施(皮肤护理、口腔护理、会阴护理、管道护理)。

【问题解析】

1. **什么是肾动脉栓塞?**

肾动脉栓塞(renal artery embolism,RAE)是指肾动脉或其分支内血栓形成或被异位栓子脱落栓塞,导致肾脏组织缺血、坏死,严重的可以导致急性肾功能不全。肾动脉栓塞的栓子90% 来源于心脏,其他来源如肿瘤栓子、脂肪栓子等,其中房颤、动脉粥样硬化是引起肾动脉栓塞的主要原因。

2. **RAE 的临床表现有哪些?**

(1)患侧肾区剧烈疼痛:为突发性肾区剧痛,或侧腹部及背部剧痛,多为严重的持续性绞痛,甚至使用强阿片类镇痛药物也难以奏效,常伴有恶心、呕吐、发热等。

(2)高血压:患者表现为突发性血压升高及相关症状,如剧烈头痛、呕吐、心悸、眩晕等症状;严重时会神志不清、抽搐。在发病后数天内发生,数周后恢复正常。

(3)肾功能不全:双侧急性 RAE 时,肾功能急速衰退,出现少尿甚至无尿性急性肾衰竭。

3. **RAE 的治疗时机是什么?**

首先对 RAE 进行评估,如果是急性 RAE,应积极抗凝治疗,必要时行腔内微创或开放手术取栓。如果是慢性 RAE,应首先评估患者患侧肾脏的剩余功能。患侧肾脏功能正常或降低者,可尝试腔内治疗开通患侧肾动脉,挽救部分肾单元,恢复部分肾脏功能;如患侧肾脏失去功能,肾脏造影检查提示肾动脉完全闭塞,预示着手术复通成功率降低,应重点评估对侧肾动脉情况,积极谨慎地治疗对侧肾脏,避免对侧肾脏失去功能导致急性肾衰。

4. 肾缺血耐受时间一般为多久?

肾缺血耐受时间一般为 60~90min,故越早开通肾动脉,肾功能恢复越好。

5. 对该患者如何进行出院指导?

(1)嘱患者劳逸结合,预防感冒,进食低盐、低脂饮食。

(2)遵医嘱按时服药,服用抗血小板聚集药物,自我观察有无出血倾向。

(3)定期复诊,检测凝血功能、肾功能指标,并评估肾动脉的通畅情况。

(4)留取患者联系方式,定期电话回访。

(5)告知患者避免食入对肾脏有损害的食物或药物。健康合理饮食,忌辛辣刺激性食物,如辣椒、生姜、大蒜等。

【知识拓展】

RAE 的治疗方法有哪些?

RAE 的治疗分为内科药物治疗、介入治疗及外科手术。

(1)内科药物治疗主要包括全身抗凝、抗血小板聚集及溶栓治疗。

(2)介入治疗包括经导管接触性溶栓术、经导管血栓抽吸术、经皮腔内球囊扩张成形术及支架植入术等。介入治疗能快速、高效地疏通闭塞的血管,恢复缺血肾组织的血流灌注,防止肾功能恶化,目前已成为治疗此病最主要的手段。

(3)外科手术有严格的适应证,通常只有在肾动脉栓塞致全部肾实质受累(例如继发双侧肾动脉栓塞或一侧肾动脉主干栓塞)才考虑外科手术,以挽救肾功能。外科手术创伤较大,术后并发症较多。

【护士长查房总结】

急性 RAE 发病率低,此案例患者进行"超时间窗"再灌注治疗仍能取得良好的疗效,是因为患者存在肾上腺动脉、肾包膜动脉、输尿管动脉、腰动脉等诸多侧支循环,侧支循环的开放使得在肾动脉主干闭塞的情况下仍能在一定程度上维持肾脏的供血,避免肾组织发生缺血性坏死,有助于肾动脉主干开通后肾功能的恢复。我们一定要掌握对这类危重症疾病的急救及监测重点,挽救患者生命,预防及减少并发症。

(丁　露)

第三节　肠系膜上动脉栓塞

【案例导入】

一般资料　患者女性,69 岁,文盲。

现病史　因"腹痛伴恶心、呕吐一周"急诊入院。

既往病史 既往有高血压、心房颤动、糖尿病病史。高血压病史 4 年,口服硝苯地平,血压控制良好;心房颤动病史 1 年,口服美托洛尔控制心率;糖尿病病史 3 年,注射胰岛素控制血糖。

入院诊断 肠系膜上动脉栓塞;心房颤动;高血压病 3 级;2 型糖尿病;胸腔积液。

护理查体 T:36.5℃,P:98 次/min,R:22 次/min,BP:131/78mmHg,SpO_2:96%。患者神志清楚,精神差,急性病容,双侧瞳孔等大等圆,直径 3mm,对光反射灵敏,偶有呕吐,呕吐胃内容物,无呕血及黑便,全腹压痛(+),反跳痛(+),肠鸣音亢进,小便正常,大便每日 2~3 次,少量稀水便。

辅助检查 血常规示白细胞:11.04×10^9/L,中性粒细胞:9.33×10^9/L;心电图报告示:心房颤动伴快速心室率,室内差异性传导,ST-T 改变;腹部增强 CT 示:肠系膜上动脉栓塞。

护理评分 ADL 评分:45 分,自理能力中度依赖;Morse 评分:85 分,跌倒坠床高风险;NRS 评分:5 分,疼痛程度中度疼痛;Braden 评分:15 分。

治疗方案 急诊行"肠系膜上动脉血栓抽吸 + 置管溶栓术",术后禁饮禁食,记录 24h 出入液量,吸氧,心电监护。经右股动脉留置导管持续泵入尿激酶溶栓治疗,依诺肝素钠注射液皮下注射抗凝治疗,头孢西丁静脉滴注抗感染治疗,奥美拉唑针剂、复方氨基酸等静脉滴注护胃、补液、维持水电解质平衡治疗,奥曲肽注射液静脉泵入减少消化液分泌,保护消化系统组织细胞,并促进肠道对水和钠的吸收。

主要的护理问题

首优问题 ①疼痛:与肠系膜动脉栓塞导致肠管缺血有关;②组织灌注量改变:与动脉栓塞有关;③腹泻:与肠缺血、肠激惹有关;④心排血量减少:与心律失常有关;⑤潜在并发症:出血、肠坏死、肠麻痹、中毒性休克、心力衰竭。

次优问题 ①活动无耐力:与心排血量减少有关;②躯体移动障碍:与术后制动有关;③舒适度改变:与置管溶栓有关;④自理能力障碍:与置管溶栓有关;⑤潜在并发症:营养失调(低于机体需要量)、猝死、脑栓塞等;⑥焦虑:与担心预后有关;⑦知识缺乏:缺乏疾病诊疗与康复知识。

目前主要的护理措施 ①绝对卧床休息,置管溶栓期间术侧肢体伸直制动;②低流量氧气吸入,禁食禁饮,静脉营养支持,维持水电解质平衡;③持续监测生命体征变化,密切关注患者腹部症状、体征及各项实验室指标,准确记录 24h 出入液量;④严密观察穿刺部位有无出血、血肿,皮肤、黏膜、消化道、泌尿道有无出血征象等;⑤股动脉穿刺部位保持干燥、避免潮湿和污染,溶栓导管保持通畅、在位,溶栓药物现用现配;⑥落实基础护理措施(皮肤护理、口腔护理、管道护理)。

【问题解析】

1. 什么是肠系膜上动脉栓塞?

肠系膜上动脉栓塞(superior mesenteric arterial embolism,SMAE)是指栓子进入肠系膜上动脉导致动脉管腔狭窄或堵塞,从而引起肠管血运障碍的一种综合征。SMAE 可使肠系膜上动脉血供突然减少或消失,导致肠壁肌肉功能障碍,肠急性缺血、坏死,是小肠血运障碍性肠梗阻中最常见的一种。

2. 该患者为什么会发生 SMAE？

该患者有高血压病史 4 年，心房颤动病史 1 年，由于心脏内血液缓慢瘀滞或瓣膜上血栓形成，再加上后期心房及心室扩大，均易形成血栓。肠系膜上动脉自腹主动脉分出比较早，呈锐角分出，与主动脉平行，与血流的主流方向一致，栓子容易进入形成血栓，一般多停留在狭窄处或分叉处造成阻塞。

3. 急性 SMAE 诊断线索的三联征是什么？患者入院后护士应立即采取什么样的急救措施？

急性 SMAE 诊断线索的三联征包括：剧烈腹痛而没有相应体征、明确的栓子来源（如器质性心脏病）或既往有动脉栓塞史、胃肠道排空症状（肠鸣音亢进、恶心、呕吐或腹泻）。

患者入院后，护士应立即给予：①心电监护，吸氧，协助取半卧位，保持呼吸道通畅；②禁饮禁食，建立静脉通道，遵医嘱全胃肠外营养、改善微循环、抗凝及对症治疗；③准备抢救物品、药品；④完善术前准备。

4. 该患者行"肠系膜上动脉血栓抽吸 + 置管溶栓术"，术后护理要点有哪些？

（1）术后患者取平卧位，床头抬起 <30°，股动脉置管溶栓期间穿刺侧肢体伸直制动，拔管后术侧肢体伸直制动 6h，卧床休息 24h。

（2）心电监护，严密监测生命体征变化，同时注意有无对比剂过敏反应。

（3）妥善固定溶栓导管，观察穿刺部位有无出血、血肿，观察穿刺侧肢体足背动脉搏动情况、皮肤温度、颜色及感觉情况，定时踝泵锻炼，预防下肢深静脉血栓形成。

（4）准确记录出入液量，合理控制输液速度，注意患者有无心悸、气促、心前区不适等情况。

（5）观察患者腹胀和腹部疼痛的部位、性质、持续时间及恶心、呕吐情况，若疼痛剧烈呈持续性，可能并发肠穿孔或肠系膜上动脉再次栓塞。

（6）抗凝、溶栓治疗期间，严密观察有无局部或全身出血倾向，特别是内脏及颅内出血的临床表现，应给予高度重视。

（7）疾病恢复期，肠蠕动恢复，可进食流质饮食，遵循"循序渐进、少食多餐"原则，3d 后改为半流质饮食。饮食宜选择高热量、易消化、低盐低脂的软食，如小米粥、山药泥等，保护肠道黏膜。

5. 对该患者如何进行出院指导？

（1）用药指导：出院后 3 个月内，需遵医嘱按时口服利伐沙班和阿司匹林，不可随意减量、停服。服药期间要注意观察有无出血倾向。

（2）饮食指导：进食低盐、低脂肪、低胆固醇、富含维生素、少渣饮食，2 个月内少量多餐，不宜过饱，以免增加肠道负担。

（3）运动指导：患者可以进行日常活动，避免剧烈和长时间运动。

（4）随访指导：出院后仍需注意腹部症状及排便情况，出院后 3 个月、6 个月、1 年来院复查。

【知识拓展】

SMAE 治疗方法有哪些？

SMAE 治疗分为基础治疗、外科治疗和介入治疗。基础治疗包括禁食禁水、胃肠减压、补液、纠正血容量、镇静镇痛、纠正酸中毒和水电解质紊乱。介入治疗是在影像引导下行血栓抽吸术、置管溶栓术、球囊扩张术和支架植入术等,以改善肠管血运,避免肠坏死。当患者出现腹膜炎刺激征、腹腔抽出血性液体等临床表现时,提示肠坏死可能,是外科手术治疗的指征。

【护士长查房总结】

急性 SMAE 是临床较少见的急腹症,起病急骤,病情凶险,预后差。我们需要详细询问病史、掌握疾病的急救及监测重点,以挽救患者的生命,预防及减少肠坏死等并发症的发生。

1. 观察患者的腹部症状及体征,评估肠道功能和疾病发展动态。
2. 监测生命体征,保证有效血容量及内环境稳定。
3. 监测凝血功能,密切观察局部和全身出血表现。
4. 合理肠外及肠内营养,保持水、电解质平衡。

（张慧敏）

第四节　肠系膜上动脉狭窄

【案例导入】

一般资料　患者男性,82 岁,初中学历。

现病史　因“腹痛、进食后加重一年余”门诊入院。

既往病史　既往有高血压,心房颤动,冠心病,糖尿病病史。高血压病史 10 年,口服非洛地平片治疗,血压控制在 130/88mmHg 以内。糖尿病病史 7 年,皮下注射门冬胰岛素,早晚各一次,血糖控制可。4 年前因贲门癌行“胃大部切除术”。1 年前因冠心病行“心脏支架植入术”。

入院诊断　肠系膜上动脉重度狭窄;心房颤动;冠状动脉粥样硬化性心脏病支架植入术后;右髂总动脉起始段局限性夹层;髂动脉闭塞;糖尿病;高血压 II 期。

护理查体　T:36.0℃,P:80 次 /min,R:20 次 /min,BP:130/80mmHg,心率:98 次 /min,SpO$_2$:99%。患者神志清楚,双侧瞳孔等大等圆,直径 3mm,对光反射灵敏;口唇无发绀,腹平坦,无腹壁静脉曲张,腹部柔软,无压痛、反跳痛,腹部无包块。四肢肌力、肌张力未见异常。双下肢皮肤温度均为 36.0℃,颜色及感觉均正常,双侧足背动脉搏动均可触及。

辅助检查　血常规示血红蛋白:95g/L,血小板计数:95×10^9/L;肝功能示白蛋白:29g/L;凝血常规血浆 D- 二聚体:3.41μg/ml。全主动脉 CT 增强造影:主动脉及分支多发硬化;肠系膜上动脉硬化重度狭窄,右侧髂总动脉起始段局限性夹层,右侧髂内动脉闭塞。髂动脉 DSA 造影:右侧髂内动脉闭塞,左侧髂内动脉开口处重度狭窄。

护理评分　Caprini 评分:6 分,风险等级:高度危险;格拉斯哥昏迷评分量表:15 分,轻度意识障碍;Braden 评分:20 分;Barthel 评分:70 分,自理能力轻度依赖;NRS 评分:4 分,中度疼痛;跌倒坠床评分:16 分。

治疗方案　全麻下行“肠系膜上动脉、髂动脉造影 + 肠系膜上动脉支架成形 + 双侧髂动脉成形术 + 左髂外、髂内动脉支架置入术”。术后给予地塞米松磷酸钠注射液及头孢呋辛钠注射剂抗炎治疗,依诺肝素钠注射液皮下注射抗凝治疗,阿司匹林肠溶片抗血小板聚集治疗。单硝酸异山梨酯缓释片扩张冠状动脉,改善心肌缺血治疗。心电监护,持续低流量吸氧,记24h尿量。

主要的护理问题

首优问题　①腹痛:与肠道缺血有关;②腹泻:与肠道功能紊乱及肠系膜缺血有关;③组织灌注不足:与动脉狭窄有关;④营养失调(低于机体需要量):与疾病引起摄入、吸收不足有关;⑤潜在并发症:肠缺血、肠出血、动脉栓塞。

次优问题　①舒适度改变:与术后下肢制动有关;②焦虑、恐惧:与担心预后有关;③自理能力缺陷:与术后卧床有关;④潜在并发症:出血、感染、支架内再狭窄、下肢深静脉血栓形成等。

目前主要的护理措施　①协助患者取舒适体位,减轻腹部张力,缓解疼痛;②监测生命体征,观察患者的腹部症状和体征;③禁饮禁食,胃肠减压,予肠外营养治疗;④遵医嘱酌情给予止痛药;⑤观察穿刺点有无渗血、渗液、血肿,皮肤、黏膜有无瘀斑,有无血尿、黑便等出血倾向;⑥落实基础护理措施(皮肤护理、口腔护理、会阴护理、管道护理)。

【问题解析】

1. 什么是肠系膜上动脉狭窄?

肠系膜上动脉(superior mesenteric artery,SMA)狭窄多是由于动脉粥样硬化或血栓形成导致血管腔狭窄、闭塞。15%~20% 的 SMA 狭窄伴有急性血栓形成,血栓堵塞肠系膜上动脉诱发缺血性肠病,从而发生急性、慢性肠梗阻等临床表现,病程凶险,威胁患者生命。

2. 患者入院后的急救措施有哪些?

患者入院后护士应立即给予:①疼痛评估,必要时遵医嘱给予解痉、止痛药物;②患者绝对卧床休息,吸氧,保持呼吸道通畅,告知患者暂时禁食禁水;③心电监护,严密监测生命体征;④建立静脉通路,保证抢救药品的供给;⑤完善检查,留取各项化验标本送检,做好急诊介入术前准备;⑥观察腹部体征,若患者出现腹痛加重,腹膜炎体征、伴呕吐、腹泻等,提示肠坏死可能,做好急诊外科手术准备。

3. 该患者病情监测应观察哪几个方面?

(1)排泄物:观察患者的呕吐物、大便的颜色。

(2)腹部症状及体征:询问患者腹痛、腹胀的动态变化,检查有无腹部压痛、反跳痛、腹肌紧张等腹膜炎体征。

(3)生命体征:监测患者的心率、血压、血氧饱和度、出入量等。

(4)出血风险监测:注意观察牙龈、皮肤黏膜、大小便颜色以及有无头痛、呕吐、瞳孔变化、意识改变等出血症状,监测凝血功能指标的变化。

(5)下肢动脉栓塞:观察足部动脉搏动情况,了解患者双下肢有无皮温发凉、疼痛、麻木、感觉异常、运动障碍等症状体征。

4. 该患者术后病情观察要点有哪些?

(1)患者术中使用碘对比剂(碘克沙醇注射液)240ml,术后需密切观察患者尿色、尿量、性质及血肌酐、尿素氮等肾功能相关指标,防止出现肾功能不全。

(2)患者术后使用抗凝药物低分子肝素钠,需观察穿刺点有无渗血、渗液,并指导患者拔管后术侧肢体需伸直制动 6h,防止下肢过早屈曲出现穿刺点出血;同时观察患者牙龈有无出血、皮肤有无瘀斑,有无血尿、黑便等出血倾向。

（3）患者术后 Caprini 评分为 5 分,属于深静脉血栓形成高风险,应做好预防措施。①基础预防:制动期间指导患者床上活动,包括踝泵运动、轴线翻身;病情许可下,鼓励尽早下床活动;避免脱水,保证有效循环血量;②物理预防:予抗血栓压力袜;③药物预防:遵医嘱抗凝治疗。

（4）手术操作过程中可能会导致斑块脱落,随着血流堵塞肢体远端血管。术后密切观察双侧下肢血运情况,观察患者双侧下肢足背动脉搏动、皮肤温度、皮肤颜色、运动情况,询问患者有无出现双下肢麻木及感觉异常。

（5）手术操作可能损伤血管内膜诱发新的血栓形成或使陈旧的栓子脱落栓塞 SMA,加重病情。术后患者如再次出现腹痛、腹胀或腹痛加重、出现腹膜炎体征,需立即通知医生,必要时行开放手术治疗。

5. 对该患者如何进行出院指导?

（1）患者术后长期口服硫酸氢氯吡格雷片,应指导患者学会观察有无鼻衄、齿龈出血、血尿等情况发生,并告知患者注意避免磕碰、摔倒等外伤。

（2）出院后 2 个月内宜少量多餐,不宜过饱;以高蛋白、低盐、低脂、易消化食物为主,多食新鲜蔬菜,少吃含糖丰富的食物,忌食生冷及难消化的食物,以免增加肠道负担。

（3）每天检测血压、血糖的变化,将其控制在正常范围。

（4）出院后手术伤口每两天换一次药,直至术后 2 周,如有伤口渗血、渗液、化脓、剧烈疼痛、血肿等情况,随时急诊就诊。

（5）遵医嘱定期门诊复诊,复查凝血功能、肝功能,半年后复查全主动脉 CTA。

【知识拓展】

SMA 狭窄治疗方法有哪些?

1. 病因治疗:戒烟,控制血压、血糖、血脂,延缓动脉硬化进展。

2. 内科治疗:主要为抗血小板聚集、扩血管及抗凝治疗,可改善肠道血液循环,缓解疼痛,防止血栓进一步发展。

3. 手术治疗:包括动脉内膜剥脱术、血管重建术及血管腔内介入治疗等。

（1）血管腔内介入治疗:常见有球囊扩张及支架置入,其优点是稳定性好、定位精准、支架内径可以选择;缺点是不适宜应用于迂曲走行、纵向顺应性差的血管。逐级球囊扩张的技术可降低 SMA 夹层形成、SMA 急性闭塞、血栓或斑块脱落异位栓塞等并发症的发生率。

（2）肠系膜动脉内膜剥脱术:适用于没有合适的自体大隐静脉、存在人工血管使用禁忌的患者。

（3）肠系膜动脉 - 主动脉旁路术:包括顺行和逆行两种方式。顺行,是指近端吻合口在腹腔干动脉上缘;逆行,则近端吻合口在肾下腹主动脉。

【护士长查房总结】

SMA 狭窄是临床上较少见的疾病,包括慢性狭窄和急性狭窄。临床上以慢性狭窄相对多见,文献报道的病因有粥样硬化斑块、肌纤维发育异常、滥用可卡因、血管炎等;急性肠系膜上动脉狭窄少见,一般见于血栓形成或血栓栓塞的患者。血栓形成多发生在有肠系膜上动脉硬化斑块和血脂代谢障碍的患者中,往往合并其他血管疾病或有血管外科手术史;血栓栓塞多因心肌梗死、心房颤动、心脏瓣膜疾病或瓣膜置换术等形成的心源性栓子脱落至肠系膜上动脉而引起,偶见于脑动脉或冠状动脉造影术造成的医源性栓子脱落。另外,孤立肠系膜上动脉夹层或主动脉夹层累及肠系膜上动脉,合并真腔或假腔血栓形成也可引起急性狭窄甚至闭塞。当继发急性血栓时,患者表现为突发剧烈腹痛、呕吐、腹泻,发生透壁性肠梗死时可导致发热,便血,休克等,严重者可能导致多器官衰竭、难以控制的炎性反应,严重威胁患者生命。护理要点包括:

1. 严密观察患者腹痛的变化,若患者腹痛持续加重,应警惕患者出现肠坏死。

2. 患者腹痛、腹胀明显时,需禁食禁饮,同时注意肠外营养补充。

3. 使用抗凝药物要注意观察患者有无伤口出血、皮肤瘀斑、牙龈出血、血尿、黑便等症状,定期监测凝血功能。

4. 观察患者双侧下肢血运情况,包括足背动脉、皮肤温度、颜色、运动情况,倾听患者有无出现双下肢麻木及感觉异常,防止斑块脱落导致下肢动脉栓塞。

(翟思敏)

第五节 肠系膜上动脉夹层

【案例导入】

一般病史 患者男性,59 岁,本科学历。

现病史 因"间断腹痛 2 个月,加重伴腹泻、呕吐 4h"急诊入院。

既往病史 既往高血压病病史 10 余年,血压最高 180/110mmHg,口服硝苯地平缓释片、琥珀酸美托洛尔缓释片治疗,血压控制在 120/80mmHg 以内。

入院诊断 肠系膜上动脉夹层。

护理查体 T:37.7℃,P:90 次/min,BP:178/88mmHg,患者神志清楚,急性病容,腹部呈撕裂样疼痛,脐周压痛明显,无反跳痛、腹肌紧张。

辅助检查 血常规示白细胞计数:6.78×10^9/L,中性粒细胞:69.9%;凝血功能示凝血酶原时间:13.6s,活化部分凝血活酶时间:39.0s;血脂全套示总胆固醇:6.67mmol/L,高密度脂蛋白胆固醇:1.02mmol/L。全腹部 CTA 示:肠系膜上动脉近端夹层,为Ⅱa 型肠系膜上动脉夹层。

护理评估 Barthel 评分:25 分,自理能力重度依赖;长海痛尺评分为:7 分,重度疼痛;Caprini 评分:5 分,风险等级:高度危险;Braden 评分:18 分。

治疗方案 急诊行"肠系膜上动脉造影 + 支架成形术",术后给予胃肠减压,低分子肝素钙皮下注射抗凝治疗,控制血压,肠外营养维持水电质平衡治疗,心电监护,留置尿管,记录 24h 出入液量。

主要的护理问题

首优问题 ①腹痛:与血管内膜撕裂、夹层造成肠缺血有关;②呕吐:与肠缺血有关;③体温异常:与感染有关;④潜在并发症:夹层动脉瘤破裂、出血、肠缺血、肠坏死、假性动脉瘤等。

次优问题　①舒适度改变：与呕吐、制动有关；②营养失调　低于机体需要量：与腹泻、摄入不足有关；③自理能力障碍：与术后制动有关；④潜在并发症：水电解质失衡、高血压危象、支架内血栓形成等。

目前主要的护理措施　①控制血压：防止血压过高引起夹层动脉瘤破裂；②心电监护：监测生命体征变化：观察有无腹膜刺激征，有无呕吐、血便等；③体位与活动：绝对卧床休息，穿刺侧肢体伸直制动 6h；④饮食护理：术后禁食禁饮，静脉补充营养，维持水电解质平衡；⑤观察穿刺部位有无出血、皮下血肿、假性动脉瘤等；⑥落实基础护理措施（口腔护理、会阴护理、皮肤护理、管道护理）。

【问题解析】

1. **什么是孤立性肠系膜上动脉夹层？**

孤立性肠系膜上动脉夹层（isolated superior mesenteric artery dissection，ISMAD）是指不合并主动脉夹层而单纯发生于肠系膜上动脉（superior mesenteric artery，SMA）的夹层。

2. **ISMAD 的临床表现有哪些？**

症状性的患者中，约 91% 表现为腹痛，通常为突发中上腹疼痛，多为隐痛，少数可表现为剧痛；有些患者可伴有恶心、呕吐、腹泻、血便等，体检可无阳性体征，仅表现"症状与体征分离"的特点，重症患者可出现腹部反跳痛、肌紧张等腹膜刺激征，提示可能存在肠坏死。实验室检查可表现为白细胞、中性粒细胞百分比，C 反应蛋白等炎症相关指标升高，但特异度和灵敏度低，无临床诊断价值。

3. **该患者在入院时的护理要点有哪些？**

（1）病情观察：心电监护，控制血压，严密观察患者生命体征；密切观察患者肠蠕动情况，大便的性质和量，有无伴随腹胀、恶心、呕吐等，评估有无肠缺血坏死或肠系膜上动脉夹层破裂等迹象。

（2）疼痛护理：使用长海痛尺评估疼痛，及时给予药物治疗。

（3）饮食护理：禁食禁水，留置鼻胃管减压，肠外营养支持。

（4）留置鼻胃管护理：告知患者及家属留置鼻胃管的重要性，妥善固定管道，保持管道通畅；定时观察胃管内抽出液的颜色、性质、量；做好口腔护理。

（5）健康宣教：告知患者减少剧烈活动，防止用力排便、咳嗽，避免腹内压增高。

（6）心理护理：讲解疾病相关知识，安抚患者情绪，缓解患者压力；同时加强与家属的有效沟通，依靠社会支持系统共同帮助患者渡难关。

4. **该患者腔内治疗术后的护理要点有哪些？**

（1）生命体征监测：持续心电监护，维持收缩压在 120mmHg 左右，防止血压过高诱发动脉瘤夹层破裂，同时避免血压过低继发支架内血栓形成。

（2）伤口观察：观察穿刺处有无出血、血肿、假性动脉瘤的发生，观察患肢皮肤温度、颜色及动脉搏动情况，如有变化，及时汇报医生。

（3）体位与活动：术侧肢体制动 6h，绝对卧床 24h。鼓励患者踝泵运动预防下肢深静脉血栓形成。术后仍有腹泻、腹痛者，应延长卧床时间，防止肠蠕动增快诱发并发症的发生。

（4）饮食：术后腹痛者禁食，静脉补充营养，维持水电解质平衡。根据腹痛、腹胀缓解情况,遵医嘱从流质逐步过渡到普食,避免辛辣刺激性食物,观察和了解患者进食后腹部症状。

（5）药物护理:术后患者应用抗凝及抗血小板药物治疗,以防血栓形成,改善血供情况。用药期间护士需注意观察患者有无出血倾向,严密监测患者凝血功能。术后遵医嘱给予静脉水化,促进对比剂尽快排出,预防肾功能损伤。

（6）腹部体征及并发症的观察:观察有无腹痛、腹胀、呕吐、血便等不适,腹部有无压痛,有无腹膜刺激征。观察肠鸣音次数、性质。SMAD最严重的并发症是夹层动脉瘤破裂出血和肠缺血、肠坏死。需严密监测和观察腹部体征,及时配合医生救治。

【知识拓展】

1. ISMAD 分型是什么?

依据破裂口的位置及管腔内是否伴有血栓分为:Ⅰ型:肠系膜上动脉近远端均有破裂口,真假腔无血栓;Ⅱ型:肠系膜上动脉近端有破裂口,其中Ⅱa型肠系膜上动脉近端有破裂口,真假腔无血栓,Ⅱb型肠系膜上动脉近端有破裂口,假腔可见血栓;Ⅲ型:肠系膜上动脉近端有破裂口,真假腔均可见血栓,远端血流不畅。

2. ISMAD 的治疗方法有哪些?

ISMAD 的治疗分为内科治疗、腔内治疗和外科手术治疗。

（1）内科治疗:主要包括禁食禁饮,胃肠减压,止痛,控制血压,静脉营养支持,抗凝、抗血小板聚集治疗等。禁食禁饮可以降低胃肠道负担,减轻胃肠道缺血症状,抗凝治疗可以预防真腔内继发血栓形成。对于保守治疗失败患者,需积极干预,首选腔内治疗。

（2）腔内治疗:包括支架置入、球囊扩张联合支架置入术、栓塞术。支架置入是最常用的方法,覆膜支架可用于 SMA 破裂或病变位于 SMA 开口部位,自膨式裸支架不但可以开通狭窄或闭塞的真腔,还可以维持 SMA 分支通畅,且促进假腔内血栓形成;然而对于肠坏死,不适合腔内治疗和腔内治疗失败的患者,需选择外科手术。

（3）外科手术治疗:包括旁路手术(如胃网膜右动脉转流术)、血管修补术、动脉保内膜切除术 + 补片成形术、开窗术等,对于肠坏死,应尽快行肠管切除术。

【护士长查房总结】

ISMAD 是一种罕见病,具有较高的误诊率及病死率。ISMAD 的病因很多,如动脉粥样硬化、肌纤维发育不良、结缔组织病变、外伤等。我们需要掌握这类罕见疾病的临床护理及监测重点,为医师提供诊断和治疗信息,减少患者的痛苦,挽救患者的生命,预防并发症的发生。

1. 做好病情观察,观察患者有无腹痛、恶心、呕吐,血压升高等表现,及时掌握患者的病情发展。

2. 对于禁食禁水,留置鼻胃管的患者,做好导管护理、口腔护理,给予患者心理疏导。

3. 抗凝治疗过程中应注意监测凝血功能,注意观察皮肤、黏膜、消化系统、泌尿系统等有无出血倾向;观察有无腹痛加重、腰痛、头痛、血尿、黑便;穿刺点周围有无瘀斑、血肿等。

4. 卧床休息时注意保持大小便通畅,对于便秘或肠胀气的患者,指导其行抬臀运动;指导患者做踝泵运动,穿戴血栓弹力袜,促进静脉血液回流,预防下肢深静脉血栓形成。

(文亚妮)

第六节 内脏出血:咯血

【案例导入】

一般资料 患者男性,63 岁,小学学历。

现病史 因"咳嗽伴咯血 3d,加重 1d"急诊入院。

既往病史 既往因"肺癌ⅢA 期"行"肺叶切除术"2 年,现肺癌化疗后;肺结核病史 3 年。

入院诊断 咯血;肺恶性肿瘤;肺结核。

护理查体 T:38.2℃,P:132 次/min,R:32 次/min;BP:90/46mmHg,SpO$_2$:78%,患者意识清楚,咯鲜红色血液。肺部闻及大水泡音、痰鸣音,呼吸困难,面色青紫;全身皮肤黏膜无黄染,无出血点;全身浅表淋巴结未扪及明显肿大。双侧下肢皮肤温度、颜色、感觉正常,双侧足背动脉搏动可触及。

辅助检查 胸部 CT 示:大细胞肺癌并多发转移;右肺占位性病变并右肺、左肺上叶后段、下叶及肝脏浸润,多发转移,病灶较前增多范围较前增大,合并右肺阻塞性肺炎,左下肺感染。

护理评分 Morse 评分:20 分,低度危险;Braden 评分:15 分,轻度危险;Barthel 评分:35 分,自理能力重度依赖;Caprini 评分:6 分,风险等级:高度危险;NRS:4 分,中度疼痛。

治疗方案 入院后即行止血、补液扩容治疗,急诊行"支气管动脉栓塞术",术后继续止血、补液、抗感染治疗,未再咯血。

主要的护理问题

首优问题 ①有窒息的危险:与咯血量过多排出不畅有关;②体液不足:与咯血有关;③胸痛:与肺癌侵犯胸膜、胸壁等组织有关;④体温过高:与肺部感染有关;⑤气体交换受损:与有效换气面积减少有关。

次优问题 ①舒适度的改变:与咯血被迫体位有关;②自理能力缺陷:与咯血、身体虚弱有关;③焦虑:与担心疾病康复有关;④营养失调 低于机体需要量:与肿瘤引起机体代谢增加、咯血有关。

目前主要的护理措施 ①绝对卧床休息,头偏向一侧,高流量双侧鼻塞吸氧,保持呼吸道通畅,床边备吸引器,预防窒息;②建立静脉通路,备齐急救药品,遵医嘱降温、补液、止血等治疗;③心电监护,持续监测生命体征,关注各项实验室指标;④密切注意病情变化,如神志、尿量、皮肤温度及甲床色泽,有无继续咯血,及时评估休克纠正情况,并做好护理记录;⑤观察穿刺部位有无出血、血肿,穿刺侧肢体有无麻木、无力和下肢感觉异常,有无尿潴留,甚至截瘫;⑥落实基础护理措施(皮肤护理、口腔护理),依据自理能力缺陷程度做好生活护理;⑦心理护理,缓解患者心理压力。

【问题解析】

1. 什么是咯血? 引起咯血的常见原因有哪些?

咯血是指喉及喉以下呼吸道及肺组织的血管破裂导致的出血如气管、支气管及肺实质出血,血液经咳嗽动作由口腔排出的一种症状。

咯血多由于黏膜下血管破裂或病灶毛细血管通透性增高,血液渗出所致;大咯血,可由于呼吸道内小动脉瘤破裂或因肺静脉高压时支气管内静脉曲张破裂所致。咯血病因的占比因报道的资料来源不同而有很大的差异,较为多见的病因如肺结核占 30% 左右,支气管肺癌占 20% 左右,支气管扩张占 20% 左右。

2. 大咯血患者入院后,护士应立即给予什么样的急救措施?

患者入院后应立即给予的急救措施包括:①取平卧位或患侧卧位,健侧肩下垫置软枕,头部偏向患侧;②连接负压吸引装置,取出义齿,清除口腔积血,保持气道通畅;③监测生命体征,包括末梢血氧饱和度、心率、血压等。剧烈咳嗽者应用止咳剂、祛痰剂,体弱、老者避免使用镇咳药物,避免抑制咳嗽反射引发窒息;④建立静脉通路,对存在输血指征者输注血小板、浓缩红细胞或新鲜血浆;⑤高浓度吸氧;⑥对极度紧张、咳嗽剧烈者,给予心理安慰,必要时遵医嘱给予小剂量镇静剂、止咳剂。

3. 如何鉴别咯血与呼吸道其他部位出血?

咯血需与消化道出血经口呕出、口腔与鼻咽部疾病导致出血经口排出相鉴别:口腔与咽部出血容易观察到局部出血灶;鼻腔出血多从前鼻孔流出,常在鼻中隔前下方发现出血灶,有时鼻腔后部出血量较多,可被误诊为咯血,如用鼻咽镜检查见血液从后鼻孔沿咽壁下流,即可明确诊断。

4. 对于咯血患者的观察要点有哪些?

(1)观察有无咯血先兆症状:如胸前区灼热感、心悸、头晕、喉部发痒、口有腥味或痰中带血丝。好发于夜间和清晨。

(2)咯血量:少量咯血(<100ml/d)、中等量咯血(100~500ml/d)、大量咯血(>500ml/d 或 1 次 >300ml)。

(3)咯血颜色和性质:鲜红血液、混有泡沫或痰,呈碱性。

(4)伴随症状:有无贫血貌、发热、乏力、食欲不振、消瘦、心理状况等。

(5)实验室检查及其他辅助检查结果:血常规、胸片、胸部 CT、血气分析。

(6)窒息的先兆症状:如喉痒,烦躁不安,突然胸闷,挣扎坐起,呼吸困难剧增,面色青紫,继而发生窒息。

(7)窒息表现:咯血突然减少或中止,表情紧张或惊恐,大汗淋漓,两手乱动或手指喉头(示意空气吸不进来),继而出现发绀、呼吸音减弱、全身抽搐,甚至心跳、呼吸停止而死亡。

5. 对咯血患者应如何进行健康教育?

(1)积极治疗原发病。

(2)生活规律,戒烟酒,积极治疗呼吸道疾病,减少咯血的诱因。

(3)保持乐观情绪和大便通畅,加强体育锻炼和呼吸功能的训练。

(4)居室经常通风,保持适宜的温湿度。

(5)加强口腔卫生,含漱动作轻柔。

【知识拓展】

咯血的治疗方法有哪些?

大咯血主要急救方法包括止血、止咳、抗休克等治疗,其中止血为大咯血基础治疗内容,常见止血方法为药物止血、介入止血、肺切除术等。

1. 药物止血　大咯血治疗基础。

（1）垂体后叶素：是治疗咯血，尤其是大咯血的首选药物，主要成分为催产素、抗利尿素，其中催产素可增强血管平滑肌收缩作用，抗利尿素通过提升集合管、远曲小管对水的通透性，以调节渗透压、增强血管平滑肌收缩力，起到加压作用，缩小破裂血管空隙，压迫血窦，达到止血效果。但在对大咯血患者治疗中，单一用药效果有限，且血管收缩期间会引发血压升高，出现心悸、心绞痛、尿量减少、面色苍白、腹痛、头晕等并发症，因此一般考虑实施联合治疗方案。目前临床上常采用垂体后叶素与硝酸甘油或酚妥拉明联合使用，止血效果良好。

（2）蛋白溶解药：氨甲环酸、氨甲苯酸、氨基己酸均属于抗纤维蛋白溶解药，氨甲环酸止血作用为三者中最强，可竞争性抑制纤维蛋白的赖氨酸与纤溶酶结合，抑制纤维蛋白凝块裂解，产生止血作用。

（3）凝血酶：是凝血机制中的关键酶，直接作用于血液凝固过程中的最后一步，使血浆中的可溶性凝血因子转变为不溶的纤维蛋白，从而导致出血部位的血栓形成和止血。

（4）作用于毛细血管的药物：酚磺乙胺等。酚磺乙胺降低毛细血管通透性，使血管收缩，出血时间缩短、增强血小板聚集性和黏附性。

2. 支气管动脉栓塞术　支气管动脉栓塞术具有高效、安全、微创、可重复性高、快速止血等优点。主要适用于：任何原因所致的急性大咯血，病因一时无法去除，为缓解病情，创造条件进行手术；不适合手术或者患者拒绝手术，内、外科治疗无效者；咯血量不大，但反复发生者，出血部位隐匿，需先行诊断性支气管动脉造影检查。

3. 肺动脉瘤的介入治疗　肺动脉瘤的介入治疗取决于动脉瘤的位置，不同肺动脉段的动脉瘤治疗方式有所不同。对于左或右肺动脉主干的动脉瘤，覆膜支架是最好的选择；对于需要保护肺动脉远端血流通畅的病例，支架辅助弹簧圈栓塞动脉瘤瘤腔也是较好的选择；对于肺动脉小分支动脉瘤则选择载瘤的肺动脉分支栓塞和瘤腔栓塞两种方法，栓塞应尽可能靠近出血的肺动脉病变，采用出血靶点远端和近端动脉同时栓塞的夹心式栓塞；当动脉瘤发生在肺动脉末梢或是肿瘤瘤体内，单纯进行近端栓塞。

4. 纤维支气管镜治疗　支气管镜下处理是大咯血治疗的重要手段，针对咯血者行纤维支气管镜检查常可定位咯血部位，直视造成出血的支气管内病变，并可根据出血情况及部位行纤支镜下止血治疗，故提倡在咯血时或咯血停止后48h内进行。紧急纤维支气管镜检查更能直视到活动性出血或出血部位。

5. 手术治疗　针对以上止血效果无效者可考虑手术治疗。咯血手术治疗适应证：医源性肺动脉破裂；复杂的动静脉畸形；肺大面积脓肿；胸部创伤相关的大咯血；介入治疗失败者。手术治疗联合支气管动脉栓塞术治疗反复支气管扩张大咯血或复杂性大咯血是安全、可行，能够改善大咯血患者远期疗效。

6. 输血治疗　大咯血合并失血性休克，补液时可进行红细胞输注，针对血小板减少者可行单采血小板输注；凝血功能异常者进行纤维蛋白原、凝血因子或新鲜冰冻血浆、冷沉淀输注。

【护士长查房总结】

咯血常见于呼吸系统疾病所致支气管、喉部等下呼吸道出血，并通过咳嗽形式经口排出,若出血量过大不仅造成呼吸道阻塞,降低气道通气能力,甚至能诱发出血性休克,对患者生命造成威胁,而且极易造成患者的恐慌和焦虑情绪,因此,在面对咯血患者,我们不仅要掌握急救措施及监测重点,挽救患者生命,也要做好心理护理,安抚患者情绪。

1. 严密监测生命体征,床边常规备吸引器及急救药品,随时做好急救准备。
2. 快速建立两条静脉通路,遵医嘱准确执行补液、止血、升压等治疗。
3. 高浓度吸氧,保持呼吸道通畅,必要时行气管插管。
4. 心理护理,安慰患者,减轻患者心理压力。
5. 预防并发症 窒息、失血性休克、吸入性肺炎、肺不张及脊髓损伤。

(李正静)

第七节 内脏出血:消化道出血

【案例导入】

一般资料 患者男性,56 岁,初中学历。

现病史 因"腹胀、黑便 5d,呕血 1d"轮椅入院。

既往病史 5 个月前饮酒后出现腹胀、腹痛,胃镜报告十二指肠溃疡,治疗后好转,但仍有反复腹痛、腹胀。7d 前因"胰腺体部肿块占位",遂行"胰腺部分切除术"。

入院诊断 消化道出血;十二指肠球部溃疡;胰腺部分切除术后。

护理查体 T:37.8℃,P:148 次 /min,R:22 次 /min,BP:76/48mmHg,SpO_2:95%。患者意识模糊,双侧瞳孔等大等圆,直径 4.5mm,对光反射灵敏;四肢及全身皮肤湿冷,口唇苍白,呕吐鲜血,3h 内呕吐量约 2 400ml,尿少。

辅助检查 实验室检查显示:HGB:56g/L,PLT:99 × 10^9/L,WBC:2.95 × 10^9/L,PT:19.1s;脂肪酶:40.4U/L,淀粉酶:47U/L。全腹部增强 CT 显示:胃十二指肠动脉对比剂外溢,十二指肠及以下肠腔不规则高密度影像。

护理评分 日常生活能力(ADL)评分:20 分,自理能力重度依赖;Braden 评分:9 分,高度危险;跌倒 / 坠床评分:5 分,高度危险;休克指数:1.95(休克指数计算 = 脉率 / 收缩压,1.0~1.5 提示有休克,>2.0 为严重休克)。

治疗方案 急诊行"胃十二指肠动脉栓塞术",术后予奥曲肽,奥美拉唑治疗,多巴胺升压及扩容、维持水电质平衡治疗,禁食及肠外营养治疗,留置导尿,记 24h 出入量。

主要的护理问题

首优问题 ①血容量不足:与胃十二指肠动脉出血有关;②组织灌注不足:与失血性休克有关;③有窒息的风险:与呕吐物堵塞呼吸道,未及时清理有关;④有低血糖的风险:与禁食及使用生长抑素类药物有关;⑤体温过高:与循环血容量减少,急性周围循环衰竭,导致体温调节中枢功能障碍有关。

次优问题 ①有跌倒坠床的危险:与意识障碍有关;②营养失调 低于机体需要量:与禁食及消化道出血有关;③自理能力缺陷:与出血、意识障碍有关;④活动无耐力:与周围循环衰竭有关。

目前的主要护理措施 ①建立双静脉通路,遵医嘱用药(止血药物、升压药物、抑酸药物、生长抑素类药物等），予配血及输血，快速补液扩容，纠正休克症状；②安置患者休克卧位，头偏向一侧，备吸痰用物，及时清理呼吸道预防窒息；③心电监护，监测生命体征（特别是血压与心率），吸氧（必要时配合行气管插管），关注患者的出入量（包括呕吐物及大便的颜色、量及性状），四肢循环情况，体温 <38.5℃时予物理降温（冰敷及擦浴）；④动态关注各项实验室指标，监测血糖，预防低血糖症；⑤关注手术后穿刺部位有无出血、血肿；⑥落实基础护理措施（皮肤护理、口腔护理、会阴护理、管道护理）。

【问题解析】

1. 消化道出血的临床表现是什么？

（1）呕血与黑便：每天出血量在 50~100ml 以上时，可出现黑便症状；出血量 >250ml 时，可出现呕血症状；数小时内出血量 >1 000ml 时，临床即出现急性周围循环衰竭，严重者可出现失血性休克。

（2）失血性周围循环衰竭：早期患者可出现口渴、出汗、头晕、乏力等症状；休克状态时可出现皮肤湿冷、脉搏细速、面色苍白、血压低、尿少或无尿等症状。

（3）贫血及血象异常：血红蛋白及红细胞计数下降，网织红细胞计数增高等。

（4）氮质血症：消化道出血后，稽留在肠道中的血液中的蛋白质被分解吸收，引起血尿素氮升高。

（5）发热：循环血容量减少，急性周围循环衰竭，导致体温调节中枢功能障碍，一般不超过 38.5℃。

2. 如何判断消化道出血好转？

（1）呕血次数减少或停止呕血，呕吐物颜色由鲜红转变为咖啡色。

（2）黑便次数减少或大便隐血试验转为阴性，大便颜色由红色转为黑色或正常黄色。

（3）周围循环衰竭好转：面色转为红润，皮肤温暖，血压平稳，心率逐渐下降至基础心率；血红蛋白及红细胞计数不再继续下降，网织红细胞继续逐渐降至正常。

（4）尿量逐渐增多，意识情况转好或苏醒，血液中血尿素氮逐渐下降。

3. 对于意识障碍患者，预防呕吐后窒息采取什么体位最佳？

意识障碍患者（如意识模糊、昏迷），气道防御性反射如咳嗽和吞咽唾液会被削弱，平卧位或左侧卧位时，患者咽部、食管、胃几乎处于同一水平位置，若腹内压增高（如肠内容物短时迅速增加，长期便秘，肠梗阻等）肠道无法快速排解，则易发生食管反流，因而引起误吸。研究表明：半坐卧床头抬高 30°~45° 同时配合头偏向一侧，能有效预防反流误吸的发生。

【知识拓展】

为什么患者禁食和使用生长抑素类药物期间容易出现低血糖？该如何预防？

（1）低血糖的原因：①消化道出血患者禁食后无肠内营养摄入，碳水化合物及摄入有限，在肠外营养结束间歇，无法满足机体需求，因而易出现低血糖；②生长抑素除减少腹腔内脏血流的作用外，对多项组织和器官都有相应的抑制作用，其中对胰腺具有抑制胰岛素、胰高血糖素及胰腺多肽分泌的作用，因此患者在禁食和胰腺分泌抑制的双重作用下容易出现低血糖。

（2）低血糖的预防：①输液管理：每日补液治疗时，优先为该类患者进行补液治疗，合理安排补液顺序,以"糖—盐—糖"的模式进行治疗,控制补液速度,夜间遵医嘱输注葡萄糖;②血糖监测:每日进行血糖监测,研究表明低血糖在夜间的发生频率占 50% 以上,其次是凌晨,可增加这两个时间点的血糖监测,当患者随机血糖≤3.9mmol/L 时,立即给予葡萄糖治疗。

【护士长查房总结】

消化道急性大量出血一般指数小时内出血量超过 1 000ml 或循环血容量的 20%,死亡率约为 10%,是临床常见的急症之一,及早识别出血征象,严密观察周围循环状况的变化,迅速准确地抢救治疗和细致护理,是救治患者生命的关键。

1. 观察和记录患者的呕血量、黑便量及尿量,评估患者的意识状态、末梢循环、休克指数等。

2. 意识障碍的患者呕吐时,防止窒息是护理要点,应合理安置患者体位,预见性准备吸痰设备。

3. 补液时应注意:先晶后胶,先快后慢,先盐后糖,见尿补钾(轻度缺钾 3.0~3.5mmol/L,全天补钾量 6~8g;中度缺钾 2.5~3.0mmol/L,全天补钾量 8~12g;重度缺钾 <2.5mmol/L,全天补钾量 12~18g)。禁食,使用生长抑素时需监测血糖,预防低血糖反应。

(郑小静)

第八节　内脏出血:泌尿系统出血

【案例导入】

一般资料　患者男性,82 岁,退休,初中学历。

现病史　因"血尿 15d,加重 1d"收治入院。患者自述发病以来,精神不振,食欲减退,睡眠欠佳,小便不畅,体重轻度下降。

既往病史　冠心病史 15 年,1 年前因"膀胱高级别乳头状尿路上皮癌"行"经尿道膀胱肿瘤切除术",术后规律使用吡柔比星治疗,间断血尿,因症状轻微,未规律诊治。

入院诊断　膀胱癌术后,血尿,冠心病。

护理查体　T:37.5℃,P:95 次 /min,R:20 次 /min,BP:101/62mmHg,SpO_2:96%。患者意识清楚,精神萎靡,四肢及全身皮肤湿冷,耻骨联合上膀胱区无隆起,轻压痛,无叩击痛,尿道口轻微红肿。

辅助检查　实验室检查示血红蛋白:79g/L;全腹部 CT 示:膀胱右侧壁占位,考虑恶性,前列腺增生伴钙化,肝右前叶上段稍低密度结节性质待定;心脏彩色 B 超提示:左心房扩大主动脉硬化,主动脉瓣退行性变伴关闭不全(轻度)。

护理评分　Barthel 评分:45 分,自理能力中度依赖;Morse 评分:65 分,高度危险;Braden 评分:17 分;疼痛评分:2 分,轻度疼痛。

治疗方案　急诊在局麻下经右股动脉行"选择性动脉造影术 + 膀胱肿瘤供血动脉化疗栓塞术",术后给予矛头蝮蛇血凝酶止血,扩容、补液、维持水电解质平衡治疗,持续膀胱冲洗,记录 24h 引流量。

主要的护理问题

首优问题 ①组织灌注不足：与膀胱出血有关；②疼痛：与泌尿系感染、肿瘤压迫有关；③有感染的风险：与膀胱出血有关；④排尿异常：与膀胱肿瘤导致排尿功能受损有关。

次优问题 ①营养失调 低于机体需要量：与食欲不振、纳差有关；②睡眠形态紊乱：与夜尿频繁、尿痛有关；③活动无耐力：与血容量下降、肿瘤消耗有关；④有皮肤完整性受损的危险：与长期卧床、持续血尿有关。

目前主要的护理措施 ①持续心电监护，监测生命体征变化；②建立静脉通路，遵医嘱用药；③关注各项实验室指标；④膀胱冲洗：保持尿管通畅，防止血块堵塞，严密观察尿液的颜色、性质及量；⑤术侧肢体伸直制动 6h，卧床休息 24h；⑥落实基础护理措施，皮肤护理、尿道口护理等；⑦风险管理：预防管路滑脱、压疮、坠积性肺炎的发生。

【问题解析】

1. **什么是血尿？**

血尿包括镜下血尿和肉眼血尿，前者是指尿色正常，离心沉淀后的尿液镜检每高倍镜视野有 3 个以上红细胞；后者是指尿液呈洗肉水色或血色，肉眼即可见的血尿。

2. **血尿的病因有哪些？**

血尿是泌尿系统疾病最常见的症状之一，98% 的血尿是由泌尿系统疾病引起，2% 的血尿由全身性疾病、尿路邻近器官病变、化学物品或药品对尿路的损害所致，也包括功能性血尿。

（1）泌尿系统疾病：肾小球疾病如急、慢性肾小球肾炎，IgA 肾病、遗传性肾炎和薄基底膜肾病；各种间质性肾炎、尿路感染、泌尿系统结石、结核、肿瘤、多囊肾、血管异常包括肾静脉受到挤压如胡桃夹现象、尿路憩室、息肉和先天性畸形等。

（2）全身性疾病：①感染性疾病：败血症、流行性出血热、猩红热、钩端螺旋体病和丝虫病等；②血液病：白血病、再生障碍性贫血、血小板减少性紫癜、过敏性紫癜和血友病；③免疫和自身免疫性疾病：系统性红斑狼疮、结节性多动脉炎、皮肌炎、类风湿关节炎、系统性硬化症等引起肾损害时；④心血管疾病：亚急性感染性心内膜炎、急进性高血压、慢性心力衰竭、肾动脉栓塞和肾静脉血栓形成等。

（3）尿路邻近器官疾病：急、慢性前列腺炎、精囊炎、急性盆腔炎或脓肿、宫颈癌、输卵管炎、阴道炎、急性阑尾炎、直肠和结肠癌等。

（4）化学物品或药品对尿路的损害：如磺胺药、吲哚美辛、甘露醇及汞、铅、镉等重金属对肾小管的损害；环磷酰胺引起的出血性膀胱炎；抗凝剂如肝素过量也可出现血尿。

（5）功能性血尿：平时运动量小的健康人，突然加大运动量可出现运动性血尿。

3. **泌尿系出血急诊紧急护理配合有哪些？**

（1）评估病情：患者到达急诊后，接诊护士迅速平稳地将患者安置在诊查床上，快速评估病情，判断患者意识，并给予吸氧、心电监护持续监测患者血压、血氧饱和度、心率、呼吸等指标；对患者病情进行首诊初级评估，做好与患者家属的沟通。

（2）补液扩容：快速建立两条以上静脉通路，选用粗管径静脉留置针进行穿刺，或建立中心静脉通路，利于快速输液并监测中心静脉压，遵医嘱快速给予止血、扩容、升压药物对症治疗，并做好详细记录。

（3）观察血尿情况，以及有无心率加快、血压下降、皮肤湿冷、四肢末梢静脉充盈差等血容量严重不足及休克早期的体征；如出现休克体征，应根据医嘱选用合适液体，调整输液速度补充血容量。

（4）对症处理：留置三腔尿管，持续膀胱冲洗，并做好尿量的观察，详细记录出入量。

（5）完善血常规、凝血功能、肝肾功能、传染病相关抗原抗体的检测、ABO 血型等实验室检查。

（6）需急诊手术止血者，立即完善术前准备送介入手术室。

4. 持续膀胱冲洗的目的是什么？

（1）保证尿液引流通畅。

（2）清除膀胱内的血凝块、黏液、细菌等异物，预防感染的发生。

（3）严重血尿时，可以通过膀胱冲洗，来防止血块形成。

5. 持续膀胱冲洗时护士应该注意什么？

（1）严格执行无菌操作。

（2）随时观察引流尿液颜色，根据患者血尿程度、患者反应及症状调整冲洗速度和冲洗液用量。

（3）冲洗过程中观察病情变化及冲洗管是否引流通畅。

（4）注意膀胱痉挛，由于患者紧张引起膀胱痉挛，导致冲洗液不滴，因此应做好患者心理护理，放松心情，从而预防或解除痉挛情况。

【知识拓展】

1. 膀胱癌的治疗方法

膀胱癌是泌尿系最常见的肿瘤。间断性、无痛性、全程肉眼血尿是其主要的临床症状，晚期可出现排尿困难和尿潴留。治疗方法以手术治疗为主，化疗、放疗和免疫治疗为辅，手术方式有经尿道膀胱肿瘤电切术、膀胱部分切除术、单纯膀胱切除术和根治性膀胱切除术、介入化疗栓塞治疗等。

2. DSA 在急性血尿诊断中的作用

DSA 是诊断金标准，能够确诊泌尿系统血管病变，以及显示出血部位和范围，帮助术者全面、直观了解病变的性质、血管解剖、血流动力学变化及局部出血情况等，提高诊断率。

3. 经动脉介入治疗的临床价值

临床泌尿系统急性大量出血均可以选择 DSA 检查，根据实际病情合理实施介入治疗，既能有效止血，同时又能治疗原发病变。另外，与外科治疗相比，超选择性介入栓塞疗法能够减少对出血器官正常组织的损伤，取得好的治疗效果，且有助于防止并发症，提高治疗的安全性。

【护士长查房总结】

泌尿系统出血的治疗方法，以往常采用保守治疗与外科手术治疗，随着医疗技术的不断发展，既有效止血又损伤小的治疗方法——介入栓塞治疗逐渐应用于临床。对于泌尿系出血患者，尤其是出血量大、伴有休克或休克前期症状者，给予血管介入栓塞治疗，并配合有效的护理措施，能使患者获得良好预后。

1. 严密观察患者的生命体征、意识,并给予吸氧、心电监护,重点是要观察患者的血压情况。遵医嘱快速给予止血、扩容对症治疗,并做好详细记录。

2. 疼痛护理　采取缓解疼痛的方法,减轻患者痛苦,改善睡眠质量。

3. 管路护理　对患者的尿量、颜色进行及时的记录;及时冲洗尿管,以防有血凝块将尿管堵塞;做好尿道口的护理,预防尿道感染;当尿液恢复到正常水平时要及时将尿管拔除。

4. 判断患者有无大出血倾向　有无心率加快、血压下降、皮肤湿冷、四肢末端静脉充盈差等血容量不足及休克早期症状。

（袁又圆）

第九节　内脏出血:生殖系统出血

【案例导入】

一般资料　患者女性,27 岁,大专学历。

现病史　因"阴道大量出血伴意识障碍 3h"急诊入院,患者 3h 前突发阴道出血约 1 000ml,牙关紧闭,呼之不应。

既往史　1 年前因"宫颈癌"行"子宫双侧输卵管切除术 + 盆腔淋巴结清扫术 + 双侧卵巢悬吊术",术后行多西他赛 + 洛铂化学治疗。5 个月前行盆腔放疗治疗,1 个月前因直肠阴道瘘行"结肠造瘘术",术后出现阴道出血,自诉出血量较大,曾行阴道填塞纱布止血治疗。

入院诊断　失血性休克;宫颈癌术后出血;子宫双侧输卵管切除术后;结肠造瘘术后;直肠阴道瘘;盆腔放化疗后;甲状腺功能亢进;贫血;低蛋白血症;低钾血症;低钙血症;盆腔积气、积液;左侧腰大肌及髂腰肌包裹性积气积液。

护理查体　T:37.9℃,P:110 次 /min,R:20 次 /min,BP:98/51mmHg,SpO$_2$:96%。患者神志清楚,精神差,贫血貌,睑结膜苍白,双手甲床苍白;腹软,无明显压痛、反跳痛及肌紧张;中腹部结肠造瘘口一处,无红肿,接引流袋。16 日抢救时,P:124 次 /min,R:22 次 /min,BP:测不出,SpO$_2$:92%。

辅助检查　实验室检查示白细胞计数:10.5×10^9/L、中性粒细胞:92.2%、血红蛋白:68g/L、血小板计数:363×10^9/L、活化部分凝血活酶时间:24.4s、白蛋白:32.3g/L、钾:3.17mmol/L、钠:135.8mmol/L、钙:2.00mmol/L。盆腔增强 CT 示:宫颈癌术后,直肠水肿,阴道显示不清;直肠 - 盆腔瘘,盆腔积气、积液;左侧腰大肌及髂腰肌包裹性积气积液,左侧输尿管受累粘连壁厚截断;左侧髂骨高密度结节,转移待除外。DSA 造影发现:左髂外动脉起始处对比剂外溢,左髂外动脉破裂出血。

护理评分　Barthel 评分:25 分,自理能力重度依赖;NRS 评分:4 分,中度疼痛;Morse 评分:60 分,高度风险;Braden 评分:11 分,高度风险;非计划性拔管高风险。

治疗方案　建立两条静脉通路,紧急配血、输血、扩容,升压治疗,下病危通知、Ⅰ级护理、持续心电监护监测血压、脉搏、血氧饱和度、禁食禁饮;急诊在局部麻醉下经右股动脉行"双侧子宫动脉栓塞 + 左侧髂外动脉球囊扩张、覆膜支架置入术"。术后监测生命体征,观察术侧穿刺点有无渗出、血肿及阴道出血情况;扩容、维持水电解质平衡治疗,纠正贫血等对症治疗;留置尿管,记 24h 出入量。

主要的护理问题

首优问题　①休克:与髂外动脉破裂、阴道大量出血有关;②组织灌流量改变:与有效循环血量减少有关;③疼痛:与肿瘤压迫、介入栓塞治疗有关;④水电解质紊乱:与出血、摄入不足有关;⑤有感染的危险:与髂外动脉破裂、直肠阴道瘘、组织损伤有关;⑥潜在并发症:DIC;⑦有出血的危险:与穿刺点局部加压不当、肢体制动无效有关。

次优问题　①营养失调,低于机体需要量:与低蛋白血症,肿瘤消耗有关;②活动无耐力:与低蛋白、组织灌流量改变有关;③睡眠型态紊乱:与环境改变、疼痛、持续输液、心电监护、疾病引起的不适有关;④潜在并发症:腹膜炎;⑤自我形象紊乱:与放疗、化疗引起的外表改变有关;⑥自理能力缺陷:与卧床、活动限制有关。

目前主要的护理措施　①监测生命体征,维持静脉通路,遵医嘱输注抗生素、白蛋白、输血治疗、营养支持及纠正水电解质失衡等;②密切注意病情变化,包括阴道出血情况、腹部症状及体温变化;③卧床休息,吸氧,完善急诊术前准备;④术后穿刺侧肢体制动6h,绝对卧床休息24h,观察穿刺部位有无出血、血肿、肢体活动及足背动脉搏动情况;⑤关注各项实验室指标,特别是凝血功能、电解质、血红蛋白、血小板计数、血清白蛋白、甲状腺功能;⑥基础护理,包括皮肤护理、会阴护理、管道护理等;⑦饮食指导:以高热量、高蛋白和高维生素、无刺激、少渣饮食为主,增加富含铁的食物摄入,改善贫血,并鼓励患者增加饮食次数和每次进食量,从而改善患者的营养状况。

【问题解析】

1. 患者突发大出血的原因是什么? 主要的治疗手段有哪些?

患者突发大出血可能的原因如下:①宫颈癌根治手术过程中损伤髂外动脉壁或破坏髂外血管的营养支,导致动脉部分组织缺血坏死;②术后放疗可能改变盆腔髂外动脉区及毗邻器官的微循环,导致阴道残端吻合口瘘,从而出现反复发生的阴道大量出血。

由于其发病率低、位置深,容易延误治疗,严重者可致命,保守治疗疗效差;此外,髂动脉不易分离或动脉挛缩导致出血动脉难以寻找,传统外科手术失败的风险较大。数字减影血管造影(DSA)作为诊断出血的“金标准”,其诊断准确率及敏感度均可达100%,明确诊断同时及时引导介入治疗,可避免治疗延误,目前弹簧圈或明胶海绵栓塞术用于治疗分支血管破裂损伤,可以降低子宫血管的动脉压及血流量,促进血栓形成,发挥止血作用。覆膜支架腔内隔绝术用于主干动脉损伤。研究显示,宫颈癌急性出血的介入治疗效果明确,经常规止血无效后行选择性子宫动脉或髂内动脉栓塞术,总体止血效果达到100%,无严重不良反应。

2. 面对阴道出血合并髂外动脉破裂出血,护士应该立即给予什么样的急救措施?

(1)迅速建立两条以上静脉通路,血源未到达情况下先遵医嘱给予大分子右旋糖酐、平衡液等补充血容量,同时尽快配血、输血。

(2)生命体征监测:严密观察患者的体温、呼吸、脉搏、血压变化,重点观察脉搏和血压的变化,维持血压在100/70mmHg左右,必要时有创动脉测压。

(3)尿量监测:留置尿管,观察每小时尿量,准确判断有效循环血量补充情况,记录患者24h出入量。

(4)症状观察:重点观察患者意识和神情的变化,髂外动脉破裂时患者会出现剧烈下腹部疼痛,同时面色苍白、意识障碍等休克症状。

（5）监测凝血指标、血红蛋白的变化趋势,预防 DIC。

3. 该患者术后病情观察要点有哪些?

（1）术后体位:股动脉穿刺点加压包扎,保持穿刺侧下肢伸直位,卧床休息 24h;手术 24h 后患者可在床上适当活动,48h 后根据病情评估可下床活动,活动量不宜过大。

（2）病情观察:①穿刺点观察:每小时巡视并观察穿刺处敷料是否干燥,有无渗血、渗液,监测足背动脉搏动、双下肢感觉、皮肤温度,了解下肢血液循环状况;②阴道分泌物的观察:观察阴道出血的量和性质,保持会阴部清洁,做好会阴冲洗、皮肤护理,保持床单干燥、整洁,防止感染。

（3）发热护理:每 6h 测量体温 1 次,必要时遵医嘱给予物理降温或药物降温,加强生命体征监测,防止药物降温引起虚脱,给予降温措施 30min 后再次测量体温,并做好记录和交班。

（4）腹痛护理:耐心听取患者主诉,正确评估疼痛的性质、程度并观察有无伴随症状,留意患者腹痛进展情况,及时告知医师患者腹痛情况,必要时遵医嘱给予药物止痛,并于用药 30min 后观察止痛效果。

（5）心理护理:做好病情沟通工作,保护患者隐私,维护其自尊,与家属共同护理。向患者及家属讲解相关知识,使其提高对疾病的认识,使患者对出血有一个正确认识,从而形成积极乐观的心态,树立信心,更好地配合医护人员,最终提高治疗护理效果。

4. 对该患者如何进行出院指导?

（1）行为与活动:指导患者如何辨别出血倾向;避免剧烈活动,适当进行散步等慢性运动;同时避免从事引起盆腔充血的活动,如跳舞、久站等。

（2）饮食指导:饮食以高热量、高蛋白和高维生素、无刺激、易消化为主,尤其需要注重蛋白质和维生素的摄入,并鼓励患者少食多餐,增加补血食物摄入,改善贫血状况及营养状况。

（3）门诊随访:定期复查凝血指标,病情有变化时（腹痛、腹胀、发热、阴道出血等症状）及时就医。

【知识拓展】

1. 宫颈癌放疗后并发直肠阴道瘘行肠内营养治疗的作用有哪些?

如无禁忌应尽早肠内营养,已成为目前公认的营养支持原则。肠内营养能够维护胃肠道结构和功能的完整性,保护肠黏膜屏障,防止细菌易位,刺激和促进受损肠道尽快恢复功能。肠内营养制剂可选用无纤维素,不易产生粪便,既能减少排便次数,又可以为患者提供全面、均衡、符合生理的营养素,更适合肠瘘的患者。

对发生直肠阴道瘘的患者,护士除给予常规护理外,协同正确有效的肠内营养支持治疗,既能减少粪便自瘘口排出（尤其夜间排便次数减少）,有效提高患者睡眠质量;同时,会阴部及肛周皮肤受到粪便的刺激减少,也能够促进患者舒适,减轻不良情绪,使患者能够更好地接受、面对疾病,从而配合护理及治疗,提高生活质量。

2. 限制性补液在失血性休克早期急救中的临床应用如何?

休克需要及时抢救,否则容易危及患者生命。临床上治疗休克的关键是补液。传统补液治疗原则为尽快、充分以及尽早补液,使患者迅速恢复到有效的血容量,进而使血压平稳,恢复重要器官的血流灌注。而对于不能控制的失血给予快速补液会因血液稀释而导致凝血功能异常,进而导致血管痉挛,促使血栓形成或者脱落。

与快速大量补充液体来说,限制性补液则存在一定优势。限制性补液能使患者血流再灌注比较平稳,进而降低血流快速灌注冲击对患者的继发性伤害,也使患者血压比较平稳,降低再次出血的风险及出血速度,减轻酸中毒的程度。限制性补液也有利于机体内环境相对稳定,降低并发症的发生率和死亡率。

【护士长查房总结】

宫颈癌是最常见的妇科恶性肿瘤,严重威胁女性健康。目前宫颈癌治疗方式主要是手术及放化疗,虽然提高了患者的生存率,但治疗引起的泌尿系统、消化系统、神经系统、心理状态及性生活等方面的不良反应给患者的生活带来了深远的影响。宫颈癌急性大出血,是宫颈癌致死的主要原因之一。本例患者放化疗后引起阴道肠道瘘,然后又侵犯血管,引起髂外动脉破裂大出血,危及生命。所以,护士应充分掌握关于阴道大出血的原因、抢救知识和技能,以提高抢救成功率。

1. 协助医师尽早明确出血原因,完善术前准备,尽早手术止血。
2. 严密观察患者生命体征变化、意识状态,给予吸氧,心电监护。
3. 开放静脉通路,给予扩容、止血、输血、抗休克、对症治疗。
4. 保持会阴部清洁,做好造瘘口护理及基础护理,避免感染发生。

(袁又圆)

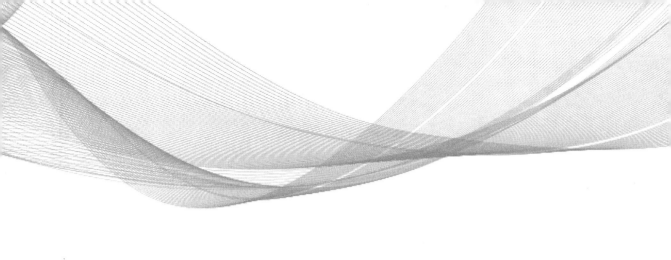

第二篇　静　脉　疾　病

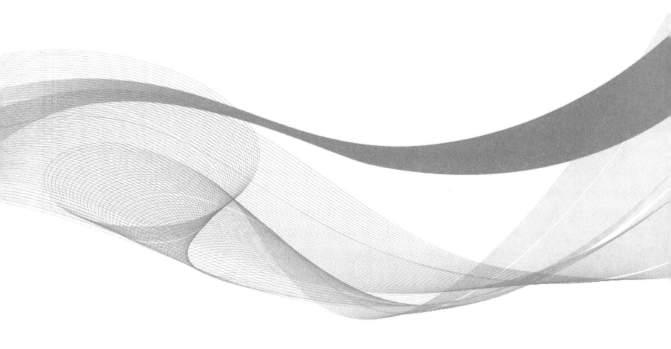

第一章
静脉回流障碍性或逆流性疾病

第一节　髂静脉受压综合征

【案例导入】

一般资料　患者男性,55 岁,中专学历。

现病史　因"突发左下肢肿胀 7h"急诊入院。

既往病史　既往有糖尿病、双侧甲状腺次全切除术史。糖尿病病史 4 年余,予以胰岛素控制血糖,血糖控制在 8.0~10.0mmol/L。

入院诊断　急性左下肢深静脉血栓形成;左髂静脉受压综合征;股青肿;2 型糖尿病。

护理查体　T:36.5℃,P:110 次 /min,R:20 次 /min,BP:125/96mmHg。患者神志清楚,左下肢非凹陷性肿胀,皮肤淤紫,皮肤张力高;皮肤温度 33.6℃,膝关节以下无感觉,踝关节运动受限,足背动脉搏动弱,Homans 征阳性;右下肢皮肤温度、颜色、感觉及足背动脉搏动正常。双下肢肢体周径差:髌骨上 15cm 处 13cm,髌骨下 10cm 处 6.5cm。左下肢肌力 2 级,右下肢肌力 5 级。

辅助检查　实验室检查示白细胞:19.52×10^9/L,血红蛋白:142g/L,D- 二聚体 >56μg/ml,肌红蛋白 MYO>2 000ng/ml,肌酸磷酸激酶:1 243U/L,CK 同工酶:60U/L,钾:4.85mmol/L,葡萄糖:27.81mmol/L,肌酐:84.7μmol/L。凝血功能、肝肾功能、胸部正侧位及心电图结果大致正常。CTV 检查:左髂静脉压迫、左髂总静脉至股静脉近端完全闭塞。

护理评分　Caprini 评分:7 分,风险等级:高度危险;Braden 评分:12 分,高度危险;Barthel:40 分,自理能力重度依赖;NRS 评分:6 分,中度疼痛;焦虑 SAS 评分:63 分,中度焦虑。

治疗方案　完善相关检查。当天急诊局麻下行"左下肢静脉造影术 + 经皮下腔静脉滤器置入术 + 左侧髂股静脉 AngioJet 机械血栓清除术 + 左髂静脉球囊扩张术 + 置管溶栓术",术后经右股静脉导管溶栓治疗,皮下注射胰岛素控制血糖,静脉水化,5% 碳酸氢钠 100ml 碱化尿液治疗,记 24h 尿量。术后第一天:左侧足背动脉搏动弱,左下肢疼痛未缓解,肌力 2 级,根据实验室检查结果,考虑肌病肾病综合征,予床边连续性肾脏替代治疗(continuous renal replacement therapy,CRRT)、护肾、纠正电解质失衡、抗凝溶栓、抗感染、控制血糖、抬高患肢等治疗。术后第二天下肢静脉造影示髂静脉处见部分血栓残留,予继续溶栓治疗;术后第五天左足背动脉搏动正常,左下肢疼痛缓解,肌力 4 级,下肢静脉造影示血栓基本清除,未见侧支显影,予拔除溶栓导管及鞘管,行"左髂静脉支架植入术 + 左髂静脉球囊扩张术 + 下腔静脉滤器取出术"术后继续抗凝治疗。

主要的护理问题

首优问题　①组织灌注不足：与患肢组织张力增高导致小动脉受压或痉挛所致；②疼痛：与静脉回流障碍、患肢肿胀所致神经受压有关；③有管道滑脱、打折的危险：与患肢疼痛及难以耐受体位限制有关；④水电解质紊乱：与发生肌病肾病综合征有关；⑤有出血风险：与溶栓有关；⑥有体温过高的风险：与留置溶栓管及鞘深静脉置管、糖尿病有关；⑦潜在并发症：肺栓塞、再发深静脉血栓形成、肢体坏疽。

次优问题　①肢体活动障碍：与下肢严重肿胀及疼痛、神经肌肉损害有关；②舒适度的改变：与下肢疼痛、溶栓制动有关；③自理能力障碍：与患肢肿胀、制动有关；④潜在并发症：糖尿病高渗综合征、酮症酸中毒、多脏器功能障碍。

目前主要的护理措施　①绝对卧床休息，抬高患肢高于心脏水平 20~30cm，禁止对患肢进行按摩和热敷；②建立静脉通路，遵医嘱用药；③遵医嘱使用止痛药及餐前使用胰岛素，观察用药效果、监测血糖变化情况；④心电监护，监测生命体征及神志变化，关注各项实验室指标；⑤密切注意病情变化，监测双下肢周径，下肢皮肤温度、颜色、感觉及足背动脉搏动、患肢肌力情况；⑥妥善固定溶栓管道，标识明确，防止管道打折、移位或滑脱，正确分清尿激酶、肝素钠给药通路；⑦观察穿刺部位有无出血、血肿，观察皮肤、黏膜、消化道等有无出血征象；⑧准确记录 24h 尿量，观察尿液的颜色、量、性质；⑨落实基础护理措施（皮肤护理、口腔护理、会阴护理、管道护理）。

【问题解析】

1. 什么是髂静脉受压综合征？髂静脉受压综合征有什么临床表现？

（1）髂静脉受压综合征（iliac vein compression syndrome，IVCS），又称 May-Thurner 综合征或 Cockett 综合征，是左髂总静脉受压或存在腔内异常粘连结构所引起的下肢和盆腔静脉回流障碍性疾病。

（2）髂静脉受压综合征的临床表现：主要包括下肢肿胀、疼痛、跛行、色素沉着、静脉曲张或溃疡，当髂静脉受压严重时可致血管管腔狭窄或闭塞，造成急性下肢深静脉血栓形成。

2. 什么是股青肿？股青肿治疗方法有哪些？

（1）股青肿：指下肢深静脉血栓形成广泛累及肌肉内静脉丛时，由于髂股静脉及其侧支全部被血栓阻塞，组织张力极度增高，致使下肢动脉痉挛、肢体缺血，甚至坏死，是下肢深静脉血栓形成最严重的临床表现。

（2）治疗原则：应尽早清除血栓，解决静脉回流及肢体高压，达到保肢及降低死亡率的目的。治疗方法包括：①手术取栓：早期静脉切开取栓多采用 Fogarty 单腔取栓导管盲法取栓，难以完全取尽血栓，手术并发症多、复发率高；②腔内治疗：包括经皮机械血栓清除术（percutaneous mechanical thrombectomy，PMT）和经导管接触性溶栓术（catheter-directed thrombolysis，CDT）。其中 PMT 能够快速清除血栓、缩短药物使用时间，而 PMT 与 CDT 联合治疗，可使股青肿治疗更安全和有效；③筋膜室切开减压，出现骨筋膜室综合征时，切开减压是唯一有效的方法。

3. 什么是肌病肾病综合征？患者出现肌病肾病综合征，护士应该采取什么样的急救措施？

（1）肌病肾病代谢综合征是横纹肌缺血性溶解，肌红蛋白、酸性代谢产物、钾等进入体循环引起的代谢障碍,其表现包括肌红蛋白尿、代谢性酸中毒、高钾血症和肾功能衰竭等。

（2）急救措施:①绝对卧床休息,予以抬高患肢体位并注意患肢保暖;②中等流量吸氧,改善组织缺氧状态;③心电监护,严密监测生命体征,观察有无躁动、呼吸深大等酸中毒表现;④严密监测电解质、血气分析、肾功能和尿常规情况,观察记录 24h 尿量;⑤行床边 CRRT 前,建立静脉通路,遵医嘱予以静注 5% 葡萄糖酸钙注射液、50% 葡萄糖注射液加胰岛素、利尿剂,静滴碳酸氢钠等降钾治疗;⑥协助医生留置临时透析通路,尽快床边血液透析。

4. 如何对该患者实施病情监测?

（1）循环状态:监测患者的心率、血压、患肢皮肤温度和肿胀程度变化,以及全身皮肤温、湿度变化。

（2）肾功能状态:监测电解质、血气分析、肾功能和尿常规情况,观察尿液并记录 24h 尿量。

（3）意识状态:监测患者有无因肌病肾病综合征引发的烦躁不安、意识障碍等酸中毒症状。

（4）呼吸状态:严密监测患者的呼吸频率和动脉血气变化。

（5）凝血功能监测:注意观察牙龈、皮肤黏膜、大小便颜色以及有无头痛、呕吐、瞳孔变化、意识改变等出血症状,监测凝血常规变化。

5. 该患者行 CDT 治疗过程中有哪些护理要点?

（1）严密监测生命体征的变化,同时观察有无对比剂反应。

（2）严密观察下肢皮肤温度、颜色、患肢肿胀消退情况,以及尿液、肾功能检查指标的变化,警惕因股青肿恶化引发静脉性坏疽及肾功能衰竭的风险。

（3）严密观察穿刺部位有无渗血及血肿,有无头痛、呕吐、意识改变及腹痛等症状,及时排除存在脑出血及内脏出血的可能性。否则须立即停止抗凝溶栓治疗。

（4）置管溶栓期间,卧床休息,保持双下肢伸直制动,抬高患肢,协助患者轴线翻身,背垫软枕,提高患者舒适感及预防压疮。禁止按摩、揉搓患肢,以免因血栓脱落而引发肺栓塞。

（5）妥善固定导管,标记要清晰,确保管道的通畅,防止导管打折、移位或滑脱。严格无菌操作,若无菌敷贴出现松脱或卷边,必须及时更换。

（6）分清给药通道:一般情况下溶栓导管连接尿激酶,鞘管连接肝素钠或尿激酶,遵医嘱准确调节输液泵的滴注速度,巡视时注意观察药物泵入是否通畅。关注凝血功能检验结果,按医嘱及时调整用药量。

6. 如何给该患者进行出院指导?

（1）用药指导:遵医嘱规范服用抗凝药和注射胰岛素,了解凝血指标,掌握血糖自我监测及观察身体有无出血情况。

（2）饮食指导:遵循糖尿病饮食规范,确定患者合理的总能量的摄入,应注意膳食多样化、少食多餐、定时定量,避免不规律进食、暴饮暴食。进食低盐,低脂、低糖、富含维生素和纤维素的食物,多饮水,避免辛辣、刺激的食物。

（3）运动指导:根据下肢肌力恢复情况制定康复运动计划,避免重体力劳动及搬运重物,平时宜以休闲舒适的运动方式为主,指导患者行踝泵运动,以促进下肢静脉回流。

（4）梯度压力袜的使用:指导患者正确使用梯度压力袜,建议患者选择 Ⅱ 级压力的梯度压力袜（足踝部压力为 20~30mmHg,穿着时间不少于 2 年）。

（5）门诊随访：定期门诊复诊。一旦身体出现异常症状，如一侧腿部肿胀、疼痛或胸痛、呼吸困难、咯血等，须及时就医，以防病情恶化。

【知识拓展】

IVCS 的治疗有哪些方法？

IVCS 的治疗主要包括保守治疗、外科手术治疗和腔内治疗。

（1）保守治疗：①辅助治疗，应用梯度压力袜及类肝素药、静脉活性药等的配合治疗，减轻下肢水肿、静脉高压及回流障碍症状；②抗凝治疗：对于伴有血栓形成的 IVCS，抗凝治疗应贯穿始终，以防止血栓扩展、蔓延和血栓复发。

（2）外科手术治疗：包括股静脉转流术、右髂总动脉后支吻合术、髂静脉切开成形术、右髂总动脉移位术、髂动脉悬吊术、人工血管旁路移植术等。

（3）腔内治疗：①下腔静脉滤器植入：对于急性血栓形成的 IVCS 患者，行 PMT 和 CDT 前，置入下腔静脉滤器可预防血栓脱落引起肺栓塞；② PMT 和 CDT；③经皮腔内血管成形术，即髂静脉支架植入和球囊扩张术，髂静脉狭窄 >50% 并伴有盆腔侧支循环形成，具有髂静脉支架植入指征。

【护士长查房总结】

IVCS 是血管外科常见病，而股青肿及肌病肾病综合征是 IVCS 急性血栓形成患者的严重并发症。因此，我们务必全面掌握对这类危重症疾病的急救及监测重点，为医师诊断和治疗提供可靠信息，才能挽救患者的生命，预防及减少并发症。

1. 严密观察双下肢周径、皮肤颜色、温度的变化，关注患者对患肢疼痛程度描述，从重度疼痛到对疼痛感觉消失，说明肢体缺血加重。

2. 严密监测生命体征变化，有无心率加快、血压下降等休克表现。

3. 在溶栓、抗凝治疗过程中应注意检测凝血功能，注意观察牙龈、皮肤黏膜、大小便颜色以及有无头痛、呕吐、瞳孔变化、意识改变、腹部疼痛等出血症状。

4. 准确记录 24h 尿量，严密监测电解质、血气分析、肾功能和尿常规变化情况。

5. 正确采集标本并快速送检，重点跟踪凝血功能检查结果。

（梁笑霞）

第二节　腘静脉陷迫综合征

【案例导入】

一般资料　患者男性，47 岁，初中学历。

现病史　因"间歇性跛行，行走后左下肢酸胀 2 年余"门诊步行入院。

既往病史　糖尿病病史 8 年余，规则服用降糖药，血糖控制稳定。

入院诊断　左侧腘静脉陷迫综合征；糖尿病。

护理查体　T：36.0℃，P：87 次 /min，R：20 次 /min，BP：129/80mmHg。患者神志清楚，双下肢长度对称，无畸形，双小腿肿胀较明显，呈非凹陷性，双侧下肢髌骨上 15cm 处周径差：

2.5cm,髌骨下 10cm 处周径差:1.5cm,左下肢静脉曲张,双侧股动脉、足背动脉搏动可触及。

辅助检查 MRA 示左侧腘静脉局部狭窄,膝关节处侧支循环形成。

护理评分 Caprini 评分:2 分,风险等级:低度危险;Braden 评分:21 分,风险等级:低度危险;ADL 评分:85 分,自理能力:轻度依赖;NRS 评分:4 分,中度疼痛;改良版 Thomas 跌倒坠床评分:3 分,风险等级:低度风险。

治疗方案 择期在局麻下行"左腘静脉支架植入术",术后予以心电监护、氧气吸入、抗凝、祛聚、扩血管、抗感染等治疗。

主要的护理问题

首优问题 ①组织灌注量改变:与静脉管腔狭窄有关;②舒适度的改变:与肢体胀痛有关;③疼痛:与手术创伤有关;④潜在并发症:出血、感染,深静脉血栓形成。

次优问题 ①自理缺陷:与术后卧床有关;②有跌倒坠床的危险:与患肢跛行有关;③焦虑:与担心预后有关;④知识缺乏:缺乏功能锻炼及疾病相关知识。

目前主要的护理措施 ①卧床休息;②建立静脉通路,遵医嘱使用止痛药、抗凝药等;③监测生命体征,关注各项实验室指标(生化、血常规、凝血功能);④密切注意病情变化,关注双下肢周径差,下肢皮肤温度、颜色、感觉及足背动脉搏动情况;⑤观察穿刺部位有无出血、血肿,观察皮肤、黏膜、消化道等有无出血征象;⑥密切监测血糖变化;⑦落实基础护理措施(皮肤护理、会阴护理、管道护理)及心理护理;⑧进行相关的健康指导。

【问题解析】

1. 什么是腘静脉陷迫综合征?

腘静脉受压(popliteal vein entrapment,PVE)是一种常见的影像学表现,在人群中较为常见,多数无明显症状。当腘静脉压迫影响血流,且达到一定程度并出现明显的临床症状和体征时,就会出现腘静脉陷迫综合征(popliteal vein entrapment syndrome,PVES),其病因可能与腘窝结构先天解剖异常、炎症粘连、外伤、瘢痕压迫等多种因素有关。

2. PVES 的临床表现是什么?

PVES 主要表现为小腿浅静脉曲张、下肢酸重感、不同程度的下肢水肿。其他常见临床表现还包括小腿压痛(可能与神经受压有关)、酸重感、麻木感、乏力感等,多于久站、运动时出现或加重。

3. 患者术后的护理要点有哪些?

(1)指导患者卧床休息时抬高患肢 30°,可以抬高床尾或使用抬腿垫。患者神志清醒后,指导患者床上做踝泵运动,增加小腿腓肠肌活动,促进静脉回流,预防深静脉血栓形成;术后 3~5d 鼓励患者下床活动。

(2)观察穿刺点处是否有渗血、渗液及周围皮肤情况(是否有瘀斑及瘀斑是否有扩大)。

(3)穿刺部位弹力绷带包扎,观察末梢循环是否良好,患肢有无肿胀、皮肤温度及颜色异常等,每班测量下肢周径差,与术前数值相比较,观察下肢水肿改善程度。

(4)为预防局部急性血栓形成,慢性阻塞的发生,应常规给予抗凝治疗。

(5)并发症护理:观察患者生命体征、神志、瞳孔、血氧饱和度及病情变化,注意有无下肢肿胀、胀痛等血栓形成情况。

4. 对该患者如何进行出院指导？

（1）遵医嘱服用利伐沙班抗凝治疗，定期监测凝血指标，自我观察有无出血倾向。

（2）进食低盐、低脂、低胆固醇、富含维生素 K、清淡饮食，多食新鲜蔬菜、水果，多饮水。

（3）关注血压、血脂、血糖变化。改善生活方式，避免久站、久坐、跷二郎腿、穿过紧的裤子等影响静脉回流的行为。病情允许时适当运动，如小步快走、慢跑、骑车、游泳等。

（4）坚持穿着梯度压力袜。

（5）注意下肢活动，卧床期间进行床上肢体功能锻炼。

（6）定期门诊复诊，病情有变化时（一侧腿部肿胀、疼痛，出现胸痛、呼吸困难、咯血等症状时）及时就医。

【知识拓展】

PVES 的治疗方法有哪些？

PVE 的治疗需根据病情和病变程度做出相应的选择。

（1）无症状者或病情较轻者可以使用梯度压力袜或改善工作、生活方式等，以预防或减缓进展。

（2）外科手术治疗，通过松解腘静脉周围的纤维束，将其充分游离即可解除腘静脉受压，使管腔扩张，恢复正常静脉回流，也可行自体大隐静脉移植旁路转流术等。

（3）介入治疗，在腘静脉内放置支架以扩张血管，手术微创、并发症少。

【护士长查房总结】

PVES 相对少见，但却是青少年下肢缺血的一个相对常见的原因，正常人群中的腘静脉陷迫综合征患者，大部分终身不产生临床症状，而已有症状的患者，若病因持续存在，其症状可能会逐渐加重。做好健康教育是本病的重点。应指导患者避免久站、过度肌肉锻炼、穿高跟鞋等。

（张素真）

第三节　下肢静脉曲张破裂出血

【案例导入】

一般资料　患者女性，72 岁，小学学历。

现病史　因"双下肢破溃 7 年，左下肢破溃创面出血 4h"急诊入院。患者 4h 前行走后左小腿内踝上方破溃处突然出血，量多，压迫后出血未停止，由家属送至医院就诊。

既往病史　既往有双下肢静脉曲张 30 余年；高血压病史 10 年余，血压最高为175/105mmHg，口服苯磺酸氨氯地平治疗，血压控制在 140/90mmHg 左右；房颤病史 5 年余，长期口服华法林。

入院诊断　双下肢大隐静脉曲张；左下肢静脉曲张破裂出血；双下肢静脉性溃疡；高血压；心房颤动。

护理查体　T：37.0℃，P：129 次/min，R：33 次/min，BP：89/55mmHg，SpO$_2$：94%。患者呈

嗜睡状态,口唇、眼结膜、甲床颜色苍白,呈贫血貌。双下肢皮肤色素沉着,浅静脉扩张增粗,迂曲成团,呈蚯蚓状,以小腿内侧处明显。双侧股动脉、胫后动脉、足背动脉搏动可触及。左侧内踝上方两处溃疡,分别为 5cm×3cm 和 2.5cm×1.5cm,有活动性出血。右下肢可见多处皮肤点状破溃,最大处面积约为 4cm×3cm,创面干燥。

辅助检查 血常规示血红蛋白:62g/L,血小板:76×10⁹/L,红细胞:3.76×10¹²/L;凝血功能检查示凝血酶原时间:47s,活化部分凝血活酶时间:68s,国际标准化比值:3.2;生化检查示C-反应蛋白:235.45mg/L。彩色超声检查示:双下肢深静脉未见明显异常。

护理评分 格拉斯哥昏迷评分:12 分,轻度意识障碍;Caprini 评分:7 分,风险等级:高度危险;Braden 评分:15 分,压力性损伤轻度危险;Morse 跌倒评分:70 分,高度危险;Barther:30 分,自理能力重度依赖;疼痛评分:2 分,轻度疼痛。

治疗方案 ①急诊行左下肢加压包扎止血治疗;②遵医嘱予积极扩容及多巴胺注射液持续泵入升压、维持酸碱、水电解质平衡治疗;③输注全血纠正失血;④停用华法林,维生素 K₁ 注射液静脉滴注止血;⑤哌拉西林钠他唑巴坦钠静脉滴注抗感染治疗;⑥停用 5d 华法林后,在腰硬联合麻醉下行"双侧大隐静脉高位结扎 + 剥脱术 + 交通支离断术 + 泡沫硬化治疗"。

主要的护理问题

首优问题 ①体液不足:与下肢曲张静脉破裂出血有关;②组织灌注量改变:与出血有关;③疼痛:与静脉溃疡有关;④潜在并发症:下肢深静脉血栓形成、伤口感染。

次优问题 ①恐惧:与担心疾病治疗效果有关;②自理能力缺陷:与失血性休克导致头晕不适、卧床休息有关;③潜在并发症:出血、肝肾功能衰竭、心跳呼吸骤停、应激性溃疡、DIC等;④知识缺乏:缺乏疾病相关知识及康复指导。

目前主要的护理措施 ①绝对卧床休息,采取中凹卧位,吸氧;②快速建立静脉通路,遵医嘱用药及输血;③心电监护持续监测生命体征,关注各项实验室指标,重点关注血常规、凝血功能;④密切注意病情变化,观察手术切口有无出血、血肿,观察皮肤、黏膜、消化系统、泌尿系统等有无出血征象,观察患肢远端皮肤温度、颜色、足背动脉搏动情况及是否有肿胀;⑤指导患者进行踝泵运动,遵医嘱予物理预防措施,预防深静脉血栓形成;⑥落实基础护理措施(皮肤护理、口腔护理、会阴护理、管道护理);⑦心理护理。

【问题解析】

1. **什么是原发性下肢静脉曲张?该患者出现下肢静脉性溃疡的原因是什么?**

(1)原发性下肢静脉曲张是指下肢浅静脉瓣膜关闭不全,静脉内血液倒流,远端静脉淤滞,继而病变静脉壁伸长、迂曲,呈曲张表现的一种状态。

(2)出现下肢静脉性溃疡的原因是由于下肢静脉持续高压、局部血液循环和组织吸收障碍、代谢产物堆积、组织营养不良,引起皮肤营养改变,进而导致溃疡。静脉性溃疡是大隐静脉曲张后期的临床表现之一,好发于足靴区。

2. **该患者发生静脉曲张破裂出血的原因是什么?该如何进行护理?**

(1)该患者静脉曲张破裂出血的原因:①大隐静脉瓣膜功能不全导致大隐静脉血液无法正常回流,血液回流困难和血液返流均使静脉内压力进一步增高,患者行走时压力加剧使曲张静脉破裂;②该患者长期口服华法林抗凝治疗,凝血功能异常,出血难以自行停止。

（2）护理措施：①卧床休息，抬高下肢；②立即给予左下肢加压包扎止血；③迅速建立静脉通路，补充血容量，尽快备血、输血，遵医嘱使用止血药物；④病情观察：监测生命体征、中心静脉压和尿量，记录 24h 出入量，密切观察下肢血液循环情况，包括皮肤颜色、温度、感觉、动脉搏动、运动等；⑤吸氧，保持呼吸道通畅；⑥密切关注实验室检查，注意血常规、凝血功能等指标变化。

3. 该患者术后护理要点有哪些？

（1）观察伤口有无渗血、红肿、压痛、感染征象；观察下肢血液循环情况，包括皮肤颜色、温度、感觉、动脉搏动、运动等。

（2）抬高患肢，避免膝下垫枕，防止腘静脉受压，影响静脉回流；卧床期间行踝泵运动及间歇充气加压治疗，预防深静脉血栓形成；术后第二日生命体征平稳可逐步床边活动。

（3）患肢用弹力绷带或梯度压力袜加压包扎，如出现患肢皮肤温度低于健侧、颜色苍白、足趾麻木并影响自主运动，提示弹力绷带或梯度压力袜过紧，影响肢体血运，需及时报告医生，并给予重新加压包扎。

（4）创面处理：保持局部有利于新生组织生长的酸碱度和湿度环境，选择合适的敷料促进创面愈合。

4. 如何对患者进行华法林用药安全指导？

（1）定期监测凝血功能，以便调整药物剂量。

（2）遵医嘱服药，建议每天定时服药，不可自行更改剂量。

（3）注意药物相互作用，服药期间与其他药物同服需咨询医生。

（4）饮食宜清淡，减少食盐摄入，多食新鲜蔬菜、瓜果及黑木耳等降低血液黏稠度的食物；少吃高脂饮食和富含维生素 K 的食物，如：卷心菜、菜花、芦笋、莴笋、鱼肉、动物肝脏等。

（5）当发生呕血、鲜血或柏油样大便、牙龈出血、痰中带血等出血症状以及女性患者月经期经血量增加，应立即停止服药并及时就诊。

（6）就诊时应告知医生华法林服药史。

5. 如何对患者进行梯度压力袜治疗的健康教育？

（1）梯度压力袜的正确选择：根据小腿及踝部周径选择合适型号的弹力袜，根据病情选择合适压力、合适长度的弹力袜。

（2）梯度压力袜的穿脱方法：①每日早起后先抬高患肢，使患肢静脉充分回流后，再穿上弹力袜；②穿着时保证无皱褶，勤检查有无压痕，防止压力性损伤的发生；③勤剪手指甲和脚趾甲，防止刮破梯度压力袜；④在干燥的季节要预防脚后跟皮肤皲裂，避免刮伤梯度压力袜；⑤注意检查鞋内是否平整，防止杂物造成梯度压力袜磨损，尽可能延长梯度压力袜使用时间。

（3）梯度压力袜的清洗方法：用中性洗涤剂在温水（≤40℃）中手洗，不要拧干，用手挤出或用干毛巾吸除多余的水分，于阴凉处晾干，切勿置于阳光下或人工热源下晾晒或烘烤。

（4）皮肤过敏的处理：患肢出现皮疹时，可将梯度压力袜反穿，也可在梯度压力袜硅胶处垫平整的棉布，可有效防止出现皮肤过敏现象。症状严重时，暂停使用梯度压力袜。

6. 如何对该患者进行出院指导？

（1）行为指导：去除影响下肢静脉回流的因素，避免使用过紧的衣物；有计划减肥；保持良好姿势，避免久站、久坐及双腿交叉；休息时适当抬高患肢；指导患者进行适当运动，增强血管壁弹性,改善静脉循环;注意防寒保暖,不要用冷水洗脚;非手术治疗患者坚持长期使用梯度压力袜或弹力绷带,手术治疗患者术后宜继续使用梯度压力袜或弹力绷带 1~3 个月。

（2）饮食指导:注意平衡饮食。以低盐、低脂,清淡饮食为主,保证水分摄入,养成良好的生活习惯,戒烟戒酒。

（3）药物指导:遵医嘱按时服药。如下肢突然强烈肿胀、疼痛或出血,应及时复诊。

（4）门诊随访:定时伤口换药,遵医嘱定期门诊随访。

【知识拓展】

原发性下肢静脉曲张的治疗方法有哪些?

原发性下肢静脉曲张的治疗方法有很多,包括压力治疗、药物治疗、硬化剂治疗和手术治疗等。

（1）压力治疗:是下肢静脉曲张最基本的治疗手段,包括梯度压力袜、弹力绷带及充气加压治疗等,以促进静脉回流,缓解肢体淤血状态。

（2）药物治疗:主要为静脉活性药物,其作用机制是增加静脉张力,降低血管通透性,促进静脉回流和提高肌泵功能,能有效减轻患者的临床症状和体征。

（3）硬化剂治疗:是一种将化学药物注入曲张静脉使静脉发生无菌性炎症继而发生纤维性闭塞,达到使曲张静脉萎陷的治疗方法。

（4）手术治疗:分为传统手术和微创手术。传统手术包括:①大隐静脉高位结扎加剥脱术:通过阻止浅静脉的反流及切除曲张的浅静脉,达到消除静脉高压和曲张浅静脉的目的;②交通静脉结扎术:主要针对交通静脉功能不全,阻断交通静脉内的异常反流;③瓣膜修复术:包括腔内修复术和腔外修复术。微创手术包括:静脉腔内激光治疗、静脉腔内电凝治疗、静脉腔内射频治疗等,利用不同的能量转换成热能对病变血管的热损伤来达到替代手术的效果。微创手术具有创伤小、疼痛轻、手术时间短、恢复快、近期治疗效果满意等优势,但同时也有远期容易复发的劣势。

【护士长查房总结】

原发性下肢静脉曲张为下肢静脉逆流性疾病,一般症状较轻,严重时可形成静脉性溃疡并发曲张静脉破裂出血。对于此类患者可通过加压包扎止血或急诊手术行血管结扎止血。而对于服用华法林导致凝血功能异常所致出血不止而继发失血性休克的患者,应加强安全用药及出血急救的宣传教育。护士应熟练掌握下肢静脉曲张并破裂出血患者的护理,根据患者的不同情况予以个性化的护理措施,预防并发症,保障患者安全。

1. 定期监测凝血功能,注意观察牙龈、皮肤黏膜、大小便颜色以及有无头痛、呕吐、瞳孔变化、意识改变等出血症状。

2. 指导患者掌握曲张静脉破裂出血的急救方法,立即就诊,抬高患肢,予以止血带加压止血。

3. 指导患者华法林用药期间安全用药。

（尹　婷）

第二章
腔静脉疾病

第一节　上腔静脉阻塞综合征

【案例导入】

一般资料　患者男性,56 岁,小学学历。

现病史　因"突发颜面部、颈部水肿 2 个月,加重伴发绀 2d"急诊入院。

既往史　既往患有肺癌 5 个月,糖尿病 3 个月,现服用二甲双胍、米格列醇,血糖控制可。

入院诊断　上腔静脉阻塞综合征;右侧颈静脉血栓形成;2 型糖尿病。

护理查体　T:36.5℃,P:88 次 /min,R:23 次 /min,BP:102/72mmHg,SpO$_2$:85%。患者嗜睡,双侧瞳孔等大等圆,直径 4mm,对光反射存在;颜面部水肿,口唇发绀,四肢及皮肤湿冷,左颈部可见静脉曲张,双侧桡动脉搏动稍弱。

辅助检查　CTA 提示:上腔静脉、右侧颈内静脉、双侧无名静脉闭塞。彩色超声提示:右侧颈静脉血栓形成。

护理评分　Braden 评分:13 分,中度风险;NRS 评分:3 分,轻度疼痛;Morse 跌倒风险评估表评分:45 分,为跌倒高危人群;Caprini 评分:3 分,风险等级:高度危险;Barthel:50 分,自理能力中度依赖。

治疗方案　急诊行"上腔静脉球囊扩张术 + 支架置入术",术后予以抗凝、扩容、维持水电解质平衡治疗,经 PICC 营养治疗,保留尿管,记 24h 尿量。

主要的护理问题

首优问题　①气体交换受损:与肺癌相关;②组织灌注量改变:与上腔静脉回流障碍有关;③有窒息的危险:与颈部组织肿胀有关;④潜在并发症:肺栓塞、出血。

次优问题　①舒适度的改变:与支架置入术后制动有关;②有跌倒坠床危险:与躁动有关;③有皮肤完整性受损的危险:与上肢肿胀以及长期卧床有关;④潜在并发症:支架内继发性血栓、再狭窄、糖尿病酮症酸中毒、低血糖、乳酸酸中毒等;⑤知识缺乏:缺乏疾病相关知识。

目前主要的护理措施　①密切观察生命体征的变化,观察患者呼吸、咯血等情况;②患者呼吸困难,夜间尤甚,采取半卧位,即抬高床头 30°~40°,使膈肌下移,增大肺通气量,保持呼吸通畅,予低流量吸氧;③当出现口唇发绀、呼吸困难加重时,予以高流量吸氧,吸氧期间每日给予鼻腔护理,定期更换氧气湿化瓶和吸氧管;④准确记录液体出入量,定时、定位测量上肢周径,水肿严重时可适当使用利尿剂,缓解水钠潴留;⑤因上肢肿胀,动脉压升高,故监测血压以对侧为准;⑥使用溶栓抗凝药物治疗时,观察大小便颜色,皮肤黏膜情况及监测凝血功能,注意有无出血倾向;⑦注意避免在上肢、颈外及锁骨下静脉穿刺输液,以免加重上腔静脉压力,加重头部及上肢水肿;⑧定期给患者翻身拍背,保持床单位、皮肤清洁干燥,按摩骨骼隆突部位,预防皮肤损伤、继发感染及压疮的发生。

【问题解析】

1. 什么是上腔静脉阻塞综合征?

上腔静脉阻塞综合征(superior vena cava obstruction syndrome,SVCOS)是各种原因造成上腔静脉的管腔狭窄或完全闭塞,导致上腔静脉血液回流障碍,产生头颈部及上肢水肿的综合征。

2. SVCOS 的临床表现是什么? 患者入院后护士应采取什么样的护理措施?

(1) SVCOS 以头面部和上肢水肿、胸和颈部静脉曲张等为主要表现,严重者甚至可引起发作性头痛、头晕、神志模糊等。

(2) 护理措施:①严密监测患者生命体征,吸氧;②如果患者清醒,让其取坐位或半坐位,保持安静;③密切观察患者呼吸困难程度、类型,呼吸频率、节律,咯血量、颜色及动脉血气分析结果,观察胸痛发作的时间、部位、性质、程度及诱因;④应用抗凝治疗时,应及时、正确用药并监测疗效及不良反应,用药期间密切观察出血征象:如有无皮肤青紫、血管穿刺处出血、血尿、柏油样便以及严重头痛、神志改变等颅内出血的表现,发现异常及时告知医师;⑤做好心理护理,患者烦躁时设法分散注意力,指导患者做深而慢的呼吸。

3. 对该患者如何进行病情监测?

监测呼吸及重要脏器的功能状态,以提供诊断信息并指导治疗。

(1) 呼吸状态:严密监测观察患者呼吸困难程度、类型,呼吸频率、节律,咯血量和颜色及动脉血气分析结果变化。

(2) 意识状态:监测患者有无烦躁不安、嗜睡等表现。

(3) 循环状态:监测患者的心率、血压、出入量、全身皮肤温湿度变化。

(4) 凝血功能监测:注意观察牙龈、皮肤黏膜、大小便颜色以及有无头痛、呕吐、瞳孔变化、意识改变等出血症状,监测凝血常规变化。

4. 上腔静脉球囊扩张术 + 支架置入术后护理要点有哪些?

(1) 体位:全麻清醒后给予半卧位,以利静脉回流,观察穿刺部位有无出血、血肿,密切观察穿刺肢体足背动脉搏动情况、皮肤温度、颜色及感觉情况。

(2) 生命体征监测:给予心电监护,严密监测生命体征、意识、尿量、血氧饱和度的变化;有心功能不全征象时,应及时报告主管医师处理。同时观察有无对比剂反应。

(3) 病情观察:观察头、颈及上肢浅静脉的充盈情况并与术前比较,以判断术后效果,并及时发现吻合口血栓形成,及时处理。

(4) 药物护理:抗凝治疗期间观察大小便颜色,皮肤黏膜情况及监测出凝血时间,注意有无出血倾向。避免碰撞及摔跌,用软毛刷刷牙。输液完毕,穿刺点按压时间较正常时间延长。

(5) 并发症观察及护理:观察伤口有无出血、血肿。上腔静脉球囊扩张术 + 支架置入术后可能并发肺动脉栓塞、出血、继发性血栓形成、再狭窄等。术后患者若出现血压下降、心率增快、面色苍白及末梢循环障碍等休克表现及腹痛、腰背痛等情况,立即通知医生。

5. 对该患者如何进行出院指导?

(1) 行为指导:指导患者生活要有规律,劳逸结合,避免重体力劳动及剧烈运动。加强功能锻炼和自护方法的教育,以提高日常生活能力,从而提高生活质量。病情允许者适当户外活动,如散步、太极拳、行走、慢跑等运动,增加机体免疫力。

(2) 用药指导:出院后遵医嘱继续抗凝治疗,应定时复查凝血酶原时间,警惕出血先兆,如出现牙龈出血、鼻腔出血、皮下出血、大便隐血等症状时应及时复诊,调整抗凝药物剂量,保证抗凝治疗安全。

(3) 饮食指导:注意定时监测血糖,进食高蛋白、高维生素、低脂、低盐、容易消化的饮食,多吃新鲜蔬菜和水果,少吃辛辣刺激性食物,禁烟酒,少食多餐。

(4) 门诊随访:根据个人情况和医嘱定期复诊,如有不适,及时复查。

【知识拓展】

SVCOS 的治疗方法有哪些?

SVCOS 的主要治疗方法有保守治疗、外科手术治疗、血管腔内治疗。

(1) 保守治疗:包括①溶栓治疗:适用于上腔静脉有新鲜血栓形成者;②抗凝和祛聚治疗:抗凝药物如肝素可与溶栓药物一起使用,以加强溶栓效果;③放疗:主要适用于肺癌等恶性肿瘤引起的上腔静脉综合征。对于恶性肿瘤不能切除或者转移者,以及一般情况极差不能耐受手术者,应首选放疗;④化疗:化疗可作为恶性肿瘤引起的上腔静脉综合征的主要治疗方法,亦可作为放疗的辅助治疗。

(2) 外科手术治疗:①单纯病变切除术:适用于上腔静脉外压迫性病变,而上腔静脉内无血栓形成者,如良性肿瘤;②粘连松解术:适用于上腔静脉周围组织粘连、牵拉或压迫上腔静脉而引起梗阻者;③上腔静脉内血栓摘除术:适用于单纯上腔静脉内局限性血栓形成,溶栓治疗效果不佳者;④肿瘤切除 + 上腔静脉重建术:适应于良、恶性肿瘤侵及上腔静脉,无法完整剥出者;⑤人工血管旁路移植术:适用于病变广泛,压迫或累及上腔静脉和头臂干静脉,且与周围组织粘连严重而病变静脉无法切除者。

(3) 血管腔内治疗:主要包括置管溶栓治疗、球囊扩张术、支架置入术。此法简便易行,手术创伤小,不会破坏侧支循环,能迅速、有效地改善上腔静脉血液回流,术后恢复快,并发症少。

【护士长查房总结】

恶性肿瘤是引起 SVCOS 的主要病因。我们要掌握对这类危重症疾病的急救及监测重点,为医师诊断和治疗提供可靠信息,挽救患者生命,预防及减少并发症。

1. 保持呼吸道畅通,重点观察患者呼吸频率及节律变化,掌握无创呼吸机的监测要点;术后置患者于头高位,严格掌握拔除气管插管的指征,避免拔管过早,如果喉头水肿尚未消退,可能导致通气不足而缺氧、窒息,甚至危及生命。

2. 在抗凝治疗过程中应注意检测凝血功能,注意观察牙龈、皮肤黏膜、大小便颜色以及有无头痛、呕吐、瞳孔变化、意识改变等出血症状。

3. 注意补液时监测中心静脉压,应用利尿剂减轻心脏前负荷,酌情应用洋地黄类的药物,以增强心肌收缩力,此类患者术后要严格限制液体的入量。

(张霞平)

第二节　下腔静脉阻塞综合征

【案例导入】

一般资料　患者男性,58 岁,高中学历。

现病史　因"双下肢突发疼痛、肿胀 7d,呼吸困难、胸痛 1d"急诊入院。

既往病史　既往有高血压,胆囊结石。高血压病史 8 年,口服拜新同 30mg 治疗,血压控制在 130/80mmHg 以内。2 年前因肺癌行"右下肺叶切除术"。

入院诊断　下腔静脉肝段及肝后段狭窄;右下肺叶切除术后;双下肢深静脉血栓形成;腹膜后血肿。

护理查体　T:37.2℃,P:87 次 /min,R:38 次 /min,BP:90/60mmHg,SpO$_2$:84%。患者烦躁不安,口唇发绀,四肢及全身皮肤湿冷。双下肢皮肤温度,颜色及感觉均正常,双侧足背动脉搏动均可触及。

辅助检查　胸部 CT 示:右下肺叶切除术后及双侧肺动脉主干及分支内栓塞。下腔静脉 CTA 示:下腔静脉肝段及肝后段狭窄,腹膜后侧支循环建立,原腹膜后肿物,右腰大肌前方肿块影,考虑为血肿。

护理评分　Braden 评分:13 分,压力性损伤中度风险;NRS 评分:4 分,中度疼痛;Morse 跌倒风险评估表评分:45 分,为跌倒高危人群;Barthel:70 分,自理能力轻度依赖;Caprini 评分:5 分,风险等级:极高度危险。

治疗方案　急诊行"下腔静脉造影 + 下腔静脉滤器置入术 + 球囊扩张术",术后予以抗凝、扩容、维持水电质平衡治疗,经 PICC 静脉营养支持,保留尿管,记录 24h 尿量。

主要的护理问题

首优问题　①气体交换受损:与肺血管阻塞所致通气 / 血流比例失调有关;②疼痛:与下肢肿胀有关;③胸痛:与肺癌有关;④组织灌注不足:与有效循环血量不足有关。

次优问题　①营养失调　低于机体需要量:与腹腔积液引起食欲下降、摄入不足有关;②焦虑、恐惧:与缺乏疾病相关知识有关;③潜在并发症:肝性脑病、心功能不全、出血、下腔静脉受损、肺栓塞、肝肾功能衰竭、心跳呼吸骤停;④有跌倒坠床的危险:与意识障碍有关。

目前主要的护理措施　①绝对卧床休息,吸氧;②建立静脉通路,遵医嘱用药,控制扩容速度,以免加重心脏负荷;③心电监护持续监测生命体征,关注各项实验室指标;④定时测量腹围,每日晨间测量体重,准确记录 24h 出入量;⑤关注双下肢周径差、下肢皮肤温度、颜色、感觉及足背动脉搏动情况;⑥观察穿刺部位有无出血、血肿,观察皮肤、黏膜、消化道等有无出血征象;⑦落实基础护理措施(皮肤护理、口腔护理、会阴护理、管道护理);⑧防止腹压升高:防止剧烈咳嗽,嘱患者尽量减少活动。

【问题解析】

1. 什么是下腔静脉阻塞综合征？发病原因有哪些？

下腔静脉阻塞综合征（inferior vena cava obstruction syndrome，IVCOS）是由于下腔静脉受邻近病变侵犯压迫或腔内血栓形成等原因引起的下腔静脉部分或完全性阻塞，下腔静脉血液回流障碍而出现的一系列临床综合征。

下腔静脉阻塞综合征的病因包括先天性大血管畸形、高凝和高黏状态、腔内非血栓性阻塞、外源性压迫、血管壁病变、横膈因素、腹部创伤等。

2. IVCOS 的临床表现是什么？患者入院后护士应该立即给予什么样的急救措施？

（1）IVCOS 的临床表现取决于阻塞的部位、程度以及侧支循环的状况。①肝静脉阻塞和（或）下腔静脉肝段阻塞：肝静脉堵塞，容易有腹水、肝大、肝区疼痛等症状；肝静脉和下腔静脉同时受阻，会引起顽固性腹腔积液，肝脏肿大和下肢水肿，腹壁、背部及胸部浅表静脉曲张，还会出现黄疸、少尿、无尿，低氧血症、酸中毒；病程长者会出现静脉曲张、腹股沟疝、脐疝、痔核等；晚期患者由于营养不良、蛋白丢失、腹腔积液增多、消瘦，可以出现典型的"蜘蛛人"体态；因肝静脉和下腔静脉阻塞，心脏回心血量减少，患者可有气促；②下腔静脉肝段以下阻塞，主要表现为胸腹部及背部浅表静脉曲张及下肢静脉曲张、水肿，足靴区色素沉着、溃疡，下腔静脉及双侧髂股静脉继发血栓形成。

（2）入院后护士应立即给予：①绝对卧床休息；②高流量吸氧，或遵医嘱予以无创呼吸机辅助通气，保持呼吸道通畅；③心电监护，严密监测生命体征；④建立静脉通路，遵医嘱予以扩容、抗凝、强心、镇痛、抗凝等治疗。

3. 该患者主要并发症有哪些？如何预防？

（1）心肺功能不全：严密监测血压、脉搏、呼吸变化，准确记录 24h 出入量。避免盲目地一味地补液扩容，应在血流动力学监测下合理扩容。

（2）腹腔积液：患者取半卧位，定时测量腹围，遵医嘱予以营养支持，必要时胸腔穿刺放液。

（3）肝性脑病：避免诱发肝性脑病的一切因素。严密观察患者术后神志情况，及时发现肝性脑病的前驱期和昏迷期的表现，并进行适当治疗。

4. 该患者术后病情观察要点有哪些？

（1）给予心电监护，持续吸氧，密切观察腹水量及尿量的变化。定时监测血常规、出凝血时间、电解质及肝肾功，以早期发现出血、感染、肝性脑病、肝功能衰竭、心功能不全的征象。维持水、电解质平衡，如发现异常，及时通知医生处理。同时观察有无对比剂的不良反应。

（2）术后取平卧位，穿刺点加压包扎，嘱患者绝对卧床 24h，观察穿刺点有无渗血及血肿，肢体颜色、温度、感觉、足背动脉搏动等情况。

（3）血压平稳后，患肢抬高，高于心脏水平 20~30cm，可以抬高床尾或使用抬腿垫。患者神志清醒后，指导患者床上做踝泵运动，增加小腿腓肠肌活动，促进静脉回流。

（4）术后抗凝治疗预防血栓形成，定期监测凝血功能，观察有无出血倾向，特别是内脏出血及颅内出血。一旦发生穿刺处、皮肤、黏膜、牙龈、消化道或中枢神经系统出血，应立即停止抗凝治疗。

（5）并发症的观察及处理：若患者表现为兴奋、行为异常、神智淡漠、嗜睡、谵妄等症状，与血氨增高有关；若患者出现心率加快、少尿、心慌、呼吸困难等症状，应立即通知医生，给予相应处理；若患者有腹痛、压痛、反跳痛等腹膜刺激症状，应警惕下腔静脉损伤；观察双下肢周径差的变化并记录，一旦发生下肢突然肿胀提示下肢静脉血栓形成或下腔静脉滤器阻塞。下腔静脉滤器置入术后可能并发滤器移位或穿孔，若出现血压下降、心率增快、面色苍白及末梢循环障碍等休克表现及腹痛、腰背痛等情况，立即通知医生。

5. 对该患者如何进行出院指导？

（1）药物指导：抗凝药物不能漏服或停服，注意观察药物的不良反应。定期凝血指标，自我观察有无出血倾向。

（2）行为与活动：改善生活方式，避免久站、久坐、跷二郎腿、穿过紧的裤子等影响静脉回流的行为。病情允许时适当运动，如快走、慢跑、骑车、游泳等。有下肢肿胀的患者，指导其梯度压力袜的正确穿戴方法。

（3）饮食指导：避免辛辣、坚硬的食物，指导患者进食低脂、高蛋白、易消化、富含维生素的食物。

（4）门诊随访：定期门诊复诊，病情有变化时（一侧腿部肿胀、疼痛，出现胸痛、呼吸困难、咯血等症状时）及时就医。

【知识拓展】

IVCOS 的治疗方法有哪些？

IVCOS 的治疗方法分为内科治疗、介入治疗和外科手术治疗。

（1）内科治疗：主要是血流动力学支持和抗凝、溶栓治疗。

（2）介入治疗：①下腔静脉滤器置入 + 溶栓治疗：下肢或盆腔深静脉血栓形成造成的急性 IVCOS，可以先置入下腔静脉滤器，再进行局部或全身溶栓治疗，防止血栓脱落至肺动脉；②经皮下腔静脉支架植入术：适用于肝脏肿块、腹膜后恶性病变压迫造成的 IVCOS 或下腔静脉本身炎症导致的下腔静脉管腔狭窄。

（3）外科手术治疗：适用于下腔静脉血栓形成慢性期，经积极内科治疗病情无明显变化者；下腔静脉隔膜性阻塞者；恶性肿瘤引起，并且有可能切除原发病灶，保留或重建下腔静脉者。主要术式有体外循环直视下隔膜切除术、经皮经下腔静脉扩张成形术等。

【护士长查房总结】

IVCOS 是血管外科的常见病，发病原因很多，如盆腔静脉血栓形成、原发性下腔静脉血栓形成、先天性发育异常、原发性下腔静脉肿瘤、肝脏肿块压迫等。我们掌握了这类危重症疾病的急救及监测重点，可为医师诊断和治疗提供可靠信息，从而挽救患者生命，预防及减少并发症。

1. 保持呼吸道畅通，重点观察患者呼吸频率及节律变化，掌握无创呼吸机的监测要点。

2. 密切观察腹水量及尿量的变化，维持水电解质平衡，及早发现和处理心率加快、心慌、呼吸困难等心功能不全的征象。

3. 指导患者抗凝药物的使用，不能漏服或停服，指导患者注意观察药物的不良反应。

4. 密切观察患者的神志及行为，若患者表现为兴奋、行为异常、神智淡漠、嗜睡、谵妄等症状,提示肝性脑病,应立即通知医生处理。

(张霞平)

第三节 布 - 加综合征

【案例导入】

一般资料 患者女性,52 岁,小学学历。

现病史 因"间断性上腹部不适 6 个月,黑便 5d"急诊入院。

既往病史 肝硬化病史 15 年,长期口服门冬氨酸鸟氨酸,肝爽颗粒。食管、胃底静脉曲张伴脾肿大 5 年,1 年前因曲张静脉破裂出血,行内"镜下组织胶注射术"。

入院诊断 布 - 加综合征;肝硬化失代偿期;消化道出血;脾大。

护理查体 T:36.0℃,P:74 次 /min,R:19 次 /min,BP:104/63mmHg,SpO$_2$:95%,体重:51kg,身高:156cm,腹围:68cm。患者神志清楚,反应迟缓;慢性肝病面容,皮肤、巩膜黄染,胸骨上窝可见一枚蜘蛛痣,胸腹壁浅静脉曲张,血流方向自下向上。腹部平坦,未见胃肠型及蠕动波,上腹部压痛,无腹肌紧张及反跳痛,肝脾肋下未触及。双下肢轻度肿胀,皮肤颜色、温度、感觉均正常,双侧足背动脉可扪及。

辅助检查 凝血常规示凝血酶原时间:14.8s,凝血酶原活动度:63%,凝血酶原比值:1.37,国际标准化比值:1.37,纤维蛋白原:1.92g/L。生化全项示总胆红素:28.5μmol/L,间接胆红素:24.8μmol/L,白蛋白:31.6g/L,血氨:77.1μmol/L。血常规示白细胞计数:2.55×10^9/L,中性粒细胞:1.65%,淋巴细胞:0.58%,红细胞计数:3.05×10^{12}/L,红细胞比积:0.3%,血小板:39×10^9/L,血小板比积:0.05%。腹部 CT 检查示肝硬化失代偿期改变,脾大,门静脉迂曲;脾静脉、食管胃底静脉及腹壁静脉曲张;脾静脉多发动脉瘤;布 - 加综合征并多发肝外侧支循环形成;双肾多发囊肿。心脏彩超检查示左心房轻度增大,三尖瓣反流(1+)。胃镜检查示食管 - 胃底静脉曲张,慢性萎缩性胃炎。

护理评分 Caprini 评分:2 分,风险等级:低风险;Braden 评分:23 分;日常生活自理能力(ADL)评分:75 分,中度依赖;疼痛评分:5 分,中度疼痛;Morse 跌倒评分:55 分,高度跌倒坠床风险。

治疗方案 保肝:口服复方二氯醋二异丙胺片每次 2 片,每日三次。抑制胃酸分泌,保护胃黏膜:质子泵抑制剂奥美拉唑镁静脉滴注 2 次 / 日。患者于入院后第三天中午 12:20 呕出鲜红色血液 300ml,神志清楚,精神萎靡,心率:80 次 /min,血压:98/56mmHg,SpO$_2$:90%;立即建立静脉通路快速补液,新鲜冰冻血浆 200ml、悬浮少白红细胞 1u 静脉输注,生长抑素静脉泵入,心电监护,低流量吸氧。请消化内科会诊后,于 15:00 完成血浆及红细胞输注后,由主管医生陪同前往内镜室检查,内镜下未看到明显胃底静脉出血点,于 17:30 返回,心率:88 次 /min,血压:103/58mmHg,SpO$_2$:92%,患者回病房后未再呕血。患者于入院后第四天行"下腔静脉球囊扩张成形术 + 经股静脉右心房联合破膜术",术后返回病房,因患者存在术前消化道出血且术后血小板降低明显,故不予抗凝,继续保肝治疗,白醋 30ml+ 生理盐水 100ml 少量不保留灌肠,每日一次预防肝性脑病。

主要的护理问题

首优问题　①组织灌流量改变:与有效循环血量减少有关;②体液不足:与穿刺点出血和曲张静脉破裂出血,肝功能损害致凝血机制障碍有关;③意识障碍:与肝硬化血氨升高及输入库血有关;④有窒息的危险:与口腔内积血排出不畅有关。

次优问题　①营养失调　低于机体需要量:与摄入不足有关;②潜在并发症:感染、假性动脉瘤、心功能衰竭、急性肝功能衰竭;③潜在并发症:静脉破裂出血、心包积血或填塞、急性肺栓塞、支架再狭窄、支架断裂;④有皮肤完整性受损的危险;⑤有跌倒坠床的危险。

目前主要的护理措施　①严密监测生命体征:神志、体温、脉搏、呼吸、血压、面色和肢端温度的变化,予以吸氧和床边心电监护;②遵医嘱予以止血、护胃、维持水电解质平衡,预防肝性脑病,保持大便通畅,每日白醋灌肠;③饮食护理:消化道出血期间禁食,肠外营养,术后出血停止 1~2d 后可给予温凉、清淡、无刺激的高热量、低蛋白,富含维生素的流质饮食,逐渐过渡到半流质、软食;④观察穿刺部位有无出血、血肿,观察皮肤、黏膜、消化道等有无出血征象;⑤每日晨间 9:00 测量腹围及下肢周径;⑥床上踝泵活动,预防下肢深静脉血栓。

【问题解析】

1. **什么是布 - 加综合征?**

布 - 加综合征(Budd-Chiari syndrome,BCS)是多种原因(心脏疾病除外)引起的肝静脉(hepatic veins,HV)和(或)其开口以上的下腔静脉(inferior vena cava,IVC)阻塞导致的肝后性门静脉高压或合并下腔静脉高压的一组临床综合征,属于肝后性门静脉高压。

2. **BCS 的临床表现有哪些?**

BCS 起病慢,病程长达数年、数十年。少数患者为急性病程。发病早期可无明显症状,失代偿期患者表现为肝功能损害、门静脉高压症及下腔静脉高压综合征,也可引发不孕不育。门静脉高压症表现为脾肿大、腹腔积液,严重食管胃底静脉曲张诱发上消化道出血。下腔静脉高压综合征主要表现为下肢静脉曲张、足靴区色素沉着、慢性溃疡等。大量腹水、营养不良患者可呈"蜘蛛人"体态。严重肝功能损害患者可出现多器官功能衰竭而迅速死亡。患者早期肝功能基本正常,晚期才出现典型的淤血性肝硬化。患者早期因症状不典型,易被误诊而不能得到及时治疗,术后疗效仍不甚理想。

3. **不同分型 BCS 介入治疗有何不同?**

(1) 肝静脉阻塞型:①肝静脉 / 副肝静脉膜性闭塞:介入治疗方法首选球囊扩张治疗;②肝静脉节段性阻塞:需要在球囊扩张后植入血管内支架;③肝静脉广泛性阻塞:肝静脉多支主干发生全程闭塞或重度狭窄称为广泛性阻塞,预后较差。适合经颈静脉肝内门体分流术(transjugular intrahepatic portosystemic shunt TIPS)和肝静脉再造、肝移植;④肝静脉阻塞伴血栓形成:先溶栓治疗,待血栓清除后再球囊扩张或血管内支架植入。

(2) 下腔静脉阻塞型:①下腔静脉膜性带孔阻塞:介入治疗时无须破膜穿刺,导丝通过后直接送入球囊扩张,是 BCS 介入治疗中最简单和安全的一种类型;②下腔静脉膜性阻塞:是我国下腔静脉阻塞型中最常见的一种亚型。介入治疗时首先破膜穿刺,穿刺成功后球囊扩张;③下腔静脉节段性阻塞:介入治疗只需处理闭塞的下腔静脉,不需要处理闭塞的肝静脉;④下腔静脉阻塞伴血栓形成:介入治疗原则同肝静脉阻塞伴血栓形成。

(3) 混合型:①肝静脉和下腔静脉阻塞:下腔静脉和肝静脉均发生阻塞称之为混合型阻

塞,需同时进行介入治疗;②肝静脉和下腔静脉阻塞伴血栓形成:需清除血栓后再行肝静脉和下腔静脉开通。

4. 该患者发生消化道大出血时的护理措施有哪些?

BCS因肝静脉主干闭塞,肝小静脉、肝窦内血液积聚,压力增高,当其压力升高大于门静脉压力时,食管和胃底静脉曲张甚至破裂,从而引起消化道出血,表现为黑粪、便血和呕血。消化道大出血是BCS死亡的主要原因。

大出血时的抢救和护理:

(1)体位和休息:绝对卧床休息,协助其床上大小便。呕血时患者平卧头偏向一侧,及时清理口腔内积血,必要时吸痰。

(2)生命体征的观察:吸氧和床边心电监护,密切监测神志、体温、脉搏、呼吸、血压、面色和肢端温度的变化,详细记录各项监测指标,准确记录24h出入液量。密切监测血压,患者血压维持在略低于正常水平,防止因血容量不足后再次引起消化道出血。

(3)止血药物的应用和注意事项:迅速建立有效的静脉通路,至少建立两路,一路用于扩容,另一路输注止血药物。新鲜血中凝血因子破坏少,有利于止血,故输血时应尽量给予新鲜血。生长抑素是治疗门静脉高压引起的消化道出血的常用药,持续静脉滴注可收缩小动脉、内脏血管床、毛细血管前括约肌,减少门脉血流,降低门脉压力及曲张静脉压力。在滴注过程中,应密切观察穿刺部位皮肤颜色有无改变,若局部或略远处的皮肤出现苍白或肿胀,需立即更换静滴部位,以免引起皮下组织坏死、溃烂。

(4)心理护理:消化道出血导致患者紧张不安、恐惧,加重患者的病情。护士应沉着、冷静,忙而不乱,一边配合医生急救,一边安慰、鼓励患者,及时清除呕吐物、排泄物,更换被血迹污染的衣物床单,减少感官刺激,营造良好的氛围。同时协助医生向患者和家属讲解消化道出血的原因,介入治疗的原理,使其能以积极稳定的心态配合各项治疗和护理。

(5)饮食指导:消化道出血活动期禁食,予以胃肠外营养。

5. BCS介入治疗有哪些严重的并发症? 护理要点是什么?

(1)心包填塞(心包积液):下腔静脉穿刺扩张有静脉破裂和急性心包填塞的危险,术后患者出现全身冷汗、面色苍白、口唇发绀、呼吸急促、浅静脉怒张、脉搏细弱、血压下降等临床表现,应警惕发生心包填塞(心包积液)。

心包填塞护理要点:①术后密切观察病情变化。重视患者主诉,床边超声见心包内有液体暗区即可诊断。②随时做好抢救准备,包括药品及物品,如心包穿刺用物、除颤仪、起搏器等。③留置心包穿刺引流管期间注意保持管道通畅,妥善固定,每天给予肝素生理盐水50~100U冲洗引流管2~3次,观察引流液的颜色、性质、量。注意观察心包引流处敷料有无渗血、渗液,伤口周围皮肤有无红肿加剧、波动感及脓性分泌物,常规每天换药一次。各项操作均遵守无菌操作原则。④引流管中不能抽出不凝血考虑以下几种可能性:穿刺部位出血停止,无血液渗出,导管打折,血块较大堵塞导管前端。当患者抽不出积血又出现心包填塞的症状时提示血块堵塞导管可能性大,应立即做床边超声检查。⑤保持病室内空气流动,每日紫外线消毒,保持病室内整洁。

(2)腹腔出血:突发上腹部压痛、反跳痛,面色苍白、出冷汗、血压下降、心率增快,腹腔穿刺抽出血性液体,考虑患者腹腔出血。

腹腔出血的护理要点:①停用溶栓药物、建立两路静脉通路,必要时中心静脉置管;②吸氧,紧急升压、扩容,配血、输血;③心电监护监测血压、心率、血氧饱和度,密切观察神志意识、瞳孔,四肢末梢温度,尿量;④腹腔穿刺置管,观察引流液的量及性质,引流管置入刻度、穿刺点情况;⑤监测血常规、血红蛋白、凝血功能、肝肾功能、心功能、血氨、电解质尤其是血钾值,针对各项指标给予补充白蛋白、补钾及保肝等治疗;⑥必要时立即手术压迫止血,防止患者发生失血性休克。

(3)急性动脉栓塞、肺栓塞:球囊扩张时,狭窄处的小血栓容易脱落,发生肺小动脉栓塞。当患者出现咳嗽、胸闷、憋喘、呼吸困难等症状,应立即考虑肺栓塞的发生。股动脉穿刺治疗斑块脱落发生急性动脉栓塞。术后应严密观察穿刺部位有无渗血、血肿,穿刺侧下肢动脉搏动以及皮肤温度,若出现“5P”征,即疼痛(pain)、麻木(parasthesia)、运动障碍(paralysis)、无脉(pulseless)、苍白(pale),则考虑发生动脉栓塞。发生肺栓塞和急性动脉栓塞时应及时汇报医生,给予急救护理及手术处理。

(4)假性动脉瘤:假性动脉瘤多因术中伤及邻近股动脉,血液经破口处流出被动脉邻近组织包裹形成血肿。

假性动脉瘤的护理要点:心电监护,严密观察患者生命体征,尤其是观察患者有无低血压征象。穿刺部位加压包扎,观察足背动脉搏动 1 次 /h,观察双下肢皮肤的颜色、温度、感觉,指端毛细血管的充盈情况并做好记录。密切观察穿刺处加压包扎绷带有无松动,敷料是否有血性渗出。防止腹压突然升高,避免用力排便、咳嗽或者呛咳时按压腹股沟处等,以防止瘤体破裂出血。

【知识拓展】

1. 什么是“蜘蛛人”体态?什么是“蜘蛛痣”,出现蜘蛛痣的原因是什么?

BCS 患者由于腹水严重,蛋白不断丢失,更兼消化吸收功能低下,形成消耗状态:骨瘦如柴,腹大如鼓,称为“蜘蛛人”的体态,患者常死于严重营养不良、上消化道出血或肝肾功能衰竭。

蜘蛛痣是一种特发性毛细血管扩张症,为皮肤小动脉分支末段扩张所形成。痣体有一个中心点,周围有呈辐射形的小血管分支,形态似蜘蛛,故而称为蜘蛛痣。蜘蛛痣好发于上腔静脉分布的区域,如面部、颈部、上胸部、肩部及上肢部等。

肝硬化时,患者肝脏功能明显减退,对人体分泌的雌激素“灭活”作用减弱,使雌激素在体内的滞留增多,血液中的雌激素水平上升,扩张小动脉血管,产生蜘蛛痣,蜘蛛痣也可见于正常人。该患者出现蜘蛛痣是因为患有慢性肝炎且已在肝硬化失代偿期。

2. 什么是肝性脑病?临床护理中如何观察和发现肝性脑病?

肝性脑病是指肝功能障碍和(或)门体分流术出现的一系列潜在可逆性神经异常,主要表现为认知障碍和神经肌肉功能受损。显性肝性脑病表现为定向障碍或扑翼样震颤,见于30%~45% 的肝硬化患者和 10%~50% 的 TIPS 患者。

患者出现意识模糊、记忆问题、情绪改变、难以清晰讲话、书写、睡眠问题(失眠和嗜睡)、动作减慢、手部震颤,护士应考虑肝性脑病的可能,配合医生完善血液检测,记忆和思维评估、脑电图、脑部 CT 或 MRI。

3. 食管胃底静脉曲张如何分类?

基于国内 Palmer 分级法,食管胃底静脉曲张的临床分类如下:①轻度:曲张静脉局限于食管下端,呈蛇形扩张,不向食管腔凸出,血管最大直径 <3mm;②中度:曲张静脉扭曲呈结节状隆起,范围不超过食管中段,血管最大直径 3~6mm;③重度:曲张静脉呈明显的结节状隆起,以致阻塞部分管腔,其范围超过中段,并累及胃底,血管最大直径 >6mm。

【护士长查房总结】

BCS 病因复杂,可引发严重的肝功能损害及门静脉高压,愈后不佳。早期有效的护理措施有助于提高治疗效果。BCS 围手术期应随时备好抢救仪器及药品。护士需熟悉心包填塞的症状与体征,对于不明原因的胸闷、胸痛、气短、出汗、恶心、呕吐、心率增快或减慢、血压下降、意识改变等,需警惕心包填塞的可能。补液、升压、输血是抢救的基本手段,早期诊断明确和及时的心包穿刺引流是缓解心包填塞最有效的方法,也为外科开胸修补赢得了时间。护士在围手术期对于患者的病情观察尤为重要,重视患者主诉,从日常工作中及时发现病情变化,快速应对,快速反应及娴熟的抢救技术以及医护整体配合,是保障患者生命安全的关键。

(张亚敏)

第三章
静脉血栓栓塞症

第一节　颅内静脉窦血栓形成

【案例导入】

一般资料　患者男性,50 岁,高中学历。

现病史　因"头痛伴呕吐 2d"急诊入院。

既往病史　既往有糖尿病病史 8 年,口服二甲双胍缓释片控制血糖,血糖控制在 8.5~12.8mmol/L。

入院诊断　颅内静脉窦血栓形成;原发性高血压 3 级。

护理查体　T:36.5℃,P:80 次 /min,R:12 次 /min,BP:175/111mmHg,SpO$_2$:98%,随机末梢血糖:15.6mmol/L。患者嗜睡,双侧瞳孔等大等圆,直径约 3mm,对光反射灵敏;双侧眼球各方向运动到位,双侧鼻唇沟对称,口角不歪,伸舌居中,深、浅反射及感觉正常,四肢肌力 V 级。

辅助检查　头颅磁共振示双侧丘脑对称性肿胀,信号异常,考虑:①静脉窦血栓形成伴丘脑梗死可能;②炎症可能。血气分析示 pH:7.38,SaO$_2$:88%,PaO$_2$:55mmHg,PaCO$_2$:62mmHg。凝血常规示凝血酶原时间:6.2s。

护理评分　格拉斯哥评分:13 分,意识呈嗜睡状;Braden 评分:13 分;Barthel:50 分,自理能力为重度依赖;Morse 评分:50 分;营养风险筛查:1 分;NRS 评分:0 分,无疼痛;Caprini 评分:1 分,风险等级,低度危险。

治疗方案　全麻下行"全脑血管造影术 + 机械碎栓治疗术 + 血管支架成形术",术中经气管插管呼吸机辅助呼吸,术后给予低分子肝素钙抗凝,头孢唑肟抗感染,20% 甘露醇 125ml 降颅内压,维持水电质平衡等治疗方案,经鼻置入鼻胃管,给予肠内营养治疗,保留导尿管,记 24h 出入量。

主要的护理问题

首优问题　①疼痛:头痛:与颅内压增高有关;②低效性呼吸型态:与气道分泌物增多有关;③有受伤的危险:与脑组织受损导致的意识障碍有关。

次优问题　①潜在并发症:肺部感染、尿路感染;②自理能力缺陷:与意识障碍有关;③舒适度改变:与呕吐、术后制动有关;④有非计划性拔管的危险:与意识障碍有关;⑤有出血的危险:与抗凝治疗有关。

目前主要的护理措施　①术后卧床休息,患者意识未清醒前平卧位,头偏向一侧,防止误吸。保持床单位整洁、干燥,减少对皮肤的机械性刺激,定时给予翻身、拍背,预防压力性损伤的发生;②保持呼吸道通畅,及时清除口鼻腔分泌物,防止误吸或加重肺部感染;③严密观察术后穿刺部位情况,指导患者制动,防止穿刺部位出血及皮下血肿;④严密监测并记录生命体征及意识、瞳孔变化,准确记录出入量;⑤遵医嘱采取必要的约束措施,防止非计划性拔管或坠床的发生;⑥用药护理,严格掌握药物剂量,监测出凝血时间和凝血酶原时间,观察有无消化道、牙龈等部位出血,及时发现异常,报告医生正确处理;⑦密切关注血糖波动情况,遵医嘱正确使用降糖药物,加强饮食指导。

【问题解析】

1. 什么是颅内静脉系统血栓形成？什么是颅内静脉窦血栓形成？

颅内静脉系统血栓形成(cerebral venous thrombosis,CVT)是指由各种病因引起的颅内静脉或静脉窦血栓形成,使血液回流受阻或脑脊液循环障碍,致使颅内高压和局灶脑损害为特征的一类脑血管病。

颅内静脉窦血栓形成(cerebral venous sinus thrombosis,CVST)是一种相对少见的脑血管疾病,常由外伤、感染、肿瘤、凝血机制异常等因素引起。

2. CVST 的临床表现是什么？患者入院后护士应该立即给予该患者什么样的急救措施？

CVST 常见临床表现:头痛、呕吐、癫痫发作、局灶性神经功能损伤、精神行为异常、意识障碍。

患者入院后护士应立即给予:①绝对卧床休息,保持病室安静、情绪稳定,避免低头、弯腰、剧烈咳嗽,保持大小便通畅;②心电监护,高流量吸氧,保持呼吸道通畅;③严密监测生命体征、意识、瞳孔、肢体功能等变化;④建立静脉通路,遵医嘱予以脱水降颅内压、降压、降糖、溶栓、肠外营养等治疗;⑤保持呼吸道通畅,床边备负压吸引,遵医嘱留置胃管、导尿管,准确记录出入量;⑥做好患者及家属心理疏导。

3. 围手术期对该患者如何进行病情监测？

(1)神经系统:密切观察患者意识状态,瞳孔变化,有无颅内压增高的症状(观察有无头痛、呕吐、视神经乳头水肿、瞳孔和意识改变)和体征。

(2)呼吸系统:做好人工气道的管理,严密观察患者的呼吸频率、血氧饱和度、动脉血气变化。

(3)运动系统:动态评估患者四肢肌力及活动度,患者意识清醒后,指导患者做踝泵运动,或遵医嘱完成物理治疗,预防深静脉血栓形成。

(4)循环系统:密切观察患者的心律、心率、血压、出入量等。

(5)消化系统:留置胃管,监测胃液性质,每日关注出入量,加强营养支持。

(6)凝血功能监测:观察患者牙龈、皮肤黏膜、大小便颜色变化,关注凝血功能及血常规变化。

4. 该患者在注射低分子肝素钙时操作注意事项有哪些？

(1)抗凝剂注射部位优选腹壁,其次是上臂三角肌中下缘外侧、大腿中上 1/3、臀部。腹壁注射部位是上起自左右肋缘下 1cm,下至耻骨联合上 1cm,左右至脐周 10cm,避开脐周 2cm 以内。

(2)腹壁注射时,患者宜取屈膝仰卧位,嘱患者放松腹部;上臂外侧注射时患者宜取平卧位或坐位,上臂外展 90°,患者肩部放松。

（3）有规律地轮换注射部位,避免在同一部位重复注射,2 次注射点间距 2cm 以上,可以明显降低注射局部药液浓度过高引起的出血及注射部位疼痛等不适症状。

（4）注射时,左手拇指、示指相距 5~6cm,提捏皮肤成一皱褶,右手持注射器以执笔姿势,于皱褶最高点垂直穿刺进针。

（5）注射前不用回抽回血,持续均匀注射 10s,注射后停留 10s,再快速拔针,拔针后无须按压。

5. 如何进行出院指导?
（1）饮食应选择易消化、低盐、低脂、适量碳水化合物的食物。

（2）向患者及家属宣教药物治疗的注意事项和不良反应,严格遵医嘱服药,不可随意增减药量、更换药物。

（3）服药期间戒烟酒;注意休息,保证充足睡眠,避免重体力活动和情绪波动,保持大便通畅。

（4）服药期间定期门诊复查及检测凝血指标,观察有无牙龈、皮肤黏膜、大小便颜色变化等现象发生,如有异常,及时就诊。

（5）做好自我血糖监测,正确服用降糖药物,观察有无药物不良反应。

【知识拓展】

CVST 的治疗方法有哪些?
CVST 的治疗包括抗凝治疗、溶栓治疗、抗血小板治疗、机械取栓、支架置入术。

（1）抗凝治疗:抗凝治疗的目的是预防和治疗静脉血栓形成,改善机体血液高凝状态,促进血栓消融和侧支循环开放,防止深静脉血栓形成和肺栓塞等严重事件的发生。CVST 一经确诊即常规经皮下注射低分子肝素 2 周,已知病因且治疗后临床症状明显好转的患者,华法林口服 3 个月;病因不明、血液呈高凝状态且治疗后临床症状无明显改善的患者,华法林治疗需延长至 6~12 个月;复发性 CVST 患者则建议终身抗凝。

（2）溶栓治疗:溶栓药物使用分为经导管局部溶栓和系统性溶栓两种方式。目前临床普遍采取经导管局部溶栓的方式达到溶栓目的。

（3）抗血小板治疗:抗血小板药物通过释放多聚磷酸盐、促炎介质、磷脂酰丝氨酸、组织因子暴露微粒,以及通过刺激中性粒细胞以网状形式释放其核物质在静脉血栓形成中发挥作用。

（4）机械取栓:血管内机械取栓治疗是一种机械性干预、去除血栓的治疗方法,可在不使用溶栓药物下快速恢复血流通畅,实现静脉窦再通。

（5）支架置入术:支架置入术主要使用于特发性颅内高压和非血栓性静脉窦狭窄所致颅内高压患者,该技术也应用于对取栓无效患者的补救和对静脉窦血栓不完全再通所致的高颅压的治疗。

【护士长查房总结】

CVST 是一种较为少见的脑血管疾病,以静脉窦内血栓形成、脑静脉回流受阻为特征,占所有脑卒中发病率的 0.5%~1%。CVST 病因复杂,发病形式多样,起病急缓不一,临床表现无特异性,诊断困难,容易漏诊误诊。重症 CVST 患者可表现为颅内压快速增高、昏迷、癫痫持续状态等,导致疾病预后不佳。我们一定要掌握这类疾病的急救和护理要点,为患者早日康复提供准确、安全、规范的护理。

(胡鸾娇)

第二节　下肢深静脉血栓形成

【案例导入】

一般资料　患者男性,76 岁,高中学历。

现病史　因"左下肢严重肿胀、剧烈疼痛伴青紫、皮温降低 1d,加重 2d" 急诊入院。

既往病史　患者长期卧床,既往有高血压、糖尿病,左股骨颈骨折病史。患者高血压病 10 年,口服非洛地平缓释片治疗,血压控制在 140/90mmHg 以内;糖尿病 5 年,口服二甲双胍治疗,空腹血糖控制在 8~10mmol/L。2021 年 5 月 12 日因"左股骨颈骨折"行"左股骨颈骨折切开复位髓内钉内固定术"。

入院诊断　左下肢深静脉血栓形成;糖尿病;高血压;左股骨颈骨折切开复位髓内钉内固定术后。

护理查体　T:37.9℃,P:99 次 /min,R:39 次 /min,BP:141/90mmHg,SpO$_2$:96%。患者神志清楚,身体消瘦,营养较差,急性面容;髌骨中点上方 15cm 处周径差:7cm,髌骨中点下方 10cm 处周径差:5cm;左下肢明显肿胀,皮肤发亮,皮色呈青紫色,皮肤温度:32.6℃,活动受限,Homans 征阳性、Neuhof 征阳性;右下肢皮肤温度、颜色、感觉均正常,双下肢足背动脉、胫后动脉搏动均可扪及。

辅助检查　下肢静脉造影示左下肢髂 - 股静脉血栓形成。凝血常规示 PT:12.6s,APTT:24.4s,纤维蛋白原:4.29g/L;血栓弹力图示 MA:72.8mm,D- 二聚体:800ng/L;C 反应蛋白:83.69mg/L;血常规示白细胞:8.33 × 10^9/L,中性粒细胞数:3.81 × 10^9/L,中性粒细胞:58.2%,血红蛋白:118g/L,血小板:292 × 10^9/L;生化全套示:肌酐:90μmol/L,尿素氮:7.76mmol/L;丙氨酸氨基转移酶:33.9U/L,白蛋白:47.4g/L,结合胆红素 1.0μmol/L;X 线胸片示右上肺及双下肺感染病变。

护理评分　Caprini 评分:7 分,风险等级:极高度危险;Braden 评分:12 分;Barther 评分:20 分,自理能力重度依赖;NRS 评分:4 分,中度疼痛;跌倒坠床评分:45 分。

治疗方案　入院当天急诊行"双下肢静脉、肺动脉造影 + 下腔静脉滤器置入术",术中置入 Denali 可回收滤器 1 枚,术后经右股静脉保留导管持续泵入尿激酶溶栓治疗,低分子肝素钙皮下注射抗凝治疗,水溶性维生素促进机体功能恢复,口服非洛地平缓释片降压,二甲双胍降血糖。两周后顺利取出滤器。

主要的护理问题

首优问题　①急性疼痛:与深静脉回流障碍有关;②组织灌注不足:与静脉回流障碍有关;③体温升高:与继发肺部感染有关;④潜在并发症:急性 PTE、感染性休克、猝死、出血;⑤营养失调　低于机体需要量:与纳差有关。

次优问题　①潜在并发症:下腔静脉滤器倾斜、移位、断裂,下腔静脉穿孔,下腔静脉内膜损伤,下腔静脉阻塞;②潜在并发症:高血糖、低血糖、高血压危象、酮症酸中毒等;③舒适度的改变:与溶栓制动有关;④有皮肤完整性受损的危险:与溶栓肢体制动,长时间卧床有关;⑤有受伤的危险:与头晕、视物模糊、意识改变或发生直立性低血压有关。

目前主要的护理措施　①急性期嘱患者绝对卧床休息,床上活动时避免动作幅度过大,禁止热敷、按摩患肢,以防血栓脱落;②患肢宜高于心脏平面 20~30cm,可促进静脉回流并降低静脉压,减轻疼痛与水肿,必要时遵医嘱给予镇痛药物;③患者宜进食低脂、低糖、富含纤维素的食物,以保持大便通畅,尽量避免因排便困难引起腹内压增高而影响下肢静脉回流;④发热时应密切观察患者体温、脉搏、呼吸变化,体温 >38.5℃时给予物理降温或遵医嘱使用药物降温;⑤心电监护持续监测生命体征,关注各项实验室指标;⑥留置溶栓导管 / 鞘管患者,宜取仰卧位或低半坡卧位,术侧肢体伸直防止管道打折或穿刺部位渗血;协助患者轴线翻身,防止下肢屈曲引起管道移位、滑脱;⑦密切观察病情变化,关注双下肢周径差,下肢皮肤温度、颜色、感觉及足背动脉搏动情况;观察穿刺部位有无出血、血肿,观察皮肤、黏膜、消化道等有无出血征象;⑧指导患者床上进行踝泵、肌泵运动,以利于静脉回流,减轻患肢肿胀;⑨遵医嘱予使用对比剂前 4h 至使用后 24h 充分水化,嘱患者多饮水,同时密切观察患者应用对比剂后的反应,如少尿、无尿、皮疹、心悸、出冷汗、血压下降,严重者出现过敏性休克,一旦发现对比剂不良反应立即通知医生并配合抢救;⑩定时测量患者血压并做好记录,教会患者及家属识别并预防直立性低血压,直立性低血压的表现为乏力、头晕、心悸、出汗、恶心、呕吐等,指导患者出现上述症状立即平卧,下肢抬高,促进下肢血液回流;⑪充分了解患者使用的降糖药物,并告知患者和家属不能随意更改降糖药物及其剂量,观察患者有无低血糖的临床表现,一旦确定患者发生低血糖应立即处理;⑫提供高营养、易于咀嚼的食物,指导患者进食易消化的优质蛋白,进食各种新鲜蔬菜、水果,以补充维生素,必要时遵医嘱给予肠外营养,如静脉滴注复方氨基酸、脂肪乳剂等。

【问题解析】

1. 什么是下肢深静脉血栓形成?

下肢深静脉血栓形成(deep venous thrombosis,DVT)是一种常见的静脉疾病,主要是由于血液在下肢深静脉内不正常凝结,阻塞静脉管腔,造成静脉回流障碍。不及时治疗有可能造成肺血栓栓塞症(pulmonary thromboembolism,PTE)、血栓形成后综合征(post-thrombotic syndrome,PTS)等并发症。

2. 下肢 DVT 的典型临床表现是什么? 为何会出现股青肿?

下肢 DVT 的临床表现为患肢肿胀、疼痛、浅静脉曲张。股青肿(pelegmasia cerulea dolens,PCD)是较严重的类型,即血栓广泛累及肌肉内静脉丛时,静脉回流严重障碍,血液瘀滞,出现患肢剧痛,皮肤发亮呈青紫色、水疱形成或伴有皮温低,如不及时处理,可发生股白肿和静脉性坏疽。

3. 什么原因会引起下肢 DVT?

任何能导致静脉血液瘀滞、血液高凝以及静脉系统内皮损伤的因素,都可以成为下肢 DVT 和 PTE 发生的危险因素,一般分为遗传性和获得性两大类。

(1)遗传性因素:遗传性因素又称原发性因素,指一些先天性的导致血液容易凝固的因素,如凝血 V 因子 Leiden 突变、凝血酶原 G20210A 突变、蛋白 C 缺乏、蛋白 S 缺乏、抗凝血酶缺乏等,此类患者较易发生 DVT。

（2）获得性因素:获得性因素又称继发性因素,包括高龄、恶性肿瘤、手术创伤、中心静脉置管、吸烟、妊娠与产后、脊髓损伤致瘫痪等多达数十类危险因素。

4. 下腔静脉滤器置入术后置管溶栓期间的病情观察要点有哪些?

（1）心电监护,严密监测生命体征的变化,同时观察有无对比剂过敏反应。

（2）严密观察患者呼吸形态,注意有无晕厥、呼吸急促、胸闷、咯血等 PTE 先兆症状。一旦发生急性 PTE,立即给予氧气吸入等急救措施。

（3）术后取平卧位,置管穿刺侧肢体伸直制动,观察穿刺部位有无出血、血肿,密切观察穿刺侧肢体足背动脉搏动情况、皮肤温度、颜色及感觉情况。

（4）疼痛护理:评估患肢疼痛情况,患肢适当予以保暖,禁止按摩、热敷。术后常见疼痛包括:①穿刺处皮肤扩张性疼痛,一般程度较轻,因血管鞘扩张皮肤所致;疼痛持续时间短(<1d),偶有剧烈疼痛者,可遵医嘱用止痛药;②腰背部疼痛,多因下腔静脉置入滤器所致,疼痛程度常较轻,无须特殊处理;剧烈疼痛应警惕有无腰大肌血肿、腹膜后血肿、肾脏出血等潜在并发症发生可能,观察患者尿液有无异常,若有异常及时通知医师;③腹部疼痛,应警惕是否出现腹腔脏器出血,观察患者腹部体征,有无压痛、反跳痛及肌紧张,出现异常应及时通知医师行腹部 CT 检查。

（5）溶栓期间动态观察并记录患肢皮肤颜色、温度、感觉变化及肿胀程度等;规范测量肢体周径并记录溶栓治疗前、后肢体周径差,一旦发生下肢突然肿胀提示滤器有阻塞的可能。

（6）患者使用抗凝、溶栓药物治疗,应严密观察皮肤、黏膜有无出血倾向,特别是内脏出血及颅内出血,应给予高度重视。一旦发生穿刺处、皮肤黏膜、牙龈、消化道或中枢神经系统出血,应立即停止抗凝、溶栓治疗。

（7）下腔静脉滤器置入术后可能并发滤器移位或穿孔,若出现血压下降、心率增快、面色苍白及末梢循环障碍等休克表现及腹痛、腰背痛等情况,立即通知医生。

5. 对该患者如何进行出院指导?

（1）进食低盐、低脂、低糖、低胆固醇、富含维生素 K、清淡饮食,多食新鲜蔬菜、多饮水。避免腹内压升高,影响下肢血液回流;戒烟,防止烟草中尼古丁刺激引起血管收缩。

（2）坚持服用抗凝药物,遵医嘱复查凝血功能。服用抗凝药物期间要观察有无血尿、黑便,牙龈出血,周围皮肤有无瘀斑及皮下出血点等,女性需观察月经量有无增加,不可擅自停药、加量、减量等。

（3）进行适当活动和功能锻炼,如散步、打太极拳等。教会患者居家期间行踝泵运动,促进下肢血液和淋巴回流,消除肿胀,预防下肢 DVT。

（4）注意患肢保暖,但不可过热,冬季室内保持一定温度,以免缺血状态下增加耗氧量。告知患者不可长时间保持同一姿势,如长时间站立,长时间坐位,双腿交叉,避免穿紧身裤,卧床休息时尽量抬高患肢,以促进静脉回流。

（5）告知患者需穿着弹力袜 3~6 个月,每日晨起下床前穿上,若已起床,则应重新卧床,抬高患肢,使静脉血排空再穿着,建议昼夜均穿弹力袜(至少每天 18h)。

（6）定期门诊复诊,病情有变化时(一侧腿部肿胀、疼痛,出现胸痛、呼吸困难、咯血等症状时)及时就医。

【知识拓展】

急性 DVT 的治疗方法有哪些?

急性 DVT 治疗分为内科治疗、外科治疗和介入治疗。内科治疗包括一般治疗和抗凝、全身溶栓治疗。外科治疗为手术取栓。介入治疗是基于内科治疗联合介入手术。

1. 内科治疗

(1)一般治疗:急性 DVT 深静脉血栓患肢须卧床休息 1~2 周,患肢抬高需高于心脏水平 20~30cm。急性期间避免用力排便,以防血栓脱落,导致 PTE。急性期后或者放置下腔静脉滤器后,下床活动时建议穿着弹力袜。

(2)抗凝:是急性 DVT 最基本的治疗方法,可预防血栓的繁衍和再生,降低 PTE 和深静脉血栓形成后遗症的发生率。

(3)全身溶栓治疗:见于急性 DVT 患者,使用溶栓药物激活血液中纤维蛋白酶原,使之转变为纤维蛋白酶,水解纤维蛋白成为小分子肽,达到溶解血栓的目的。

2. 外科治疗 下肢 DVT 一般不常规手术取栓,但对于广泛性髂股静脉血栓形成伴动脉血供障碍而肢体趋于坏疽者,可能需手术取栓。髂 - 股静脉血栓取出术的手术时间一般在发病 72h 内,尤以 48h 内效果最好。手术时间越早,血栓与静脉壁粘连炎症反应程度越轻,静脉内膜破坏越轻,继发血栓形成越少,手术取栓越彻底,术后效果更佳。

3. 介入治疗

(1)经导管接触性溶栓治疗

适应证:①急性期 DVT;②亚急性期 DVT;③ DVT 慢性期或后遗症期急性发作。

禁忌证:① 3 个月内有脑出血和(或)手术史,1 个月内有消化道及其他内脏出血者和(或)手术史;②患肢伴有较严重感染;③急性期髂股静脉或全下肢 DVT,血管腔内有大量游离血栓而未行下腔静脉滤器置入术者;④难治性高血压(血压 >180/110mmHg);⑤ 75 岁以上患者慎重选择。

(2)机械性血栓清除术:包括使用大腔导管抽吸、利用血栓消融装置清除血栓。

适应证:①急性期 DVT;②亚急性期髂股静脉血栓。

禁忌证:①慢性期 DVT;②后遗症期 DVT;③膝下深静脉血栓。

(3)PTA 和支架植入术

适应证:①不伴有急性血栓的髂股静脉重度受压(Cockett 综合征或 May-Thumer 综合征);②经导管溶栓、血栓清除术后遗留的髂静脉重度狭窄和闭塞;③股静脉形态、血流正常时的股总静脉重度狭窄;④慢性期短段股静脉重度狭窄(推荐作单纯 PTA)。

禁忌证:①股静脉长度狭窄、闭塞;②股静脉机化再通不全;③髂股静脉长段急性期血栓而又未置入下腔静脉滤器者。

【护士长查房总结】

DVT 在周围血管病中占 40%,随着专业的发展和多种诊疗技术的推广应用,发病率呈逐年上升趋势。股青肿是急性髂股静脉血栓形成中的一种严重类型,临床上表现为疼痛剧烈、下肢高度水肿、皮肤发绀,常伴有动脉痉挛、下肢动脉搏动减弱或消失、皮肤温度降低,进而发生循环障碍,全身反应重,易出现休克、下肢坏疽,致残率高,截肢率高达 50%~55%,甚至危及生命。因此,早期明确诊断、早期正确系统治疗及精心细致的护理尤为重要,我们一定要掌握对这类危重症疾病的急救及监测重点,为医师诊断和治疗提供可靠信息,挽救患者生命,预防及减少并发症。

(倪叶彬)

第三节　肺 栓 塞

【案例导入】

一般资料　患者女性,62 岁,大专学历。

现病史　因"突发神志不清伴呼吸困难 1d"急诊入院。

既往病史　既往有高血压,左下肢骨折,长期卧床史。高血压病史 3 年,口服波依定治疗血压控制在 130/90mmHg 以内。2022 年 6 月 20 日因"左胫骨中下段骨折"行"左胫骨中下段骨折切开复位髓内钉内固定术"。

入院诊断　急性肺栓塞;左下肢深静脉血栓形成;左胫骨骨折;左胫骨髓内钉内固定术后。

护理查体　T:38.2℃,P:146 次 /min,R:40 次 /min,BP:86/45mmHg,SpO$_2$:87%。 患者浅昏迷,双侧瞳孔等大等圆,直径 4mm,对光反射迟钝;口唇发绀,四肢及全身皮肤湿冷,咳嗽咳痰,痰中带血丝。髌骨中点上方 15cm 处周径差:2.5cm,髌骨中点下方 10cm 处周径差:1.0cm;左下肢明显肿胀,Homans 征阳性,Neuhof 征阳性。双下肢皮肤温度均为 36.2℃,颜色及感觉均正常,足背动脉、胫后动脉搏动均可扪及。

辅助检查　动脉血气分析示 pH:7.38,SaO$_2$:88%,PaO$_2$:90mmHg,PaCO$_2$:40mmHg,血浆 D- 二聚体:598μg/L。血常规示白细胞:11×10^9/L,血红蛋白:98g/L。生化全套示白蛋白:35.2g/L,白 / 球比:1.12,钙:2.05mmol/L,钾:3.2mmol/L。凝血常规示血浆凝血酶时间:54s,活化部分凝血活酶时间:40.1s,血浆纤维蛋白原 1.81g/L,D- 二聚体:15.02ng/ml。血小板功能:0.9。双下肢及胸部 CT 示双侧肺动脉主干及分支内栓塞,左侧髂外静脉至左侧股总静脉分叉处血栓形成。

护理评分　Caprini 评分:7 分,风险等级:极高度危险;格拉斯哥昏迷评分量表:11 分,中度意识障碍;Braden 评分:12 分;Barthel:30 分,自理能力重度依赖;Wong-Baker 面部表情测量表:3 分,中度疼痛;跌倒坠床评分:4 分。导管滑脱评分:15 分,Ⅱ度风险。

治疗方案　急诊行"双下肢静脉、肺动脉造影 + 下腔静脉滤器置入术",术中植入 Optease 滤器一枚,术后经右股静脉保留导管持续阿替普酶溶栓治疗,低分子肝素钙皮下注射抗凝治疗,间羟胺、多巴胺升压及扩容、维持水电质平衡治疗,经鼻胃管置入肠内营养治疗,保留尿管,记 24h 出入量。面罩吸氧 8L/min,冰袋物理降温。

主要的护理问题

首优问题　①急性意识障碍:与脑组织缺氧有关;②气体交换受损:与肺血管阻塞所致通气 / 血流比例失调有关;③营养失调　低于机体需要量:与进食少有关;④组织灌注不足:与静脉回流障碍有关;⑤体温过高:与感染有关;⑥电解质紊乱:与意识障碍无法进食有关;⑦有感染的危险;⑧潜在并发症:猝死、再发栓塞。

　　次优问题　①潜在并发症：下腔静脉滤器移位、断裂、下腔静脉穿孔、下腔静脉内膜损伤、下腔静脉阻塞；②潜在并发症：肺栓塞再发、重要脏器功能衰竭；③躯体移动障碍：与意识障碍有关；④舒适度的改变：与骨折、溶栓制动有关；⑤有管道滑脱、打折的危险：与意识障碍有关；⑥自理能力缺陷：与骨折、意识障碍有关；⑦有跌倒坠床的危险：与意识障碍有关。

　　目前主要的护理措施　①绝对卧床休息，休克卧位，面罩吸氧8L/min（必要时配合行气管插管），床边备吸引器防止窒息，必要时吸痰；②建立两路静脉通路，遵医嘱用药；③心电监护持续监测生命体征，关注各项实验室指标；④密切注意病情变化，关注双下肢周径差，下肢皮肤温度、颜色、感觉及足背动脉搏动情况；⑤观察穿刺部位有无出血、血肿，观察皮肤、黏膜、消化道等有无出血征象；⑥落实基础护理措施（皮肤护理、口腔护理、会阴护理、管道护理）；⑦记录24h出入量；⑧遵医嘱补充电解质及营养液；⑨冰袋物理降温，做好体温管理，遵医嘱使用抗生素。

【问题解析】

　1. 什么是肺栓塞？什么是肺血栓栓塞症？

　　肺栓塞（pulmonary embolism，PE）是内源性或外源性栓子脱落阻塞肺动脉引起肺循环功能障碍的临床和病理生理综合征，包括肺血栓栓塞症，脂肪栓塞综合征，羊水栓塞，空气栓塞，肿瘤栓塞和细菌栓塞等。肺血栓栓塞症（pulmonary thrombo embolism，PTE）是指来自静脉系统或右心的血栓阻塞肺动脉或其分支所致的疾病，以肺循环（含右心）和呼吸功能障碍为主要临床表现和病理生理特征，是最常见的肺栓塞类型。

　2. 肺血栓栓塞症三联征的临床表现是什么？患者入院后护士应该立即给予该患者什么样的急救措施？

　　肺血栓栓塞症三联征的临床表现是胸痛、咯血、呼吸困难。

　　患者入院后护士应立即给予：①绝对卧床休息，予以休克体位并注意保暖，尽量减少搬动；②高流量吸氧，或遵医嘱予以无创呼吸机辅助通气，保持呼吸道通畅；③心电监护，严密监测生命体征；④建立静脉通路，遵医嘱予以扩容、升压、平喘、镇痛、抗凝、溶栓等治疗。

　3. 对该患者如何进行病情监测？

　　监测呼吸及重要脏器的功能状态，以提供诊断信息并指导治疗。

　（1）呼吸状态：严密监测患者的呼吸频率、血氧饱和度、动脉血气变化。

　（2）意识状态：监测患者有无烦躁不安、嗜睡、意识模糊、定向力障碍等脑缺氧的表现。

　（3）循环状态：监测患者的心率、血压、出入量、全身皮肤温湿度变化。

　（4）凝血功能监测：注意观察牙龈、皮肤黏膜、大小便颜色以及有无头痛、呕吐、瞳孔变化、意识改变等出血症状，监测凝血常规变化。

　4. 该患者行下腔静脉滤器置入术后病情观察要点有哪些？

　（1）给予心电监护，严密监测生命体征的变化，同时观察有无对比剂反应。

　（2）术后取平卧位，置管穿刺侧肢体伸直制动，观察穿刺部位有无出血、血肿，密切观察穿刺肢体足背动脉搏动情况、皮肤温度、颜色及感觉情况。

　（3）血压平稳后，取平卧位，患肢抬高，高于心脏水平20~30cm，可以抬高床尾或使用抬腿垫。患者神志清醒后，指导患者床上做踝泵运动，增加小腿腓肠肌活动，促进静脉回流。

　（4）观察双下肢周径差的变化并记录，一旦发生下肢突然肿胀提示滤器有阻塞的可能。

（5）患者使用抗凝、溶栓药物治疗，应严密观察皮肤、黏膜有无出血倾向，特别是内脏出血及颅内出血，应给予高度重视。一旦发生穿刺处、皮肤、黏膜、牙龈、消化道或中枢神经系统出血，应立即停止抗凝、溶栓治疗。

（6）下腔静脉滤器置入术后可能并发滤器移位或穿孔，若出现血压下降、心率增快、面色苍白及末梢循环障碍等休克表现及腹痛、腰背痛等情况，立即通知医生。

5. 对该患者如何进行出院指导？

（1）凝血指标，自我观察有无出血倾向。

（2）进低盐、低脂、低胆固醇、富含维生素 K、清淡饮食，多食新鲜蔬菜、水果，多饮水。

（3）关注血压、血脂、血糖变化。改善生活方式，避免久站、久坐、跷二郎腿、穿过紧的裤子等影响静脉回流的行为。病情允许时适当运动，如小步快走、慢跑、骑车、游泳等。

（4）坚持穿着梯度压力袜。

（5）注意下肢活动，卧床期间进行床上肢体功能锻炼。

（6）定期门诊复诊，病情有变化时（一侧腿部肿胀、疼痛，出现胸痛、呼吸困难、咯血等症状时）及时就医。

【知识拓展】

PE 治疗方法有哪些？

PE 治疗分为内科治疗和介入治疗。内科治疗主要是血流动力学支持和抗凝、溶栓治疗。介入治疗是基于内科治疗，在影像引导下于下腔静脉放置滤器和（或）通过导管、球囊等介入器具对局部血栓进行溶解、碎裂、抽吸等，以尽快改善患者症状，提高存活率。

（1）血流动力学和呼吸支持：对急性 PE 合并右心衰竭患者的支持治疗极其重要。对心脏指数低、血压正常的急性 PE 患者，给予适度的液体冲击（500ml）有助于增加心排血量。在药物、外科或介入、再灌注治疗的同时，通常需使用升压药、肺动脉解痉药。

（2）抗凝：急性 PE 患者抗凝治疗的目的在于预防早期死亡和 DVT 复发。对于高或中度临床可能性的患者，等待诊断结果的同时应给予抗凝治疗。普通肝素、低分子肝素或磺达肝癸钠均有即刻抗凝作用。

（3）溶栓治疗：溶栓治疗可迅速溶解血栓，恢复肺组织灌注，逆转右心衰竭，增加肺毛细血管血容量，降低病死率和复发率。

（4）经皮导管介入治疗：经皮导管介入治疗可去除肺动脉及主要分支内的血栓，促进右心室功能恢复，改善症状和存活率，适用于溶栓绝对禁忌证的患者。介入方法包括猪尾导管或球囊导管行血栓碎裂，液压导管装置行血栓流变溶解，抽吸导管行血栓抽吸以及血栓旋切。对无溶栓禁忌证的患者，可同时经导管溶栓或在机械取栓基础上行药物溶栓。

（5）下腔静脉滤器置入：不推荐急性 PE 患者常规置入下腔静脉滤器。在有抗凝药物绝对禁忌证以及接受足够强度抗凝治疗后仍复发的急性 PE 患者，可选择下腔静脉滤器置入。观察性研究表明，腔静脉滤器置入可减少急性 PE 患者急性期病死率，但增加 VTE 复发风险。

【护士长查房总结】

急性肺栓塞是重症医学科的常见病，急性肺栓塞的病因很多，如血栓、心脏病、肿瘤、妊娠分娩,脂肪栓塞,空气栓塞等,我们一定要掌握对这类危重症疾病的急救及监测重点,为医师诊断和治疗提供可靠信息,挽救患者生命,预防及减少并发症。

1. 保持呼吸道畅通,重点观察患者呼吸频率及节律变化,掌握无创呼吸机的监测要点。

2. 在溶栓、抗凝治疗过程中应注意检测凝血功能,注意观察牙龈、皮肤黏膜、大小便颜色以及有无头痛、呕吐、瞳孔变化、意识改变等出血症状。

3. 患者应绝对卧床休息,保持大小便畅通,避免便秘、咳嗽等,以免增加腹腔内压。

4. 正确采集标本送检,特别是凝血功能检查。

(尹媛媛)

第四节　肝素诱导的血小板减少症性血栓形成

【案例导入】

一般资料　患者男性,62 岁,本科学历。

现病史　因“左下肢肿胀 2d,寒战、高热、呼吸困难 30min”急诊入院。患者 2d 前无明显诱因下出现左下肢肿胀,在当地医院行“下腔静脉滤器置入术”,术中静脉注射肝素 30min 后突然呼吸困难、大汗淋漓,伴有寒战、高热,急诊收入院。

既往病史　既往有“高血压”病史。

入院诊断　Ⅱ 型肝素诱导的血小板减少症性血栓形成;下肢深静脉血栓形成。

护理查体　T:38.6℃,P:121 次 /min,R:34 次 /min,BP:82/41mmHg,SpO_2:92%,双肺呼吸音清。患者神志淡漠,双侧瞳孔等大等圆,直径 3mm,对光反射正常;左下肢肿胀,未见明显浅静脉隆起,双下肢末梢皮温低,足背动脉搏动未触及;左股三角区压痛,双下肢髌骨上方 10cm 处周径差 6cm,髌骨下方 10cm 处周径相差 7cm,双下肢感觉、活动无明显异常。

辅助检查　血气分析示 PaO_2:82mmHg;血常规示血红蛋白:147g/L,血小板计数:28×10^9/L;凝血常规示 D- 二聚体:30.38mg/L,活化部分凝血酶原时间:28.6s,纤维蛋白原:1.8g/L;生化检查示:高敏肌钙蛋白 T:0.016μg/L,B 型尿钠肽:38.4pg/ml,乳酸脱氢酶:201U/L,肌酸激酶:72U/L,谷丙转氨酶 14.9U/L,谷草转氨酶 15.8U/L,尿素氮 4.12mmol/L,肌酐 82.8μmol/L。

护理评分　Caprini 评分:6 分,风险等级:极高度危险;格拉斯哥昏迷评分量表:13 分,轻度意识障碍;Barden 评分:14 分;Barthel 评分:35 分,自理能力重度依赖;NRS 评分:4 分,重度疼痛;跌倒坠床评分:4 分。

治疗方案　入院后即刻开放气道,保持呼吸道通畅,补液扩容,抗休克,症状缓解后,溶栓导管及鞘管持续 CDT,停用肝素,尿激酶与阿加曲班抗凝溶栓治疗。

主要的护理问题

首优问题　①气体交换受损:与喉头水肿和栓塞部分血流量减少导致通气 / 血流比例失调有关;②体液不足:与液体丢失过多,摄入不足有关;③组织灌注不足:与静脉回流障碍有关;④意识障碍:与脑组织缺氧有关;⑤出血:与血小板计数降低有关;⑥潜在并发症:再发肺栓塞与动脉栓塞。

次优问题　①有管道脱落的可能:与患者无法耐受管道引起躁动有关;②自理能力缺陷:与大手术后体弱及意识障碍有关;③舒适的改变:与置管溶栓期间肢体制动有关;④潜在

滤器相关并发症:滤器移位、滤器支架断裂、滤器内血栓形成等。

目前主要护理措施　①绝对卧床,抬高床头 >30°;②心电监护,监测体温、血压、心率、呼吸、血氧饱和度变化;③高流量吸氧;④建立静脉通路,纠正低血压,保证有效循环血量和组织灌注压;⑤遵医嘱予以降温治疗;⑥密切观察消化道出血症状和血小板等实验室指标变化,避免剧烈运动、磕碰,预防出血;⑦准确记录 24h 出入量,保持出入平衡,以防容量不足造成血液黏稠、血流减慢、血栓形成的危险;⑧各项检查集中进行,操作轻柔,尽量缩短止血带使用时间,血管穿刺采血后压迫时间静脉 >10min,动脉 >20min;⑨禁止使用肝素盐水封管,改为无菌生理盐水正压封管,防止管路堵塞;⑩如发生呼吸、心搏骤停,即刻行心肺复苏等基础生命支持。

【问题解析】

1. 什么是肝素诱导的血小板减少症?

肝素诱导的血小板减少症(heparin induced thrombocytopenia,HIT)是在应用肝素类药物过程中出现的,由抗体介导的肝素不良反应,临床上以血小板计数降低为主要表现,可引发动、静脉血栓形成,严重者甚至死亡。

2. HIT 的临床表现有哪些?

(1)血小板计数减低是 HIT 患者最主要的临床表现,血小板计数常常下降至其基线值的 50% 以上。

(2)血栓形成,临床多见下肢深静脉血栓形成,可发生致死性肺栓塞,严重 DVT 还可导致静脉性肢体坏疽,其他脏器及皮下浅表静脉亦可发生血栓。

(3)急性全身反应,在静脉注射肝素 30min 后出现,表现为肌肉僵直、寒战、发热、大汗、呼吸困难、心动过速或血压升高等,严重者可导致心脏、呼吸骤停,可出现弥散性血管内凝血(disseminated intravascular coagulation,DIC),造成纤维蛋白原大量消耗和下降,个别患者使用肝素后发生全身过敏反应,严重者可出现低血压和喉头水肿等。

(4)出血,HIT 导致的自发性出血少见。

3. HIT 的临床分型有哪些?

按照血小板计数下降的时间顺序可分为三种类型:

(1)经典型 HIT(60%):血小板计数明显降低发生于肝素给药后的 5~10d(肝素给药的首日为 0d)。

(2)速发型 HIT(30%):患者血小板计数在接触肝素后 24h 内(最早数分钟至数小时内)迅速降低,此类患者多于过去的 100d 内(特别是 30d 内)曾经使用肝素类药物,且血液中仍存在 HIT 抗体,再次接触肝素类药物时迅速引发免疫反应。

(3)迟发型 HIT(10%):患者血小板数量明显降低发生于使用肝素 3 周之内,可能与患者循环血液中持续存在高浓度 HIT 抗体有关,在停用肝素后这些 HIT 抗体仍可激活血小板,通常在出院后数日到数周出现血栓栓塞表现,此型患者如未能及时诊断,病死率较高。

4. 对该患者观察要点有哪些?

(1)观察患者神志、生命体征、尿量的变化,减少血压波动,以降低抗凝治疗时的出血风险。

(2)遵医嘱及时、准确地输注溶栓药物,输液泵性能完好,参数设置正确,如有报警及时查看并排除。

（3）密切观察血氧饱和度的变化，注意有无血栓脱落导致再发肺栓塞。

（4）导管溶栓期间术侧肢体伸直、制动，注意保持穿刺处敷料干燥，注意有无皮下出血和血肿，如发现渗血应及时汇报医生予以更换。

（5）密切观察出血倾向，严密观察血常规、凝血功能、大便常规和隐血试验，特别关注血小板计数的变化。

（6）注意观察双下肢末梢皮肤温度、颜色、感觉，足背动脉搏动及双下肢肿胀情况。

5. 该患者出院后的健康指导有哪些？

（1）行为指导：严格戒烟戒酒，注意患肢保暖，穿合适鞋袜。

（2）饮食指导：清淡、低盐、低糖、低脂、高维生素饮食。

（3）药物指导：遵医嘱按时服药，不随意调整药物剂量或停药。

（4）活动指导：避免磕碰，刷牙宜使用软毛牙刷，注意有无出血症状；避免久站、久坐，卧床期间进行肢体功能锻炼。

（5）复查指导：定期门诊复查，注意监测血小板计数、凝血酶原时间、纤维蛋白原和血浆 D- 二聚体的变化。

【知识拓展】

简述 HIT 抗凝药物的选择和观察。

HIT 患者一经诊断或者高度怀疑应立即停用肝素类药物，并接受非肝素类药物抗凝治疗。抗凝治疗分为初始治疗阶段和维持治疗阶段，初始治疗药物主要包括凝血酶抑制剂（阿加曲班和比伐卢定）和凝血因子 X_a 的抑制剂（磺达肝癸钠），维持治疗药物多以华法林为主。

（1）阿加曲班为可逆的直接凝血酶抑制剂，是唯一批准应用于 HIT 治疗的抗凝药物，半衰期 40~50min，通过 APTT 监测抗凝作用，静脉给药后 1~3h 可达到稳定的抗凝效果；对肝功能正常的患者，标准初始剂量为 1~2μg/（kg·min），持续静脉输注给药，调整剂量使 APTT 维持 1.5~3.0 倍基线值，阿加曲班不经肾脏代谢，肾功能异常的患者无需调整剂量。

（2）比伐卢定也是一种可逆的直接凝血酶抑制剂，半衰期约 25min，通过 APTT 监测抗凝作用。初始维持剂量 0.15mg/（kg·h），维持目标 APTT 水平于基线的 1.5~2.5 倍或活化凝血时间（ACT）>300s。肝功能异常的患者建议剂量为 0.14mg/（kg·h），肾功能不全患者需调整剂量。

（3）磺达肝癸钠是一种抗凝血酶依赖性的选择性 X_a 因子抑制剂，治疗剂量一般 5~10mg/d 皮下注射，应根据肾功能和体质量进行调整。依据体重建议的剂量为：体质量 <50kg，5.0mg 皮下注射，1 次 /d；体质量 50~100kg，7.5mg 皮下注射，1 次 /d；体质量 >100kg，10mg 皮下注射，1 次 /d。依据肾功能给予的建议剂量为：肌酐清除率 >50ml/min 时，正常剂量应用；20~50ml/min 时，慎用磺达肝癸钠；<20ml/min 时，禁用磺达肝癸钠。

（4）华法林是维生素 K 拮抗剂，华法林起效缓慢，至少需要 3~5d 才能起到抗凝作用。如果患者需要服用华法林，待血小板计数升高至 150×10^9/L 或恢复至基线水平，给予华法林与非肝素类抗凝药物重叠至少 5d，待华法林起效后停用非肝素类抗凝药物，继续口服华法林。华法林初始剂量建议 ≤3mg/d，用药期间必须常规监测 INR，目标范围为 2.0~3.0。

【护士长查房总结】

肝素诱导的血小板减少性血栓形成,是 HIT 的临床表现之一,如不及时救治,可致残或者危及生命。护士在护理过程中应注意观察末梢肢体血运及动脉搏动等情况,及时发现肺栓塞的发生。如患者出现肺栓塞症状时应即刻配合医生积极抢救。治疗过程中密切监测血小板计数、凝血酶原时间和活化部分凝血活酶时间以及血浆纤维蛋白原的变化,防止发生出血。用药前评估患者是否存在与药物相关的潜在禁忌,并对患者进行肾功能、凝血酶原时间和活化部分凝血活酶的基线评估。我们应充分认识本病的临床表现、病理生理以及并发症,准确判断病情变化,及时实施有效的护理措施。

（曹 静）

第四章
内脏静脉疾病

第一节 门静脉血栓形成

【案例导入】

一般资料 患者,男性,52 岁,大专学历,体重 55kg。

现病史 因"左侧腹部疼痛 1d"急诊入院。

既往病史 既往肝硬化病史 2 年,无重大手术史、外伤史、药物及食物过敏史。

入院诊断 门静脉及肠系膜上静脉血栓形成。

护理查体 T:36.3℃,P:104 次 /min,R:20 次 /min,BP:130/83mmHg,SpO$_2$:98%。 患者急性病容,全腹部软,左下腹胀痛,伴恶心、呕吐,呕吐物为胃内容物,无反跳痛、肌紧张,肝肋下未触及,肝肾区未及叩击痛,移动性浊音阴性,无腹水,无颈静脉怒张,无双下肢水肿及阴囊肿胀,肠鸣音 6 次 /min,腹围:34cm。

辅助检查 血常规示白细胞:7.83×10^9/L,中性粒细胞:71.54%,血红蛋白:112g/L。凝血常规示血浆凝血酶原时间:19.0s,血浆凝血酶原时间活动度:51.00%,D- 二聚体:17.57mg/L,纤维蛋白原降解产物:12.13μg/mL。血生化白蛋白:38.7g/L,总胆红素:8.81μmol/L,γ- 谷氨酰转肽酶:168U/L,尿素:9.53mmol/L,空腹血糖:5.23mmol/L。腹部立位平片:腹部部分肠管积气、扩张,未见明显气液平。腹部增强 CT 检查示门静脉及肠系膜上静脉血栓形成。

护理评分 Caprini 评分:4 分,风险等级:高度危险;Braden 评分:12 分,风险等级:高度危险。Barthel 评分:30 分,自理能力重度依赖;NRS 评分:6 分,中度疼痛;Morse 跌倒坠床评分:45 分,风险等级:高度危险。

治疗方案 禁食禁水,皮下注射低分子肝素抗凝治疗,间苯三酚止痛治疗,完善检查后于入院第二日行"经皮门静脉血栓抽吸术 + 门静脉球囊扩张成形术 + 置管溶栓术",术后经右股动脉保留导管予以阿替普酶溶栓治疗,静脉补液予以营养支持,维持水电解质平衡。记录 24h 出入量。经溶栓治疗后第四天门静脉造影复查示门静脉主干血流通畅,血管壁光滑,腹痛缓解,术中拔除右股动脉保留导管。经治疗预后良好,予以出院。

主要护理问题

首优问题 ①腹痛:与门静脉血栓、肠系膜缺血有关;②活动无耐力:与贫血有关;③体液过多:与门静脉高压有关;④营养失调 低于机体需要量:与禁食、呕吐、消化吸收障碍等有关;⑤潜在并发症:出血、肠坏死、肝性脑病、肺栓塞、重要脏器功能衰竭。

次优问题 ①舒适度的改变:与腹痛、溶栓制动有关;②有液体不足的危险:与呕吐、纳差有关;③潜在并发症:穿刺部位假性动脉瘤或动静脉瘘、感染;④有皮肤完整性受损的危险:与卧床、出汗有关。

目前主要的护理措施 ①绝对卧床休息,半卧位,有助于缓解疼痛;②禁食禁饮,静脉营养支持;③心电监护,严密监测生命体征,呼吸急促、发绀者给予氧气吸入;④密切观察病情变化,严重者可呈休克状态,严密观察患者神志、皮肤色泽、尿量及四肢末梢循环情况;⑤疼痛护理,观察腹痛进展情况,合理镇痛,关注各项实验室指标;⑥用药护理,抗凝溶栓期间做好药物及导管相关护理,现用现配,正确设置输液泵参数,保证药物剂量的准确性;⑦观察穿刺部位有无出血、血肿,观察皮肤、黏膜、消化道等有无出血征象;⑧术后充分水化,术前3~6h 至术后24h,静脉水化治疗 1~1.5ml/(kg·h),碱化尿液(5% 碳酸氢钠静滴),避免血红蛋白堵塞肾小管,出现肾功能损伤;⑨落实基础护理措施(皮肤护理、口腔护理、会阴护理、管道护理),胃肠减压期间做好导管护理,保持口腔清洁,做好预防压疮护理;⑩心理护理,疼痛、呕吐、手术等因素,患者往往容易焦虑、紧张,给予适当的心理支持,缓解患者心理压力。

【问题解析】

1. 什么是门静脉血栓形成?

门静脉血栓形成(portal vein thrombosis,PVT)是指门静脉主干和(或)门静脉左、右分支发生血栓,伴或不伴肠系膜静脉和脾静脉血栓形成。

2. PVT 的临床表现是什么?

急性 PVT 易导致肠系膜缺血,常常表现为剧烈的腹胀、腹痛顽固性腹水,甚至肠坏死等严重不良结局。慢性 PVT 可导致门静脉闭塞或门静脉海绵样变性,继发门静脉高压,可表现为脾肿大和脾功能亢进,呕血和黑便,腹水,营养不良,皮肤出血斑点、黄疸等。

3. 患者入院后护士应该立即给予该患者什么样的急救措施?

患者入院后护士应立即给予:①绝对卧床休息,半卧位,及时清理呕吐物,协助患者呕吐后清水漱口;②禁食禁饮,必要时胃肠减压;③心电监护,严密监测生命体征;④建立静脉通路,遵医嘱予以镇痛、抗凝、溶栓、营养支持等治疗,纠正低蛋白血症;⑤准确评估疼痛,遵医嘱合理止痛,观察有无急腹症征象,警惕肠缺血和肠坏死;⑥指导患者定时排便,保持大便通畅,观察大小便性状;⑦严密观察凝血功能、腹围、血电解质、出入液量变化;⑧保持安静,减少探视。

4. PVT 的分期和分级有哪些?

(1)根据血栓发生的时间及其影像学表现,PVT 分为 2 期:①急性期:发病时间 <60d,门静脉系统(包括肠系膜静脉及脾静脉)血栓形成;②慢性期:急性期后,典型表现为门静脉海绵状血管瘤,其次为门静脉周围的侧支循环,对降低门静脉压力,维持肝内的血流灌注有积极作用。

(2)PVT 分为 4 级:①Ⅰ级,PVT<50%,伴或不伴肠系膜上静脉小分支阻塞;②Ⅱ级,PVT>50%,伴或不伴肠系膜上静脉小分支阻塞;③Ⅲ级,门静脉完全阻塞伴肠系膜主干分支阻塞;④Ⅳ级,门静脉及肠系膜上静脉完全阻塞。

5. 对该患者如何进行出院指导?

(1)向患者和家属说明 PVT 的发病原因,避免诱发或加重的因素,如肝炎、胆道感染、腹部外伤等,避免劳累引起腹内压增高因素,如剧烈咳嗽、便秘、提举重物等。

（2）保持心情舒畅，避免情绪激动。

（3）健康饮食，禁烟酒，少喝咖啡、浓茶，多食新鲜蔬菜、含果胶丰富的水果，如芒果、香蕉等，保持大便的通畅。

（4）用软毛牙刷刷牙，避免牙龈出血，防止外伤。密切监测凝血指标，观察患者是否有出血倾向。

（5）出院后定期门诊随访，按医嘱按时服用保肝药、抗凝药等，定期检查肝功能、血常规。如发现便血应立即休息，及时就诊。

【知识拓展】

PVT 治疗方法有哪些?

PVT 治疗主要包括内科治疗、介入治疗和外科手术治疗三个方面，内科治疗主要是抗凝、全身溶栓治疗。介入治疗主要包括颈静脉肝内门体分流术（transjugular intrahepatic portosystemic shunt, TIPS），门静脉血栓溶栓术及门静脉取栓术、血栓清除术、球囊扩张术或支架置入等。

（1）PVT 患者抗凝治疗应个体化。使用何种抗凝药物（包括低分子肝素、维生素 K 拮抗剂、直接口服抗凝剂）以及用药的持续时间应与血液学专家或肝病专家协商后共同决定。

（2）仅考虑对抗凝治疗后仍存在肠缺血表现的近期 PVT 患者进行局部或全身溶栓治疗。

（3）由于慢性 PVT 会阻碍移植物门静脉与受体门静脉的生理性吻合，因此，合并慢性 PVT 的肝移植候选者应考虑门静脉再通术后再行 TIPS。

（4）内镜或内科治疗后仍存在反复出血和（或）顽固性腹水的慢性门静脉血栓患者应考虑在门静脉再通术后行 TIPS。

（5）手术多用于治疗各种无法实现门静脉再通的难治性 PVT 且明确存在肠梗阻、肠缺血或穿孔、急性腹膜炎、肠出血等的患者，但手术所形成的创伤较大，且发生此种情况的患者肝功能极差，易出现严重并发症。

【护士长查房总结】

PVT 的病因复杂，原发性 PVT 尚无明确病因，肝硬化、腹腔创伤及感染、恶性肿瘤等均可导致 PVT。慢性 PVT 可导致门静脉闭塞或门静脉海绵样变性，继发门静脉高压，急性 PVT 易导致消化道大出血，肠系膜缺血，甚至肠坏死等严重不良结局，我们一定要掌握对这类危重症疾病的急救及监测重点，为医师诊断和治疗提供可靠信息，挽救患者生命，预防及减少并发症。

（李正静）

第二节　门静脉高压症

【案例导入】

一般资料　患者男性，63 岁，高中学历。

现病史　因"突发呕血 3h 余"急诊入院。

既往病史　"肝硬化"病史 8 年余,曾多次呕血,6 个月前行食管胃底静脉曲张套扎术。无输血史,无食物、药物过敏史,无长期用药史。

入院诊断　门静脉高压症;食管胃底静脉曲张破裂出血;肝硬化失代偿期;慢性乙型肝炎;双肾多发结石。

护理查体　T:37.4℃,P:119 次 /min,R:30 次 /min,BP:90/55mmHg,SpO$_2$:95%。患者神志清楚,贫血貌,自主体位,查体合作;全身皮肤、巩膜轻度黄染,无皮疹及瘀点、瘀斑;无颈静脉怒张,腹部稍膨隆,可见腹壁静脉曲张。触诊:腹软,无压痛、反跳痛及肌紧张;肝肋下未触及,脾大,肋缘下 4cm;腹部移动性浊音阳性。肠鸣音 5 次 /min,双下肢无水肿。24h 尿量:2 200ml。

辅助检查　血常规示血红蛋白:63g/L,血小板:72×10^9/L,红细胞:3.07×10^{12}/L。凝血常规示凝血酶原时间:16.3s,国际标准化比值:1.19;C 反应蛋白:4.45mg/L。粪便隐血试验:阳性。肝功能 + 肾功能 + 电解质示白蛋白:25g/L,白 / 球蛋白:1.47,总胆红素:35μmol/L,直接胆红素:8.2μmol/L,谷丙转氨酶:128U/L,谷草转氨酶:213U/L,肌酐:125.3μmol/L,同型半胱氨酸:24.50μmol/L,血氨:62μmol/L。乙肝两对半示乙肝表面抗原:阳性,乙肝核心抗体:阳性。门静脉超声示门静脉增宽。腹部增强 CT 示:肝硬化,食管胃底静脉曲张,脾大;双肾多发结石;腹腔积液。

护理评分　Caprini 评分:5 分,高度危险;Child-Pugh 分级:B 级,肝功能中等;Braden 评分:16 分,轻度危险;Morse 跌倒评分:30 分,轻度危险;疼痛评分:2 分,轻度疼痛。

治疗方案　入院第 1 天急诊行内镜检查,在内镜直视下行食管曲张静脉套扎术,静脉泵入生长抑素控制内脏血流量;静脉输注泮托拉唑钠护胃、复方二氯醋酸二异丙胺注射液保肝;口服硫糖铝混悬凝胶保护胃肠黏膜、恩替卡韦胶囊控制乙肝、生血宝颗粒改善贫血、呋塞米利尿治疗;限制液体及钠的摄入,监测腹围,记录 24h 出入量。入院第 3 天在局部浸润麻醉下行经颈静脉肝内门体静脉分流术 + 门静脉造影 + 门静脉测压 + 胃冠状静脉栓塞术。术后继续护胃、护肝、升蛋白、营养支持等治疗。

主要的护理问题

首优问题　①体液不足:与食管胃底曲张静脉破裂出血有关;②有窒息的危险:与误吸有关;③气体交换受损:与疾病有关;④潜在并发症:肝性脑病、感染、门静脉血栓形成、肝肾综合征、急性肝功能衰竭。

次优问题　①营养失调　低于机体需要量:与肝功能损害、营养物质摄入不足和消化吸收障碍等有关;②体液过多　腹水:与肝功能损害致低蛋白血症、门静脉压增高、血浆胶体渗透压降低及醛固酮分泌增加等有关;③恐惧:与突然大量呕血、便血、肝性脑病及病情危重等有关;④活动无耐力:与失血性周围循环衰竭有关。

目前主要的护理措施　①绝对卧床休息,避免剧烈咳嗽、打喷嚏、用力排便,以免诱发或加重出血。②建立静脉通路,遵医嘱用药。③密切观察患者病情变化,予心电监护持续监测生命体征。④吸氧,保持呼吸道通畅,床边备吸引器防窒息,告知患者呕血时轻轻吐出,避免屏气和咽下。⑤遵医嘱禁食禁饮,待病情稳定后过渡到温凉流食,逐渐过渡到软食。严格控制蛋白质的摄入总量,以低蛋白和低盐为主。⑥关注各项实验室指标,备血,做好术前准备。⑦术后术侧肢体伸直制动 6h,24h 后无活动性出血可遵医嘱床边活动。⑧注意观察穿刺点出血情况,保持穿刺点敷料清洁干燥。⑨术后大量静脉血液回流可加重心脏负担,术后患者生命体征平稳可取半卧位,持续吸氧,关注有无急性心力衰竭的表现。⑩记录24h出入量,遵医嘱利尿保持体液平衡;保持大便通畅,预防肝性脑病并发症的发生。⑪观察有无出血、肝性脑病、感染、门静脉血栓形成、肝肾综合征、急性肝功能衰竭等并发症的发生。⑫落实基础护理措施(皮肤护理、口腔护理、会阴护理等)。

【问题解析】

1. 什么是门静脉高压症？该患者出现门静脉高压症的病因是什么？

(1)门静脉高压症(portal hypertension,PHT)是指当门静脉血流受阻、血流淤滞引起门静脉系统压力增高,临床出现脾大和脾功能亢进、食管胃底静脉曲张和呕血、腹水等症状的疾病。

(2)该患者PHT的病因是肝炎后肝硬化。

2. PHT的三大临床表现是什么？

PHT的临床表现是脾大和脾功能亢进、呕血或黑便、腹水。

3. 该患者入院后出现呕血应如何进行护理？

①嘱患者暂禁食,卧床休息,予以中凹卧位,并注意保暖,尽量减少搬动,避免剧烈咳嗽、打喷嚏、用力排便,以免加重出血;②保持呼吸道通畅,吸氧;③急性大出血时患者立即取平卧位,头偏向一侧,及时清理呕吐物,床边备吸引器防窒息;④病情观察:监测生命体征、中心静脉压和尿量;观察出血的特点,呕血前有无恶心感、上腹部不适等症状,记录呕吐物的颜色、性状、量;⑤建立静脉通路,按出血量和医嘱调整输液种类和速度,遵医嘱备血、输血;⑥止血:用冰盐水或冰盐水加血管收缩剂行胃内灌洗至回抽液清澈,低温灌洗液可使胃黏膜血管收缩、降低胃分泌及运动起止血作用;遵医嘱应用止血药,注意观察药物不良反应。在内镜直视下止血。

4. 经颈静脉肝内门体分流术(transjugular intrahepatic portosystemic shunt,TIPS)常见并发症有哪些？应如何进行术后出血的处理？

(1)TIPS常见并发症有出血、支架异位、肝性脑病、急性肝功能衰竭。

(2)术后出血的处理:①胆道出血是TIPS手术过程当中常见的并发症之一,是指误伤胆道及邻近血管造成门静脉-胆道瘘或动脉-胆道瘘引发的出血,但一般情况下造成严重后果的可能性比较低,无需其他特殊的治疗。若出血呈持续性,首选药物治疗,一旦药物治疗无效可考虑覆膜支架植入封堵瘘口或行胆道置管;②腹腔出血是TIPS手术最严重并发症,是指穿刺时造成肝动脉、肝外门静脉损伤、穿破肝包膜或引起肠系膜血管壁撕裂引发的出血。因此手术过程中要密切观察患者有无腹痛、进行性腹膨隆、血流动力学不稳定等出血的临床表现,积极配合参与抢救。若为门静脉损伤引发的出血,首选药物治疗,如出血得不到控制可考虑植入覆膜支架;对于肝动脉损伤导致的腹腔出血可采取经导管动脉栓塞术止血。

5. 肝性脑病的分级及临床表现有哪些？

肝性脑病(hepatic encephalopathy,HE)是由急、慢性肝功能严重障碍或各种门静脉-体循环分流(以下简称门-体分流)异常所致的、以代谢紊乱为基础、轻重程度不同的神经精神异常综合征。肝性脑病的分级见表2-4-1。

表 2-4-1　修订的 HE 分级标准中各级的症状、体征

修订的 HE 分级标准	神经精神症状(即认知功能表现)	神经系统体征
无 HE	正常	神经系统体征正常,神经心理学测试正常
MHE	潜在 HE,没有能觉察的人格或行为变化	神经系统体征正常,但神经心理学测试异常
HE1 级	存在琐碎、轻微临床征象,如轻微认知障碍,注意力减弱,睡眠障碍(失眠、睡眠倒错),欣快或抑郁	扑翼样震颤可引出,神经心理学测试异常
HE2 级	明显的行为和性格变化;嗜睡或冷漠,轻微的定向力异常(时间、定向),计算能力下降,运动障碍,言语不清	扑翼样震颤易引出,不需要做神经心理学测试
HE3 级	明显定向力障碍(时间、空间定向),行为异常,半昏迷到昏迷,有应答	扑翼样震颤通常无法引出,踝阵挛、肌张力增高、腱反射亢进,不需要做神经心理学测试
HE4 级	昏迷(对言语和外界刺激无反应)	肌张力增高或中枢神经系统阳性体征,不需要做神经心理学测试

注:HE 为肝性脑病;MHE 为轻微肝性脑病

6. 该患者应如何预防 HE?

预防肝性脑病的措施有:①休息与活动:肝功能较差者以卧床休息为主,安排少量活动。②改善营养状况:给予高能量、高维生素、适量蛋白饮食,鼓励患者少食多餐,每日均匀分餐,睡前加餐,白天禁食时间不应超过 3~6h。遵医嘱输全血及白蛋白纠正贫血和低蛋白血症。③常规吸氧,保护肝功能。④药物应用:遵医嘱给予多烯磷脂酰胆碱、谷胱甘肽等保肝药物,避免使用对肝脏有损害的药物。⑤纠正水、电解质和酸碱失衡:积极预防和控制上消化道出血;及时处理严重的呕吐和腹泻;避免快速利尿和大量放腹水。⑥防止感染。⑦保持肠道通畅;及时清除肠道内积血;防止便秘,口服硫酸镁溶液导泻或酸性液,灌肠忌用肥皂水等碱性液。

7. 如何对该患者进行出院指导?

(1)饮食指导:①进食高热量、高维生素的无渣软食,避免粗糙、干硬及刺激性食物,以免诱发大出血;少量多餐,规律进食,补充足够能量;②肝功能严重受损及分流术后患者应限制蛋白质摄入;③有腹水患者限制水和钠摄入。

(2)生活指导:①避免劳累和过度活动,保证充分休息;若出现头晕、心慌、出汗等症状,应卧床休息,逐渐增加运动量;②避免引起腹内压增高的因素,如咳嗽、打喷嚏,用力排便,提举重物等,以免诱发曲张静脉破裂出血;③保持乐观、稳定的心理状态,避免精神紧张、抑郁等不良情绪;④用软毛牙刷刷牙,避免牙龈出血,防止外伤;⑤指导患者戒烟、酒,少喝咖啡和浓茶。

(3)HE 预防:逐步引导患者自我健康管理,并指导家属注意观察患者的行为、性格变化,考察患者有无注意力、记忆力、定向力的减退,尽可能做到 HE 的早发现、早诊断、早治

疗。注意做到"三防","三防"指防走失、防伤人、防自残。

（4）复诊指导：指导患者定期门诊复诊，如有病情反复及时就诊。

【知识拓展】

PHT 的治疗方案包括哪些？

PHT 的治疗目标主要是预防和控制食管胃底曲张静脉破裂出血；解除或改善脾大伴脾功能亢进和治疗顽固性腹水。根据患者具体情况，采用非手术治疗、手术治疗。

1. 食管胃底曲张静脉破裂出血的治疗

（1）非手术治疗的重点是补充血容量、使用垂体加压素以及应用三腔管压迫止血。①补充血容量：建立有效的静脉通道，输液、输血，肝硬化患者宜用新鲜全血，有利于止血和预防肝性脑病。避免过量扩容，防止门静脉压力反跳性增加引起再出血。②药物止血使内脏小动脉收缩，减少内脏血流量，减少门静脉回血量，降低门静脉压力，有效控制出血。③三腔管压迫止血：利用气囊分别压迫胃底及食管下段破裂的曲张静脉而起止血作用，是早期暂时控制出血的有效方法。④内镜治疗：采用双极电凝、激光、微波、注射硬化剂和套扎等方法止血。⑤ TIPS：采用介入治疗方法，经颈静脉途径在肝内肝静脉与门静脉主要分支之间建立通道，置入支架实现门体分流，一般可降低门静脉压力至原来的一半，能治疗急性出血和预防复发出血。目前主要用于药物和内镜治疗无效、肝功能差的曲张静脉破裂出血患者和等待肝移植者。

（2）外科手术治疗：食管胃底曲张静脉一旦破裂引起出血，就会反复出血，而每次出血必将给肝脏带来损害，积极手术止血，不但可以防止再出血，而且可预防肝性脑病发生。手术治疗方式主要分为分流手术和断流手术 2 类。

2. 对于严重脾大，合并明显脾功能亢进的患者单纯行脾切除术效果良好。

3. 腹水治疗

（1）限制钠、水的摄入：限制钠的摄入，进水量限制在每天 1 000mL 以内，如有低钠血症，应限制在 500mL/d。

（2）给予利尿药：是目前临床应用最广泛的治疗腹水的方法。主要使用螺内酯，利尿治疗以每天体重减轻不超过 0.5kg 为宜。

（3）提高血浆胶体渗透压。

（4）难治性腹水的治疗：①大量放腹水加输注白蛋白，消除腹水的效果较好；②腹水浓缩回输；③肝硬化引起的难治性腹水的治疗最有效的方法是肝移植。

【护士长查房总结】

PHT 合并食管胃底静脉曲张破裂出血是血管外科常见的危急重症，患者围手术期风险大，在护理过程中要给予充分的重视，早期识别并发症，避免术后并发症的发生，并为 PHT 患者提供科学且标准化的护理措施，保障患者安全。

1. 为防止术后出血，翻身动作宜轻柔，保持大、小便通畅，避免用力咳嗽、打喷嚏。注意监测血常规、凝血功能等指标变化。

2. 术后应密切观察生命体征、瞳孔的变化，注意神志的改变和躁动患者的风险防范，关注肝功能、血氨等指标。

3. 术后大量静脉血液回流可加重心脏负担,应指导患者半卧位,持续吸氧,关注有无急性心力衰竭的表现。

4. 正确采集标本送检,为医师诊断和治疗提供可靠信息。

(肖丽艳)

第三节　肝小静脉闭塞病

【案例导入】

一般资料　患者男性,49 岁,本科学历。

现病史　因"反复腹胀 1 月余"入院。患者 1 月余前无明显诱因下出现腹胀,伴恶心、胸闷、气急,无呕吐,无乏力,至当地医院查血常规提示血小板低于正常,大量腹水,当地医院建议转院进一步诊治,拟"肝小静脉闭塞病"收入院。

既往病史　患者近期有服用"土三七"史。既往否认"高血压病、糖尿病、冠心病"等慢性病史,否认"肝炎、结核"等传染病史,否认其他手术及重大外伤史,否认输血史,否认药物食物过敏史,预防接种史随社会。

入院诊断　肝小静脉闭塞病、药物性肝炎、食管胃底静脉曲张、胸腹腔积液、Ⅰ型呼吸衰竭。

护理查体　T:37.0℃,P:82 次/min,R:16 次/min,BP:100/60mmHg,身高 172cm,体重 72kg。患者神志清楚,精神萎靡,消瘦貌,全身巩膜皮肤黄染,腹部膨隆,腹围 88cm,左侧腹部带入腹腔引流管一根,内置 13cm,每日引流出黄色澄清液体 500~1 000ml。肝区叩击痛阳性,移动性浊音阳性。双下肢皮肤颜色、皮温、感觉均正常、足背动脉搏动可触及。

辅助检查　血常规示白细胞计数:10.3×10^9/L,单核细胞计数:0.96×10^9/L,血红蛋白:161g/L,平均血红蛋白浓度:374g/L,血小板计数:25.0×10^9/L。凝血常规示凝血酶原时间:18.2s,部分凝血活酶时间:53.2s,纤维蛋白原:1.03g/L,国际标准化比值:1.59,抗凝血酶Ⅲ:37.2%,纤维蛋白原降解产物:11.7μg/ml。生化全套示门冬氨酸氨基转移酶:625U/L,丙氨酸氨基转移酶:542U/L,总胆红素:98.5μmol/L,白蛋白:25.1g/L,球蛋白:18.2g/L,乳酸脱氢酶:279U/L,血清胆碱酯酶:1 370U/L,腺苷脱氨酶:33U/L,前白蛋白:28mg/L,肌酐:62μmol/L,尿酸:432μmol/L,钠:125mmol/L,氯:89mmol/L,磷:0.80mmol/L,钙:1.97mmol/L,葡萄糖:3.5mmol/L。血气分析示还原血红蛋白:9.30%,氧合指数:274.40mmHg,酸碱度:7.496,二氧化碳分压:33.6mmHg,氧分压:57.6mmHg,氧饱和度:90.5%,氧合血红蛋白:88.8%,缓冲碱:50.5mmol/L。血气分析存在低氧血症,提示Ⅰ型呼吸衰竭。全腹部 CT 示肝小静脉闭塞病,食管下段、胃底静脉曲张,胸腹腔积液。

护理评分　Braden 评分:15 分;Barthel 指数:35 分,自理能力:重度依赖;NRS 评分:3 分,轻度疼痛;跌倒坠床评分:5 分,高危风险;导管滑脱评分:3 分,低危风险。

治疗方案　一级护理,病重,无创呼吸机辅助通气、抗凝、护肝降酶、退黄、利尿、纠正低蛋白血症、升血小板、营养支持、记录 24h 尿量等治疗。

主要的护理问题

首优问题　①组织灌注量改变:与疾病的进展有关;②低效型呼吸形态:与右下肺炎、胸腹腔大量积液有关;③气体交换受损:与通气/灌注比例失调有关;④疼痛:与肝功能受损有关;⑤营养失调　低于机体需要量:与纳差、消化道功能减弱有关;⑥有呼吸机依赖的可能:与疾病和心理因素有关;⑦有消化道出血的危险:与食管下段、胃底静脉曲张有关。

次优问题　①自理能力障碍:与疾病有关;②舒适度的改变:与胸腹腔大量积液及黄疸有关;③躯体移动障碍:与胸腹腔大量积液有关;④潜在并发症:感染、出血、误吸、肝性脑病、肝功能衰竭;⑤有管道滑脱、打折的危险;⑥有压力性损伤的危险:与营养不足及大量胸腹腔积液引起的强迫体位有关;⑦知识缺乏:缺乏疾病相关知识;⑧焦虑:与担心预后有关。

目前主要的护理措施　①半卧位,遵医嘱予以无创呼吸机辅助呼吸、心电监护,持续监测生命体征及氧饱和度,确保无创呼吸机使用过程中相关参数准确、管路连接正确。关注各项实验室指标如肝功能、血小板、胆红素、血氨、电解质酸碱平衡、凝血功能及胸腹水消长等变化,及时倾听患者主诉。②观察患者的意识、情绪、定向力和综合思维能力等,注意有无肝性脑病的发生;关注患者呼吸及咳嗽咳痰情况,保持呼吸道通畅。③观察腹部体征,肝脾肿大情况,皮肤巩膜黄染程度;每日晨测空腹体重、腹围,准确记录24h出入量,以判断病情进展和治疗效果。④做好腹腔引流管的护理,管道妥善固定,避免折叠受压,密切观察引流液的颜色、量、性状。⑤每日评估患者疼痛情况,认真听取患者的主诉,向患者解释,给予适当安慰和指导,指导患者及其家属掌握有关减轻疼痛的方法和技巧,分散其注意力。⑥遵医嘱用药,及时观察药物的疗效及不良反应。⑦观察皮肤、黏膜、消化道等有无出血征象,若有出血及时汇报医生,对症处理。⑧落实基础护理措施(皮肤护理、口腔护理等),疾病相关知识宣教。⑨饮食指导,做好营养支持,指导患者进食软烂食物,勿食用生硬、带骨带刺、不易消化食物。⑩做好患者的心理护理,目前尚无肝小静脉闭塞病的特效治疗,因此症状改善较慢,评估患者的心理状态及社会支持状况,发现患者心理问题及时采取针对性的措施,减轻其焦虑情绪,改善其生活质量。

【问题解析】

1. 什么是肝小静脉闭塞病?

肝小静脉闭塞病(hepatic venular occlusive disease,HVOD),又称肝窦阻塞综合征(hepatic sinusoidal obstruction syndrome,HSOS),是由各种原因导致的肝血窦、肝小静脉和小叶间静脉内皮细胞水肿、坏死、脱落,进而形成微血栓,引起肝内淤血、肝损伤和门静脉高压的一种肝脏血管性疾病。

2. HSOS/HVOD 的危险因素有哪些?

(1)移植因素:一篇系统评价纳入了 1979—2007 年间的 135 项研究,发现在近 25 000 例成人和儿童移植术后,3 425 例发生了肝脏 HSOS,平均发病率为 14%。HSOS/HVOD 常见于干细胞移植、肾移植、肝移植等,是移植术后致命性的并发症。

(2)非移植因素:化疗(如奥沙利铂)、摄入含有吡咯生物碱(pyrrolizidine alkaloid,PA)的草本制剂(如灌木茶、土三七)、肝脏大剂量放疗、肝肿瘤的放射性栓塞和肝移植等。

(3)国内外现状:欧美报道的 HSOS/HVOD 大多发生在骨髓造血干细胞移植(hematopoietic stem cell transplantation,HSCT)预处理后,国内报道以服用含吡咯生物碱(pyrrolidine alkaloid,PA)的植物为主,称为吡咯生物碱相关肝窦阻塞综合征(pyrrolidine alkaloid-related hepatic sinusoidal obstruction syndrome,PA-HSOS),其中因服用土三七(或称菊

三七）导致的 HSOS 占 50.0%~88.6%。

3. HSOS/HVOD 具体临床表现及实验室指标的改变有哪些？

（1）HSOS/HVOD 临床表现为腹胀、肝区疼痛、腹水、黄疸、肝脏肿大等。患者多数在服用含 PA 植物后 1 个月内发病，也可经过较长时间后出现临床症状。体格检查有不同程度的皮肤巩膜黄染、肝区叩击痛、移动性浊音阳性，严重者合并胸腔积液和下肢水肿。一些重度或治疗无效、病情进行性加重的患者可以并发感染（以呼吸系统为主）和（或）肝肾功能衰竭，并可导致死亡。慢性期患者可缺少部分典型表现，或仅表现为顽固性腹水和门静脉高压相关并发症。

（2）大多数患者的血常规没有明显异常，合并感染时有白细胞计数升高，病情严重患者可表现为血小板计数进行性降低。肝功能异常主要表现为血清总胆红素升高，范围多在 17.1~85.5μmol/L，还可有门冬氨酸氨基转移酶、丙氨酸氨基转移酶的升高，少部分重度患者或并发门静脉血栓导致肝功能恶化时，血清胆红素显著升高。凝血功能大都正常或仅有 PT 和活化部分凝血酶时间（activated partial thromboplastin time，APTT）的轻度延长，但 D- 二聚体升高较常见。腹水性质符合典型的门静脉高压性腹水表现，血清腹水白蛋白梯度（血清白蛋白与同日内测的腹水白蛋白之间的差值）>11g/L。

4. 如何诊断 PA-HSOS 及对该患者进行病情监测？

PA-HSOS 的诊断推荐"南京标准"：有明确服用含 PA 植物史，且符合以下 3 项：①腹胀和（或）肝区疼痛、肝大和腹水；②血清总胆红素升高或其他肝功能异常；③典型的增强 CT 或 MRI 表现。也可以通过病理确诊，同时排除其他已知病因所致肝损伤。通过病理确诊需要有典型病理表现：肝腺泡Ⅲ区肝窦内皮细胞肿胀、损伤、脱落，肝窦显著扩张、充血。对于实验室和影像学检查不典型的疑诊患者，建议行肝穿刺活检。PA-HSOS 需注意与巴德 - 吉亚利综合征（Budd-Chiari syndrome，BCS）、失代偿期肝硬化、急性重型肝炎等疾病鉴别。

5. PA-HSOS 如何治疗？

对症支持是 PA-HSOS 的基础治疗。急性期 / 亚急性期 PA-HSOS 患者排除禁忌证后应尽早给予抗凝治疗，可选择单用低分子肝素或酌情联用华法林，亦可序贯口服华法林。糖皮质激素、前列腺素 E1 等治疗 PA-HSOS 的疗效尚不确定。对于内科治疗效果不佳者，在充分评估获益和风险后，可考虑行经颈静脉肝内门体支架分流术（transjugular intrahepatic portosystemic shunting，TIPS）控制顽固性腹水和门静脉高压。对于合并肝功能衰竭内科治疗无效的患者，可考虑行肝移植术。

【知识拓展】

1. 什么是"土三七"？

"土三七"又称"菊三七"，是一种传统中药，它含有一种生物碱叫吡咯生物碱（pyrrolizidine alkaloid，PA）。全世界超过 6 000 种植物中（占全世界开花植物的 3%~5%），已发现 660 余种 PA 和 PA 的氮氧化物。它们被用于治疗多种不适，包括关节炎、痛风和多种感染。50% 以上的 PA 具有肝毒性。

2. "土三七"诱发的 HSOS/HVOD 的发病机制是什么？

HSOS/HVOD 在 1920 年首次被描述为与摄入含有 PA 的塞内西奥茶有关。此后，在南非、阿富汗和西班牙等国，有报道称许多 HSOS/HVOD 病例是由含 PA 的草药或被 PA 污染的食品引起的。近年来,与土三七相关的 HSOS/HVOD 病例在中国越来越多地报道。HSOS 与相当高的死亡率相关,因为疾病的严重性和缺乏有效的治疗。

生物碱毒性通常可导致中至重度肝损伤,特别是对肝中央静脉和肝窦内皮的损伤,也可发生出血性坏死、肝肿大、腹水和内皮细胞增殖。这会导致肝静脉闭塞,引发 HSOS/HVOD,这是一种进行性门静脉高压症,常进展为肝功能衰竭。HSOS/HVOD 是 PA 肝毒性的典型组织学特征。

【护士长查房总结】

肝窦阻塞综合征(HSOS)也称为肝小静脉闭塞病(HVOD),是一种罕见的致命性疾病。HSOS/HVOD 的危险因素有很多:造血干细胞移植、肝移植、化疗、摄入含有 PA 的草本制剂等,我们国家最常见的引起此类疾病的中草药就是"土三七"。HSOS/HVOD 常见的临床表现有体重增加、腹水、黄疸、血小板减少等,这次查房的病例临床症状非常典型。我们一定要掌握对这类危重症疾病的急救及监测重点,为医师诊断和治疗提供可靠信息,挽救患者生命,预防及减少并发症。在这类患者的护理方面,我们的重要护理措施有以下几个方面:

1. 保持呼吸道畅通,重点观察患者呼吸频率及节律变化,掌握无创呼吸机的监测要点。
2. 密切观察患者的生命体征,生命体征改变时及时汇报医生,配合医生进行抢救。
3. 关注患者主诉,做好腹腔引流管的护理,重点关注每日尿量及腹腔引流液的情况。
4. 做好患者基础护理、皮肤护理及心理护理等。

(胡嘉丽)

第四节　肠系膜静脉血栓形成

【案例导入】

一般资料　患者男性,42 岁,大专学历。

现病史　因"反复腹痛伴发热、恶心、呕吐 8d"外院急诊转入。

既往病史　既往有慢性腹泻病史 6 年,每日大便 2~3 次,大便稀,未行规范检查治疗。14 年前因"阑尾炎"行"阑尾切除术";5 年前因"胆囊结石"行"腹腔镜胆囊切除术"。吸烟史 30 年,每日约 20 支。饮酒史 10 年,每日饮白酒约 100ml,已戒酒半年。

入院诊断　肠系膜上静脉血栓形成;菌血症;阑尾切除术后;胆囊切除术后。

护理查体　T:38.5℃,P:98 次 /min,R:21 次 /min,BP:109/55mmHg,SpO$_2$:97%。患者神志清楚,腹部膨隆,腹壁无浅静脉曲张,无胃肠型、蠕动波,全腹软,脐周及右下腹轻压痛,无反跳痛及肌紧张。肝脾肋下未扪及,双肾区无叩击痛,腹部移动性浊音(–),肠鸣音 3 次 /min。双下肢无水肿,皮肤温度、颜色、感觉正常,双侧股动脉、足背动脉可触及。

辅助检查　血常规检查示白细胞:20.94×10^9/L,血红蛋白:153.0g/L,中性粒细胞:80.4%。凝血功能检查示纤维蛋白原:5.65g/L,D- 二聚体:6.3mg/L。生化检验示降钙素原:2.70ng/ml,白蛋白:34g/L,钾:3.7mmol/L,钠:135mmol/L。院外血培养提示大肠埃希菌。盆腹腔 CTA+CTV 示:肠系膜上静脉及部分属支血栓形成,肠系膜血管周围脂肪间隙模糊,以右下腹明显,盆腔少量积液。

护理评分　Caprini 评分:4 分,风险等级:高度危险;Braden 评分:15 分,轻度危险;Barthel 评分:65 分,自理能力轻度依赖;NRS 评分:5 分,中度疼痛;Morse 评分:45 分,跌倒风险为高危。

治疗方案　急诊行"肠系膜上动脉造影 + 置管溶栓术",术后经肠系膜上动脉置管持续泵入尿激酶溶栓治疗,皮下注射低分子肝素钠抗凝治疗,静脉输注哌拉西林钠他唑巴坦钠抗感染、奥美拉唑保护胃黏膜,暂禁食禁水,予以脂肪乳、氨基酸、白蛋白等肠外营养支持治疗。保留尿管,记 24h 出入量。

主要的护理问题

首优问题　①疼痛:与肠道淤血、炎性渗出有关;②体温过高:与菌血症有关;③营养失调　低于机体需要量:与摄入不足、丢失过多有关;④知识缺乏:缺乏疾病相关知识;⑤潜在并发症:出血、肠坏死、腹膜炎、感染性休克、继发血栓形成。

次优问题　①舒适度的改变:与腹痛、溶栓治疗期间活动受限有关;②自理能力缺陷:与腹痛、制动有关;③活动无耐力:与腹痛、禁食、营养不良有关;④有非计划性拔管的危险:与牵拉、误拔有关;⑤有跌倒坠床的危险:与营养不良、乏力有关;⑥有皮肤完整性受损的危险:与卧床、高热有关。

目前主要的护理措施　①禁食禁水;②卧床休息,吸氧;③建立静脉通路,遵医嘱用药;④密切注意病情变化,监测生命体征,关注腹部症状及体征变化;⑤关注各项实验室指标,观察全身各系统有无出血征象;⑥妥善固定溶栓导管,定时观察,保持其通畅性;⑦落实基础护理措施(皮肤护理、口腔护理、会阴护理)。

【问题解析】

1. 什么是肠系膜静脉血栓?

肠系膜静脉血栓(mesenteric venous thrombosis,MVT)是由于血液在肠系膜静脉内异常凝结,阻塞静脉管腔,导致血液回流受阻,引起麻痹性肠梗阻、肠坏死、肠穿孔等,是临床较少见的肠系膜血管阻塞性疾病,通常累及肠系膜上静脉、很少累及肠系膜下静脉。

2. MVT 的临床表现有何特点? 患者入院后护士应该给予什么样的急救护理措施?

MVT 缺乏典型的症状和体征,早期诊断较困难,易被误诊而延误病情。其最常见的临床表现是腹痛,但体征往往不明显;其次为腹胀、恶心、呕吐和黑便;发生肠坏死时,则可出现腹膜炎,甚至感染性休克的相关表现。

患者入院后护士应立即给予:①卧床休息;②禁食禁水,必要时胃肠减压;③吸氧,呕吐时头偏向一侧,保持呼吸道通畅;④心电监护,严密监测生命体征变化;⑤监测腹部体征变化;⑥关注呕吐物、粪便的颜色、性状和量;⑦建立静脉通路,遵医嘱予以抗感染、镇痛、肠外营养支持等治疗。

3. MVT 常见且严重的并发症是什么? 有哪些表现?

MVT 最常见的并发症为肠坏死,肠坏死可引发腹膜炎、感染性休克,严重时危及患者生命。

患者出现以下情况需警惕肠管坏死:①腹痛症状加剧,腹痛持续未见缓解;②患者出现腹膜炎体征:腹部压痛、反跳痛、肌紧张;③腹腔穿刺抽出血性液体;④休克表现;⑤大量呕血或血便;⑥体温持续升高。

4. 对该患者如何进行病情监测？

监测意识、生命体征及腹部症状体征变化，可有效提供诊断信息并指导治疗。

（1）意识状态：观察患者有无烦躁不安、反应迟钝、意识模糊、嗜睡、昏迷等脑缺血、缺氧的表现。

（2）生命体征：严密观察体温、脉搏、呼吸、血压的变化。如出现体温升高、心率增快、血压下降等情况，应警惕感染性休克的发生。

（3）腹部症状及体征：询问患者腹痛、腹胀有无缓解或加剧，有无肛门排便排气。听诊肠鸣音有无减弱或消失，观察腹部有无腹膜刺激征的出现，警惕肠坏死的发生。

（4）生化等检验指标监测：监测血常规、C反应蛋白、凝血功能、电解质、肝功能等，了解感染控制情况、有无出血风险，以及体内水电解质平衡、营养状态的变化。

5. 该患者饮食护理要点有哪些？

（1）禁食禁饮：患者腹痛腹胀症状明显的急性期，应禁食禁饮，同时采取全胃肠外营养支持。根据患者年龄、性别、体重、应激状态等，与医生、营养师共同评估每日能量需求，合理安排补液种类、顺序和速度。

（2）掌握肠内营养指征：患者肠道功能恢复后，即可开始肠内营养，以下指征可判断肠道功能恢复情况：①患者无腹痛、腹胀；②腹部体征阴性，即无压痛、反跳痛、肌紧张；③肠鸣音恢复正常；④肛门排气。

（3）正确实施肠内营养：开始进行肠内营养时，应遵循由单一到多种、由少到多、由慢到快、由稀到稠的循序渐进原则，评估患者对肠内营养的耐受程度，以便及时进行调整。同时可使用益生菌等改善肠道菌群，更好地维护肠道功能。

6. 对该患者如何进行出院指导？

（1）用药指导：抗凝治疗至少维持3个月，切勿擅自停药；用药期间监测凝血指标，自我观察有无出血倾向。

（2）饮食指导：宜选择低脂、低胆固醇、清淡易消化的饮食，多食新鲜蔬菜、水果，多饮水，保持大便通畅。避免暴饮暴食增加肠道负担。戒烟，养成规律的生活习惯。

（3）休息与活动：病情康复期间，可进行日常生活活动，避免剧烈运动；根据身体耐受情况，逐渐增加活动量。

（4）门诊随访：抗凝治疗期间，每个月门诊随访。若出现腹痛、腹胀、黑便等现象要立即就诊。

【知识拓展】

MVT的治疗方法有哪些？

MVT的治疗分为内科治疗、介入治疗和外科手术治疗。

（1）内科治疗：主要是抗凝治疗，其目的是防止血栓扩展，给机体自身纤溶提供机会和时间。研究显示，对于存在少量出血的患者，权衡利弊，也应优先应用抗凝治疗。华法林、Xa因子抑制剂、普通肝素、低分子肝素、达肝素钠或磺达肝癸钠均有即刻抗凝作用。

（2）介入治疗：目的是再通血管，恢复肠道血供，最大限度挽救肠管。

①肠系膜上动脉置管溶栓：是一种与血栓非直接接触的溶栓方法，操作简便。虽然理论上进行肠系膜上静脉置管溶栓更为理想，但增加了置管难度和导管相关血栓形成的风险，因

此通常采用间接溶栓方法。

②经颈静脉肝内门体静脉分流术:是经颈静脉将溶栓药物直接注入门静脉主干治疗急性 MVT 的一种方法。技术难度较大,穿刺不当易引起腹腔出血等并发症。

③经皮肝穿刺门静脉血栓介入治疗:通过超声引导下经皮肝穿刺,行门静脉主干机械取栓和导管溶栓方法。不适用于腹水、凝血功能障碍、腹腔内出血的患者。

(3)外科手术治疗:患者出现肠坏死相关表现需尽快行外科手术治疗。常用的手术方式为剖腹探查,如术中发现肠坏死,则需行坏死肠管切除术、肠吻合术。

【护士长查房总结】

MVT 虽不常见,但由于其缺乏典型的症状和体征,早期诊断较困难,常被误诊而延误病情。我们通过熟悉这种急腹症的特点,掌握病情观察和护理要点,为医师的诊疗提供可靠信息,避免肠坏死发生,促进患者康复。

1. 密切监测病情变化:重点观察患者生命体征及腹部症状体征的变化,警惕肠管坏死和休克发生。

2. 科学实施肠内营养:掌握肠内营养开始的指征,循序渐进添加营养剂,维护和恢复肠道功能。

3. 做好置管溶栓护理:包括导管固定、体位安置、活动指导、标识清晰、出血监测等方面。

(刘丽萍)

第五节　中心静脉狭窄或闭塞

【案例导入】

一般资料　患者女性,76 岁,高中学历。

现病史　因"规律透析 4 年,左上肢肿胀 5 个月"入院。

既往病史　既往有高血压、肾性贫血、慢性肾脏病尿毒症期病史。高血压病史 23 年,口服硝苯地平控释片治疗,血压控制在 145/95mmHg 以内;肾性贫血病史 3 年,口服罗沙司他治疗,血红蛋白控制在 60~85g/L。尿毒症病史 4 年,规律血液透析治疗。

入院诊断　左上肢肿胀待查:中心静脉狭窄;慢性肾脏病 5 期。

护理查体　T:36.5℃,P:102 次/min,R:22 次/min,BP:130/85mmHg,SpO_2:95%。患者神志清楚;颜面部、颈部肿胀,左侧胸部肿胀明显,左侧胸壁可见浅静脉显露,左侧锁骨上窝消失;左上肢肿胀明显,皮肤张力高无破损,颜色发红,温度、感觉正常。沿左上肢自体动静脉内瘘血管走行可扪及搏动和震颤,听诊可闻及吹风样血管杂音。

辅助检查　急诊生化检验示肌酐:486μmol/L,钾:5.3mmol/L,红细胞:2.35×10^{12}/L,血红蛋白:61g/L,APTT:26.6s,血浆 D- 二聚体:5.04mg/L,降钙素原:1.28ng/ml,C- 反应蛋白:19.10mg/L。胸部 CT 平扫示心脏增大,扫描层面双肾萎缩,左侧乳腺较右侧明显增大,左乳皮下静脉曲张,左侧腋窝淋巴结稍增大,周围脂肪间隙模糊,左侧胸壁、腹壁水肿。左上肢CTA 提示:左侧锁骨下静脉汇入头臂静脉处见充盈缺损,考虑血栓形成可能;左侧胸前壁皮下血管增多增粗、迂曲血管影,左侧肱动脉增粗,走行迂曲,左侧桡动脉远端与贵要静脉相通。左上肢血管造影示:左侧头臂静脉闭塞,头臂静脉内不全血栓形成,大量侧支循环形成。

护理评分 Caprini 评分:3 分,风险等级:高度危险;跌倒 Morse 评分:40 分;Barthel 评分:85 分,自理能力轻度依赖;NRS 评分:5 分,中度疼痛;Braden 评分:18 分,轻度危险。

治疗方案 在 DSA 引导下经左上肢动静脉内瘘穿刺行"左上肢静脉、中心静脉造影 + 中心静脉溶栓 + 球囊扩张 + 支架置入术",术后低分子肝素钠皮下注射抗凝、血液透析治疗。

主要的护理问题

首优问题 ①气体交换受损:与气道受压、通气不足有关;②活动无耐力:与贫血有关;③疼痛:与组织水肿有关;④组织灌注量改变:与静脉管腔狭窄有关;⑤有出血的危险:与术中肝素化、术后抗凝有关。

次优问题 ①舒适度的改变:与颜面部、颈部肿胀引起呼吸不畅,肢体肿胀导致活动不便有关;②自理能力下降:与肢体肿胀、制动有关;③有皮肤完整性受损的危险:与静脉回流受阻引起组织水肿有关;④有跌倒的危险:与高龄、上肢肿胀无法辅助活动有关;⑤知识缺乏:缺乏透析道瘘日常自我监测、疾病康复相关知识。

目前主要的护理措施 ①协助患者坐位或半坐卧位休息,减少回心血量,缓解呼吸不畅,持续低流量吸氧,保持呼吸道通畅;②遵医嘱予以输血治疗,纠正贫血;③遵医嘱给予止痛药,缓解疼痛不适,密切观察药物的疗效及不良反应;④加强患者透析道瘘自我监测、血管资源保护相关知识宣教,让患者知晓透析道瘘流量、透析静脉压、止血时间等数据可反映内瘘功能,知晓安置中心静脉导管对血管的伤害,树立保护血管资源的意识;⑤观察穿刺部位敷料有无渗血,皮肤、黏膜有无出血征象;⑥心电监护,持续监测生命体征,严密观察有无胸闷、胸痛、气促、烦躁不安、意识不清、心率增快、血压下降等临床表现;⑦抬高左上肢,促进组织液回流,避免肢体受压或摩擦造成皮肤破损;每日观察记录左上肢周径、皮肤颜色、温度、肢端感觉等情况;⑧将日常生活用品放置于患者健侧位,加强跌倒防范教育和指导;⑨留家属陪护,满足患者日常生活所需。

【问题解析】

1. 什么是血透通路相关中心静脉病变?

既往有中心静脉置管、起搏器植入等操作使静脉壁受到机械损伤,继发炎性反应、内膜增厚和纤维化;某些中心静脉因存在解剖位置压迫,使静脉管腔受压变窄,当维持性血液透析患者建立动静脉内瘘后,静脉内血流量增大、血流速度增快、涡流形成,血流对静脉壁剪切力增加,使内皮受损、血小板聚集,加剧内膜增生纤维化,进而导致中心静脉发生狭窄,甚至闭塞。

2. 中心静脉狭窄 / 闭塞的临床表现是什么? 患者入院后护士应给予哪些护理措施?

中心静脉狭窄 / 闭塞早期可无症状,少部分患者可能出现血液透析时静脉压升高;随着病情进展,可出现内瘘侧上肢、颜面部、肩颈部、胸壁肿胀、疼痛,色素沉着,甚至溃疡;并发急性血栓形成时,患肢可出现张力性水泡;胸壁浅表静脉显露;前臂血透通路扭曲、瘤样扩张;透析时穿刺困难,拔针后不易止血等。

患者入院后的护理措施:①坐位或半坐卧位休息,抬高患肢 15°~30°;②持续低流量吸氧,保持呼吸道通畅;③心电监护,严密监测生命体征;④在健侧肢体建立静脉通道,遵医嘱予以抗凝、抗感染等治疗,严格控制输液速度和入量。

3. 对这类患者如何进行病情监测?

监测呼吸、循环系统并指导治疗。

(1)呼吸状态:严密监测患者呼吸频率、血氧饱和度。

(2)循环状态:严密监测患者心率、血压变化。

(3)意识状态:严密监测患者神志变化。

(4)凝血功能监测:注意皮肤、黏膜、牙龈、大小便等有无出血征象,监测凝血功能指标的变化。

4. 患者行介入手术后病情观察要点有哪些?

(1)持续心电监护,严密监测生命体征变化,当呼吸、循环系统出现异常症状时,立即通知医生进行抢救。

(2)观察手术穿刺部位有无血肿、假性动脉瘤,皮肤、黏膜、大小便等有无出血征象,有无意识障碍等,一旦发现异常,及时通知医生处理。

(3)术后患者取坐位或半坐卧位,抬高术侧肢体 15°~30°,促进组织液回流;测量患侧肢体的周径,记录变化情况。

(4)观察透析道瘘处搏动和震颤情况,患肢及胸壁肿胀消退情况。

5. 对这类患者如何行出院指导?

(1)透析道瘘侧肢体应注意保护,不宜负重,不佩戴手表、首饰等,不穿袖口窄、紧的衣服,避免受压;禁止在内瘘侧肢体进行抽血、输液、测血压等治疗。

(2)关注肢体肿胀消退情况,如肿胀消退效果不佳,应及时到医院复查,以排除是否并发支架内血栓形成、支架内再狭窄的可能。

(3)关注每一次透析的数据,血流量、静脉压、内瘘穿刺难易程度、拔针后止血时间,了解瘘的功能是否良好。

(4)保护血管资源,减少中心静脉置管,进而降低中心静脉疾病的发生率。

(5)建议每 3 个月一次门诊随访,以便医生及时评估和处理血管通路问题。

【知识拓展】

1. 什么是中心静脉?

中心静脉是指上、下腔静脉进入胸腔的部分。

2. 何为血透通路相关中心静脉?

血透通路相关中心静脉通常包括:回流上肢血液的锁骨下静脉、头臂静脉(又称无名静脉)、上腔静脉,回流下肢血液的髂静脉、下腔静脉。由于这些静脉位于胸、腹腔,相比四肢深静脉的解剖位置较深,因此称之为中心静脉。

3. 维持性血液透析患者发生中心静脉狭窄/闭塞的原因有哪些?

(1)机械损伤:中心静脉置管时血管壁遭受机械性损伤,致使局部静脉内皮受损,继发炎性反应、内膜增厚和纤维化。

(2)血流动力学变化:动静脉内瘘建立后,血流流量增大、速度增快、涡流形成增加了静脉管壁的剪切力,导致内膜增生、纤维化、内皮细胞功能障碍、血小板聚集;加之静脉瓣膜的存在,高速血流加剧瓣膜部位内膜的增殖。

（3）解剖因素：头臂静脉位于胸骨和主动脉弓及其分叉之间，易受扩张动脉端挤压导致局部狭窄；锁骨下静脉穿越胸廓出口进入胸部时，在多个部位受到周围组织压迫而导致狭窄。

（4）疾病因素：终末期肾病患者呈现的是一种慢性炎症状态，血液中的各种炎症因子促进内膜增生和纤维化。

4. 中心静脉狭窄/闭塞的治疗方法有哪些？

（1）保守治疗：主要是采用药物及物理治疗，促进静脉回流，以减轻肢体肿胀，但此方式不能从根本上解决血管管腔狭窄问题，肢体肿胀可能进一步加重。

（2）介入治疗：是通过血管穿刺，使用导管、导丝在影像设备的引导下到达病灶，使用球囊、支架等对病灶局部进行治疗。介入治疗可开通狭窄或闭塞的静脉通路，解决血液回流问题，缓解临床症状，并且恢复或延长动静脉内瘘的使用寿命，创伤小、恢复快，是目前针对中心静脉狭窄/闭塞的主要治疗手段。

（3）开放手术：主要采用内膜剥脱术、人工血管搭桥术等方式解决中心静脉通路的狭窄或闭塞问题，手术创伤较大，术后并发症较高。

5. 上腔静脉介入术后如何早期识别心包填塞并发症？

上腔静脉狭窄或闭塞行介入治疗后，可能发生严重的并发症——心包填塞。因上腔静脉在右心房上方约 3.5cm 的长度被纤维心包完全覆盖，该部位亦是透析患者合并上腔静脉闭塞最常见的部位。如果术中导丝或导管穿透上腔静脉，或者球囊扩张导致上腔静脉破裂，血液可进入心包腔而发生心包填塞。

早期识别心包填塞并进行心包穿刺引流是决定愈后的关键要素。故在上腔静脉介入术后，应严密监测患者生命体征和临床表现，如出现心包填塞典型征象（Beck 三联征：低血压、颈静脉扩张和心音遥远），应立即通知医生进行抢救。

【护士长查房总结】

中心静脉狭窄/闭塞是维持性血液透析患者常见的一种严重并发症，不但直接影响血液透析的效果，缩短血管通路的使用寿命，影响患者的生活质量，甚至威胁患者生命。中心静脉置管是引起中心静脉狭窄/闭塞的最重要诱因。我们需掌握这类患者的监护和护理重点，缓解患者临床症状，为医生诊断和治疗提供可靠信息，预防和减少并发症的发生。

1. 严密心电监护，注意呼吸系统、循环系统的病情变化。

2. 保持呼吸道通畅，安置患者及患肢合适体位，改善患者舒适度。

3. 上腔静脉介入术后患者，应注意识别心包填塞等并发症，对积极救治患者生命具有重要意义。

4. 术后抗凝过程中注意监测凝血功能，观察穿刺部位、皮肤、黏膜、牙龈有无出血，大小便颜色有无改变，意识是否正常，及时识别出血征象。

5. 做好患者皮肤护理，预防皮肤破损、感染等。

6. 结合患者病情，合理安排血液透析。

（刘丽萍）

第五章
动静脉畸形及瘘

第一节 损伤性动静脉瘘

【案例导入】

一般资料 患者男性,65 岁,初中学历。

现病史 因"左踝破溃伴下肢疼痛 3 年余,并发胸闷、气短加重一周"门诊入院。

既往病史 既往有糖尿病,高血压,静脉曲张,心力衰竭,左股骨颈骨折,贫血病史。糖尿病 15 年,口服阿卡波糖等降糖治疗,空腹血糖控制在 5.8~10.5mmol/L。高血压病史 10 年,口服非洛地平等降压药治疗,血压控制在正常范围。15 年前外伤致股骨颈骨折,骨折内固定钢板取出后出现左侧下肢逐渐肿胀,逐渐加重。

入院诊断 损伤性股动静脉瘘;静脉曲张 6 级;心力衰竭(心功能 I 级);轻度贫血;2 型糖尿病;高血压病(极高危)。

护理查体 T:37.0℃,P:80 次 /min,R:18 次 /min,BP:130/78mmHg。查体:左下肢足踝上方有色素沉着伴局部破溃坏死,面积为 3cm×5cm,创面附着血性渗出,左侧足背动脉搏动未触及,皮肤温度正常。

辅助检查 血常规结果示:白细胞计数:$11.5×10^9$/L,BNP:500.74pg/ml,血红蛋白:96g/L。下肢多普勒超声示:左下肢股部低阻血流频谱,可出现频谱紊乱,血流速度较流入道动脉增高。CTA 检查提示:左侧股骨下段陈旧性骨折,伴其内后上方股动静脉瘘形成,左侧髂总动脉至腘动脉及其伴行的静脉不同程度瘤样扩张,左侧下肢静脉曲张。

护理评分 Caprini 评分:5 分,风险等级:高危;导管评分:3 分;Barthel:50 分,自理能力中度依赖;NRS 评分:5 分,中度疼痛;压力性损伤评分:7 分,跌倒坠床评分:2 分。

治疗方案 DSA 下行"左下肢动静脉瘘栓塞 + 支架植入术",术中使用 80mm×60mm 的球囊在支架内扩张后,造影显示瘘口隔绝好,股浅静脉未见显影,术后低分子肝素钙皮下注射抗凝治疗,阿司匹林肠溶片抗血小板聚集治疗,保胃、扩张血管及消炎止痛治疗。

主要的护理问题

首优问题 ①出血:与抗凝有关;②疼痛:与患肢肿胀有关;③气体交换受损:与疾病有关;④潜在并发症:感染、肢体缺血、深静脉血栓形成、重要脏器功能衰竭。

次优问题 ①舒适度的改变:与术后制动有关;②知识缺乏:缺乏该疾病相关知识;③潜在并发症:穿刺部位血肿、低血压、低血糖、支架移位等;④有皮肤完整性受损的危险:与卧床有关。

目前主要的护理措施　①密切监测患者血压及心率情况,观察伤口有无渗血及左下肢有无苍白、皮温降低等;②建立静脉通路,遵医嘱用药可依据患者情况给予抗血小板聚集药物;③观察患者左足踝上方伤口分泌物的颜色、气味,警惕伤口感染情况;④做好患者疼痛的评估,遵医嘱使用解痉止痛药物,并观察患者用药后反应;⑤加强患者心理护理,减轻患者的焦虑和恐惧;⑥密切观察患者神志情况,查看注射区域是否出现瘀斑以及有无皮下出血、牙龈出血等出血情况发生;⑦落实基础护理措施(皮肤护理、口腔护理、管道护理)。

【问题解析】

1. 什么是动静脉瘘?

动静脉瘘是指动脉和静脉之间不经过毛细血管网形成的异常直接通道。动静脉瘘可以是先天性的,也可以是后天性的,可发生在身体的任何部位,但以四肢为常见。

2. 损伤性动静脉瘘的临床表现有哪些?

(1)急性期:在受伤后 1h 发生。受伤时出血量大,似喷射状但创口一般不大,损伤局部有血肿,绝大多数有震颤和杂音。

(2)慢性期:表现为患肢肿胀、疼痛、麻木乏力。颈部动静脉瘘可出现头痛、头昏、记忆力及视力减退等脑组织供血不足的症状。近心脏的大血管动静脉瘘可伴有胸闷、心悸,甚至出现心力衰竭。

3. 动静脉瘘的介入治疗方法是什么?

(1)球囊扩张阻断血流 + 血管修补术:适合于不能用支架阻隔的瘘口较大的动静脉瘘,属于新型的介入外科杂交手术。

(2)覆膜支架植入术:适用于能用覆膜支架堵住瘘口的动静脉瘘。

(3)血管栓塞术:适用于不栓塞会影响瘘口远端血供者和功能者,主要栓塞不影响远端血供又有利远端血运的血管或瘘口。

4. 动静脉瘘术前应该怎样护理?

(1)指导患者注意休息,取舒适体位,避免损伤病变血管。肢体肿胀时抬高患肢 20°~30°。

(2)避免激烈运动,谨防外伤。减少挤压动静脉瘘的机会,避免做增加肢体压力和撞击动静脉的动作及活动,以免扩张血管破裂而大出血,如测血压、扎止血带等。

(3)观察病变部位震颤、搏动、杂音的情况,局部皮肤颜色、温度、破溃等情况;观察患肢远端皮肤温度、颜色、感觉情况,有无静脉曲张;观察患肢长度和周径,了解肢体发育情况;观察有无骨盆倾斜和脊柱弯曲等并发症。

(4)嘱进低盐、低脂、富营养、富维生素、多纤维易消化之软食,忌刺激、辛辣、不易消化饮食,多喝水,保持大便通畅。

(5)做好患者疾病病情的观察及做好患者疼痛的评估,对症护理。

(6)指导放松心情,及时给予安慰、专业知识解释等心理护理。

5. 动静脉瘘术后应该怎样护理?

(1)指导患者穿刺侧肢体伸直制动 6h,6h 后可床上功能锻炼,卧床休息 24h 后酌情遵医嘱床边活动。

(2)做好穿刺部位的观察,观察伤口敷料渗血、渗液情况,如有潮湿、污染及时更换敷料;观察伤口分泌物的颜色、性状、气味,局部有无红、肿、热、痛的征象;确保加压包扎位置正确,松紧适宜。

（3）观察术侧肢体远端动脉搏动,皮肤颜色、温度、感觉等情况。

（4）指导患者术后多饮水,做好患者小便颜色、性质、量的观察。

（5）遵医嘱使用抗凝药物时,注意观察患者全身有无出血反应。

（6）做好并发症的预防和处理。如:支架内漏、肢体供血不足、患肢肿胀、假性动脉瘤、压疮等。

6. 对该患者如何进行出院指导?

（1）防患肢动能缺损。鼓励患者每天适当轻量活动,避免高强度的功能锻炼;避免长时间站立,休息时尽量抬高患肢,高于心脏水平 20°~30°。

（2）嘱患者低盐低脂饮食为宜,多吃富含维生素、纤维素的食物,禁食辛辣、刺激及胆固醇高的食物。

（3）嘱患者绝对戒烟、戒酒,控制血压,保持乐观的心态,稳定的情绪和良好的生活方式。不要穿过紧的衣裤和袜子,保护好病变的血管不受损伤。

（4）遵医嘱服用抗血小板聚集或抗凝、降血脂和降血压药物。做好患者药物不良反应的相关宣教,嘱患者不私自增减药物剂量,按时复查血指标。

（5）遵医嘱按时复查血管情况,嘱患者若有不适及异常及时就诊。

【知识拓展】

动静脉瘘的分型方法有哪些?

（1）先天性动静脉瘘分为三种类型:①干状动静脉瘘,在动、静脉主干间有一个或多个细小瘘口,伴有浅静脉扩张或曲张、震颤及杂音;②瘤样动静脉瘘,在动、静脉主干的分支间存在瘘口,伴有局部血管瘤样扩大的团块;③混合型,兼有上述两种的病理改变。

（2）损伤性动静脉瘘按血管形状分为四型:①洞口型,动脉与邻近的静脉同时受损伤使之相通,大量的动脉血进入静脉导致静脉高压,静脉扩张扭曲;②导管型,动静脉之间有一管道相通,动脉血经管道进入静脉并向心回流;③动脉瘤型,动静脉之间除了有一管道相通外,动脉一侧因压力高、管壁缺陷形成动脉瘤;④囊瘤型,动静脉同时有一支较大的破口直接进入静脉并向心回流。

（3）损伤性动静脉瘘按血流动力学可分为五型:① I 型,也称"H"型瘘,即导管型;② II 型,也称为"Y"型瘘,即洞口型;③ III 型,也称为"U"型瘘,即动静脉的直接沟通,血流从近端动脉直接通过瘘口进入中心静脉,远端动脉测不到血流;④ IV 型,近端动脉显示:远端动脉闭塞,伴随近端和远端静脉的显示;⑤ V 型,通过侧支显示的动脉远端供给静脉血流,近端动脉不进入瘘口。

【护士长查房总结】

损伤性动静脉瘘慢性期病程稍长,常合并其他疾病,如:静脉曲张、心力衰竭、贫血等,因此我们要学会及时准确判断疾病,并掌握这类疾病的急救和观察要点,分析疾病难点,做好专科护理及健康指导,保证其生存质量,促进患者早日康复。

1. 做好患者生命体征的观察,注意是否合并全身症状。

2. 了解患者局部是否伴有震颤和杂音的性质,观察患肢肤色、皮温、肢体远端动脉的搏动、感觉等情况。

3. 指导患者卧床休息,肢体肿胀时可适当抬高患肢,减少挤压动静脉的活动。

4. 做好患者疼痛评估,并及时对症处理。

5. 患者皮肤出现破溃时,及时换药。做好伤口渗液的颜色、性质和量的观察。

(荆圆圆)

第二节　透析道瘘狭窄

【案例导入】

一般资料　患者女性,73 岁,小学学历。

现病史　因"右前臂人工血管动静脉内瘘搏动震颤减弱 2d"门诊入院。

既往病史　既往有慢性肾小球肾炎病史 20 年。2015 年 10 月因慢性肾脏病 5 期(5D 期)行"左前臂自体动静脉内瘘术",术后使用动静脉内瘘规律血透。2016 年 9 月 20 日、2017 年 5 月 9 日、2018 年 1 月 9 日、2018 年 8 月 20 日,曾先后四次因"自体动静脉内瘘闭塞"急诊行"左上肢动脉造影术 + 球囊扩张术 + 置管溶栓术",术后搏动及震颤恢复。2020 年 5 月 4 日因"左前臂自体动静脉瘘闭塞"在我院行"右上肢移植物动静脉内瘘术",术后行规律血透治疗。

入院诊断　移植物动静脉内瘘狭窄;慢性肾小球肾炎;慢性肾脏病 5 期(5D 期)。

护理查体　T:36.6℃,P:93 次 /min,R:18 次 /min,BP:175/94mmHg,SpO$_2$:98%。患者神志清楚,肾病面容,无尿,发育正常,营养中等,步入病房,自动体位,查体合作。左前臂浅表静脉稍扩张,左前臂可见两条长约 4cm、6cm 陈旧性手术瘢痕,未触及震颤。右前臂浅表静脉稍扩张,距离腕关节 5cm 可见一长约 5cm 陈旧性手术瘢痕,局部搏动震颤微弱,可闻及微弱吹风样杂音。双下肢皮肤温度、颜色、感觉、运动正常,双侧腹股沟区皮肤完整无破损,股动脉及足背动脉搏动良好。

辅助检查　血常规示血红蛋白:99g/L。生化全套示血钾:6.42mmol/L,尿素:27.08mmol/L,肌酐:975.8μmol/L。纤维蛋白原:4.52g/L,降钙素原:0.39ng/L。上肢动静脉彩色多普勒超声示右侧肱动脉、贵要静脉人工血管狭窄,右侧贵要静脉近人工血管处血栓形成,右侧肱动脉内中膜增厚毛糙伴斑块形成。

护理评分　Caprini 评分:3 分,风险等级:中风险;Braden 评分:15 分;日常生活能力评分:100 分;视觉疼痛评分:0 分;跌倒坠床评分:2 分。

治疗方案　入院后予 50% 葡萄糖 50ml+ 胰岛素 10 单位静脉推注及 10% 葡萄糖 20ml+ 葡萄糖酸钙 2g 静脉推注,聚苯乙烯磺酸钙散口服降钾治疗,经右股静脉置入临时血透管行急诊血液透析。入院第二天在 DSA 下行"右上肢静脉造影 + 人工血管、吻合口、贵要静脉球囊扩张 + 溶栓术",术后予一级护理,心电监护,升血细胞、定期监测血钾、肌酐、尿素等指标。

主要的护理问题

首优问题　①体液过多:与肾功能衰竭引起的调节机制失调有关;②活动无耐力:与疾病消耗、营养不良有关;③营养失调　低于机体需要量:与纳差、消化吸收功能紊乱有关;

④水、电解质失衡:与疾病有关;⑤潜在并发症:穿刺部位出血、假性动脉瘤、动静脉瘘。

次优问题 ①术后并发症:管道滑脱、感染;②潜在并发症:低血压、心律失常、脑血管意外、多脏器功能衰竭、代谢性酸中毒;③睡眠型态紊乱:与疾病引起的焦虑有关;④有感染的危险:与留置导管有关;⑤焦虑:与担心预后有关。

目前主要的护理措施 ①卧床休息,右下肢置管期间伸直制动;②低盐低脂饮食,监测肾功能和营养状况,限制水、钾的摄入量;③遵医嘱合理用药降血钾;④心电监护持续监测生命体征,关注各项实验室指标;动态评估右前臂桡动脉搏动及透析道瘘处震颤感,观察穿刺处有无渗血;⑤做好透析道瘘及临时血液透析管道护理;⑥监测感染征象,预防感染;⑦血液透析相关知识健康教育;⑧做好心理护理。

【问题解析】

1. 失去功能的动静脉内瘘的介入处理方法有哪些?

介入治疗包括:①对狭窄部位行经皮腔内血管成形术(percutaneous transluminal angiography,PTA),即对狭窄部位采取球囊扩张、支架植入;②狭窄部位静脉补片;③血栓形成引起的狭窄可通过外周溶栓或插管溶栓、取栓术等方法进行处理。无法介入治疗的动静脉内瘘只能通过外科手术进行重建。

2. 透析道瘘狭窄的临床表现有哪些?

(1)流出道狭窄:狭窄处震颤增强,严重狭窄时震颤不连续;搏动增强,通道流量下降;静脉压升高,透析后止血时间延长。

(2)流入道狭窄:震颤不连续,严重狭窄时震颤消失;搏动减弱;透析通道穿刺困难,动脉压负压增加。

3. 该患者行透析道瘘球囊扩张术后病情观察要点有哪些?

(1)体位:术后12~24h患者卧床休息,术侧肢体伸直并抬高30°,促进静脉回流。

(2)心电监护,严密监测生命体征的变化,监测血钾及异常检验指标变化。

(3)观察穿刺处有无渗血、渗液,注意透析道瘘侧肢体有无肿胀;避免在透析道瘘侧肢体测量血压、输液、抽血等。

(4)密切观察动静脉吻合口血管杂音及震颤感(可用手触摸震颤感或用听诊器听吹风样杂音),若杂音和震颤减弱或消失,应立即报告医生,及时处理。

(5)并发症的观察:注意观察透析道瘘处有无出血、假性动脉瘤、感染、再狭窄等情况。

4. 患者入院时出现高钾血症,应做哪些急救处理?

(1)复查血钾排除假性高钾血症,进行心电监护监测生命体征。

(2)10% 氯化钙或葡萄糖酸钙缓慢静脉推注,稳定心肌。

(3)静脉滴注胰岛素和葡萄糖,促进钾离子向细胞内转运。

(4)服用聚苯乙烯磺酸钠或聚苯乙烯磺酸钙促进钾离子从粪便中排出。

(5)透析治疗。

5. 对该患者如何进行出院指导?

(1)饮食指导:指导患者严格控制水的摄入量,限制植物蛋白的摄入,控制钾的摄入。

(2)患肢护理:指导避免用透析道瘘侧肢体提重物,睡眠时避免压迫透析道瘘侧手臂,穿着衣袖宽松的衣服,保持透析道瘘局部的清洁避免感染。不在透析通路侧输液、采血;不穿戴过紧的衣服和首饰,不提重物,睡觉时避免压迫通路侧手臂;控制体重,每天体重增长不超过 1kg。

(3)功能锻炼:每日用透析道瘘侧手捏橡皮球 3~4 次,每次 10~20min,促进内瘘扩张,血液流畅。

(4)病情观察:指导患者学会自行观察透析道瘘杂音和震颤感,出现低血压、眩晕后立即触摸内瘘震颤及搏动,一旦发现杂音和震颤减弱或消失,应立即就医。

(5)定期复查彩超,检查透析道瘘血流量及流速。

【知识拓展】

透析道内瘘建立后什么时候可以穿刺使用?

透析道瘘首选自体动静脉内瘘,其次是移植物动静脉内瘘;原则先上肢后下肢,先远心端后近心端,先非惯用侧后惯用侧。一般情况下,自体动静脉内瘘成形术 8~12 周以后开始穿刺使用,特殊情况要至少 1 个月的内瘘成熟期后开始穿刺。移植物动静脉内瘘成形术后 2~3 周及局部浮肿消退后,并可触及血管走行,才能进行穿刺,对于即穿型移植物动静脉内瘘,可在术后数小时至数天进行穿刺。

【护士长查房总结】

血管狭窄是动静脉内瘘最常见的并发症,也是造成动静脉内瘘血栓形成、最终丧失功能的主要原因。要及时发现狭窄,在其并发闭塞之前就进行干预处理,这不仅可使急诊手术变为择期手术,也明显提高处置成功率,是延长动静脉内瘘使用寿命的最有效措施。而高钾血症是慢性肾衰竭尿毒症期的并发症,会引起严重的心脏传导和收缩异常,甚至死亡。血液透析能快速纠正肾衰竭时产生的高尿素、高肌酐、高血钾、高血磷、酸中毒等代谢紊乱。发生重度急性高钾血症的血液透析患者,若不能立即接受透析,应配合医生完成药物治疗。发生急性高血钾时的治疗措施主要包括以下方面,护士应根据不同的治疗措施采取针对性的护理措施以达到最佳的治疗效果。

1. 应备好抢救车、除颤仪、负压吸引装置,确保在危急情况下,能及时抢救。

2. 评估患者的神志、生命体征,给予心电监护,监测心率、心律,密切观察病情变化,有异常时及时汇报医生。

3. 患者在使用静脉钙剂稳定心肌细胞膜时,护士要掌握微量泵的使用要点,同时防止药物外渗,做好皮肤护理。

4. 患者在接受葡萄糖和胰岛素联合治疗时,护士应遵医嘱准确、安全给药,并密切观察血钾的下降情况和用药后不良反应,防止低血糖的发生。

(林 韦)

第三节 透析道瘘闭塞

【案例导入】

一般资料 患者男性,66 岁,初中学历。

现病史 因"心悸、疲乏 3d,左上肢动静脉内瘘搏动、震颤消失 1d"急诊入院。

既往病史 既往有双侧下肢动脉硬化闭塞症、尿毒症、糖尿病史。10 年前因"尿毒症"行"左前臂自体动静脉内瘘术",术后每周二、四、六规律血液透析。

入院诊断 自体动静脉内瘘闭塞;尿毒症;急性非 ST 段抬高型心肌梗死;双肺炎症;胸腔积液。

护理查体 T:39℃,P:98 次 /min,R:19 次 /min,BP:138/82mmHg。患者神志清楚,肾病面容,轮椅推入,查体配合。患者住院期间反复发热,心肺查体未见明显异常。左前臂无明显静脉瘤样改变、头静脉扩张、管壁增厚、未触及震颤、未触及硬结,左前臂距离腕关节 5cm可见一长约 5cm 陈旧性手术瘢痕,表面皮肤无红肿、压痛。左足第一足趾破溃、发黑、流脓,伴恶臭,溃疡面深,可探及骨质,周围组织轻度红肿,余足趾无红肿破溃。左大腿及小腿皮肤颜色、温度、感觉正常,足背动脉及胫后动脉搏动未触及;右下肢皮肤颜色、温度、感觉正常,足背动脉及胫后动脉搏动可触及。

辅助检查 血常规示白细胞计数:19.41×10^9/L,中性粒细胞百分比:85.1%,血小板计数:251×10^9/L;凝血常规示凝血酶原时间:14.8s,纤维蛋白原:6.26g/L,D- 二聚体:0.98mg/L。生化全套示血尿素氮:34.54mmol/L,肌钙蛋白 14.300ng/ml,降钙素原:6.17ng/L。B 型钠尿肽(BNP)测定 +PCT:B 型钠尿肽:4 743ng/L。常规心电图检查(十二通道,常规导联):偶发房性期前收缩,异常 Q 波,部分导联 ST 段抬高,ST-T 改变,不完全性右束支传导阻滞,电轴左偏。胸部 CT 平扫示:①双肺上叶多发结节,部分磨玻璃影;②左肺上叶舌段条索灶;③双侧少许胸腔积液;④主动脉、冠状动脉硬化。冠状动脉 CT 平扫 + 增强 +CTA+ 冠脉评分示:①左主干、左前降支近段、右冠状动脉远段管壁钙化斑块,管腔轻度狭窄;②左前降支中段、第一钝缘支管壁钙化斑块,管腔中度狭窄;③左前降支远段、第一对角支、左回旋支中远段、右冠状动脉近段管壁钙化斑块,管腔重度狭窄。肾动脉至足底 CT 平扫 + 增强 +CTA 示:①左侧副肾动脉:双肾动脉起始处多发斑块,左侧肾动脉起始处局部管腔重度狭窄;②多发动脉粥样硬化;③双侧胫前动脉、胫后动脉及腓动脉多发钙化斑块伴节段性管腔不同程度狭窄,部分闭塞。心脏彩色多普勒超声 + 左心功能测定 + 组织多普勒显像 + 室壁运动分析:左室壁多节段性运动异常,左心增大,整体 LVEF 值中度减低,右心稍大,右室壁运动未见明显异常,肺动脉增宽,肺动脉高压(估测肺动脉收缩压 53mmHg),二尖瓣退行性病变伴血流稍增快、轻度反流。

护理评分 ADL 评分:65 分,中度依赖;跌倒坠床评分:5 分;NRS 评分:0 分;Braden 评分:18 分,风险等级:轻度危险;Caprini 评分:6 分,风险等级:高度危险;纽约心功能分级:Ⅱ级。

治疗方案 入院当天急诊行"左上肢静脉造影 + 头静脉 + 吻合口药物涂层球囊扩张成形术",术后予密切监测生命体征、氧气吸入、抗凝、降脂、扩冠、控制感染,记录 24h 出入量,控制入量、保持出量大于入量,控制输液速度,联系心内科会诊,尽早行"冠状动脉介入治疗"。在心功能良好、感染得到控制时行"左足清创术"。

主要的护理问题

首优问题 ①心排血量减少:与疾病有关;②组织灌注不足:与心肌梗死导致的心排血量降低有关;③体液过多:与肾功能不全引起的水钠潴留有关;④气体交换受损:与肺部感染、心排血量减少、胸腔积液有关;⑤体温过高:与足部感染有关;⑥疼痛:与手术创伤、疾病有关;⑦潜在并发症:心包炎、心律失常、心力衰竭、心肌梗死、心源性休克、感染性休克。

次优问题　①舒适的改变:与心悸、术后制动有关;②生活自理缺陷:与活动无耐力、绝对卧床休息有关;③皮肤完整性受损:与长期卧床有关;④有便秘的危险:与进食少、活动少有关;⑤有出血的危险:与手术、抗凝治疗有关;⑥潜在并发症:高血压、水电解质紊乱、贫血、静脉血栓形成;⑦潜在并发症:血栓形成、出血、感染、假性动脉瘤、糖尿病酮症酸中毒、乳酸酸中毒、高渗性昏迷。

目前主要的护理措施　①绝对卧床休息,积极氧疗,改善通气;②建立静脉通路,遵医嘱使用抗生素;③持续心电监护监测生命体征,关注各项检验指标;④密切关注病情变化,关注患者是否出现肺水肿、休克等心衰加重症状,同时关注血管通路震颤与搏动情况,穿刺处敷料是否干燥、有无渗血;⑤控制诱发心力衰竭的诱因;⑥准确记录24h出入量;⑦遵医嘱准确用药;⑧指导患者床上行踝泵运动;⑨根据患者足部伤口治疗方案,给予伤口换药、清创等;⑩落实基础护理措施,按时翻身拍背,给予气垫床,骶尾部皮肤使用预防性敷料。

【问题解析】

1. 透析道瘘分为哪几类?

透析道瘘的定义:是维持性血液透析患者最常用的血液通路,经外科手术将比邻的动静脉作直接吻合,使静脉血管血流量增加、管壁动脉化,形成皮下动静脉内瘘。用于血液透析的动静脉内瘘主要分为两大类型:自体动静脉内瘘及移植物动静脉内瘘。

自体动静脉内瘘(arteriovenous fistula,AVF)是首选的透析通路,是指通过外科手术,将自邻近动脉与静脉吻合用于血液透析的一种血管通路。

移植物动静脉内瘘(arteriovenous graft,AVG)是指使用人工血管将自体动静吻合在一起用于血液透析的一种血管通路,一般用于自体血管条件欠佳的患者。

目前,AVF是我国维持性血液透析患者的主要血管通路类型。血管狭窄是动静脉内瘘最常见的并发症,也是造成内瘘血栓形成,最终丧失功能的主要原因。

2. 该患者急诊入院的护理措施是什么?

(1)绝对卧床休息,高流量氧气吸入,保持病室安静,减少探视。保持室内空气清新,定时开窗通风。

(2)遵医嘱给予物理或药物降温,及时更换潮湿的病员服,密切观察体温变化。

(3)严密观察神志、生命体征变化,若患者出现突发性端坐呼吸、夜间阵发性呼吸困难时,提示患者肺水肿,应协助患者取端坐位,拉起床挡,以防止患者坠床;出现持续性低血压,伴皮肤湿冷、苍白和发绀,尿量减少,意识障碍时,提示应迅速采取平卧位或休克卧位,抬高头部及下肢等抗休克处理。

(4)妥善安置患肢,避免创面受压观察患肢创面敷料渗出情况。

(5)指导患者进食清淡、易消化的饮食,严格记录出入量,并控制液体摄入量。

(6)遵医嘱留取检验标本,完善急诊术前检查。

(7)建立并保留静脉通路,遵医嘱用药。避免在患侧上肢行静脉穿刺。

3. 该患者介入术后的病情观察要点是什么?

(1)穿刺部位的观察:术后局部加压包扎,严密观察敷料渗血、渗液情况,如有潮湿、污染及时更换敷料;因加压部位离肘正中部位较近,注意观察有无肘正中神经损伤。

（2）患肢的观察：观察肢体远端皮肤颜色、温度、感觉、运动情况，倾听主诉，如有麻木、疼痛感，应告知医师，重新包扎。局部不宜冷敷，避免血管收缩，加重狭窄。

（3）透析道瘘的观察：每天一听、二摸、三看、四感觉，听局部有无吹风样杂音；摸有无震颤；看有无出血、血肿，沿内瘘血管方向有无硬块、血管塌陷。局部有无红、肿、热、痛、脓性分泌物；询问患者有无疼痛等异常感觉，发现异常及时处理。

（4）严密监测患者各项生命体征是否平稳，及时发现心力衰竭发作。

（5）预防压力性损伤预防：给予制定翻身计划，使用气垫床，在骶尾部骨突出处使用泡沫敷料，定时协助患者翻身。

4. 透析道瘘血栓形成的原因及发病机制是什么？

血流动力学异常是内瘘血管血栓形成的主要原因，而血管狭窄等血管解剖结构改变是血流动力学异常的重要基础。

术后1个月内发生的血栓，称早期血栓形成。术后1个月以上或开始穿刺使用作常规透析后出现的血栓，称晚期血栓形成。

早期血栓形成原因：①吻合口狭窄，特别是静脉端吻合口狭窄导致AVG流出道狭窄，与吻合技术有关；②人工血管扭曲，痉挛，成角；术中出血过多形成血肿、术后体位不当、包扎太紧等压迫瘘口，致血流不畅而阻塞；③术中血管内膜损伤；④患者自身血管条件差或解剖因素；⑤术前高凝状态，术肢有中心静脉导管留置史、外伤史、手术史导致其狭窄甚至闭锁；⑥术后合并止血药应用不当、低血压，慢性心力衰竭等；⑦血管钙化、硬化、纤维化等内膜病变。

晚期血栓形成原因：①吻合口内膜过度增生所致的狭窄，多发生于术后数月或数年；② AVF使用不当：AVF过早使用、同一部位反复穿刺，致管壁损伤和血栓附着，以流出道和穿刺点附近的内膜增生最为明显；③血透后包扎太紧及时间过长；④血液黏滞度增大：见于过度脱水，血红蛋白过高或上升过快等；⑤超滤过多过快致血容量减少，反复发生低血压，动脉硬化，心脏功能衰竭，致吻合口血量减少；⑥全身性因素：营养不良、血小板活化等。

5. 如何处理该患者的糖尿病足创面？

（1）入院采用"医护治一体化"慢性伤口管理模式，由科室伤口治疗师从专业的角度进行伤口动态评估，给予患者局部伤口治疗方案，并予伤口处理。

（2）留取创面细菌培养，根据药物敏感试验针对性使用全身抗生素治疗。

（3）患者体温升高时，协助患者进行物理降温，并遵医嘱合理用药。

（4）及时邀请心内科会诊，在透析通道开放后尽早行"冠状动脉疾病介入治疗"。在患者全身状况许可的情况下，应尽早进行清创术去除创面坏死组织。

（5）术后由医生及伤口治疗师共同管理患者足部创面。

【知识拓展】

透析道并发症的处理有哪些？

（1）内瘘狭窄：发生在动静脉吻合口或近吻合口静脉侧者可选择外科手术或经皮血管成形术，发生在穿刺部位优选球囊扩张术。

（2）急性血栓形成：一旦发现血栓应尽早干预，措施包括：手法按摩，药物溶栓，Fogarty

导管取栓,手术切开取栓,内瘘重建等,同时应注意治疗/去除血栓形成的病因/诱因。

（3）静脉高压征:如内瘘成形术后2周仍有肢端水肿,或内瘘使用过程中出现内瘘侧肢体水肿、胸壁静脉曲张等,应行影像学检查评价中心静脉是否通畅。可选择CTA、MRA、DSA等,DSA是金标准。中心静脉狭窄首选的治疗是PTA,在以下情况时可以考虑支架植入:①血管成形术后弹性回缩（残余狭窄超过50%）;②3个月以内狭窄复发。PTA失败可结扎内瘘缓解静脉高压症状。

（4）动脉瘤:自体内瘘静脉在内瘘手术后数月或数年发生扩张,伴有搏动,瘤壁含血管壁全层,瘤体内径常超过相邻正常血管内径3倍以上、且内径>2cm,可发生于吻合口、穿刺部位、非穿刺部位的静脉流出道甚至血管全程。瘤体直径<3cm或无破裂风险者可严密观察,避免穿刺,佩戴护腕;>3cm或具有破裂风险的动脉瘤可结合发生部位及患者自身血管条件选择外科手术处理。

（5）高输出量心力衰竭:通常采用减少内瘘血流量的方案,包括缩窄内瘘流出道（环阻法、折叠缩窄法和插入较细的移植物血管）、建立旁路减流、结扎内瘘等。

（6）通路相关性缺血综合征:依据临床缺血程度分为4级:Ⅰ级,手部苍白、发绀和（或）发凉,但无疼痛感觉;Ⅱ级,运动和（或）透析时上述症状加重伴疼痛;Ⅲ级,静息痛;Ⅳ级,肢体出现溃疡、坏死、坏疽等组织缺失表现。Ⅰ级或Ⅱ级者,可采用手部保暖、功能锻炼等方法及改善血液循环的药物治疗。缺血症状严重、Ⅲ级、Ⅳ级者需手术治疗。

（7）感染:AVF感染较少见且较易控制,遵循外科感染处理方法。

【护士长查房总结】

血管通路是尿毒症患者赖以生存的基本保证,透析道瘘的使用是一个长期的过程,这需要护士教会患者进行正确的自我护理。

1. 每天自我监测动静脉内瘘吻合处有无震颤与搏动。方法是用非瘘侧示指和中指并拢触摸内瘘血管。每天睡前、晨起前、眩晕后触摸内瘘血管。

2. 每天定时监测血压。血压不宜过低。

3. 术侧肢体抬高,告知患者不要用内瘘侧上肢提重物;不佩戴金属饰物以免造成内瘘术区的扎伤或划伤。

4. 血液透析前清洁瘘侧皮肤,血液透析后24~48h局部湿热敷,以促进血液循环。

5. 如发现瘘管处疼痛、出血,震颤音消失及局部红肿伴发热应立即就诊。

（林　韦）

第四节　动静脉畸形

【案例导入】

一般资料　患者女性,37岁,初中学历。

现病史　因"右侧颌面部肿物20余年,肿物增大1年,癫痫频发1个月"收住入院。患者20余年前发现右侧口周颌面部肿物,未到医院就诊。近1年肿物生长迅速致颌面部畸形。近一个月来癫痫频发,发作时短暂意识丧失10s~2min。

既往病史　既往患阑尾炎,16 岁时手术切除,既往无传染病史,无外伤史,无输血史,无药物、食物过敏史。

入院诊断　右侧颌面部动静脉血管畸形 III 期;脑血管畸形。

护理查体　T:36.6℃,P:112 次 /min,R:27 次 /min,BP:120/65mmHg,SpO$_2$:95%。右侧口周颌面部肿胀,皮肤增厚,色泽异常,触诊表面皮温较高,有震颤感及搏动,口腔黏膜质软,可触及血流冲击音,边界欠清楚,无压痛。口唇闭合困难,下牙龈及牙齿外翻暴露,发音不清。发病以来,精神状态良好,意识清楚,四肢活动及定向力无异常,饮食可,睡眠欠佳,大小便正常,无明显体重增减。

辅助检查　血常规示白细胞:WBC $4.8×10^9$/L,红细胞:$5.24×10^{12}$/L,血红蛋白:119.0g/L,血小板计数 $281×10^9$/L。生化全套示白蛋白:49.8g/L,谷丙转氨酶:22.7U/L,谷草转氨酶:26.3U/L,肌酐:95μmol/L,尿素氮:5.1mmol/L。凝血常规示国际标准化比值:1.02,凝血因子:<60s,凝血酶原时间:12.5s。头颅增强 CT 示:右侧颌面部低密度、等密度和高密度的混合影,线状迂曲紊乱的高密度条索状影。脑额叶部可见蚯蚓状流空信号改变,多发粗细不一迂回强化血管影,大小约 1.8cm×1.8cm×2.0cm。

护理评分　Caprini 评分:2 分,轻度危险;NRS 评分:2 分,轻度疼痛;Braden 评分:22 分,无风险;Barthel 评分:95 分,日常生活能力评定无依赖;跌倒坠床评分:3 分。

治疗方案　急诊在全麻下行"面部鼻腔相关动脉造影术 + 栓塞术",术中用无水乙醇介入栓塞治疗。术中联合外科手术,结扎部分病灶供血动脉。栓塞术后第二期治疗:脑部动静脉畸形立体定向放射治疗。治疗后继续抗癫痫、维持水电解质平衡,记录 24h 出入量。

主要护理问题

首优问题　①有意识状态改变的可能:与动脉畸形栓塞治疗后头部血流动力学改变有关;②有出血的可能:与手术损伤有关;③有窒息的风险:与术中呕吐、癫痫发作有关;④疼痛:与疾病和手术有关;⑤组织灌注量减少:与疾病有关。

次优问题　①皮肤黏膜坏死:与疾病、硬化剂注射深度不当有关;②潜在并发症:误吸性肺炎、感染、肺栓塞;③潜在并发症:脑出血、颅内感染、深静脉血栓形成。

目前主要护理措施　①栓塞术后卧床休息,保持安静,避免情绪激动;②严密观察生命体征,体温、脉搏、血压、呼吸等变化,有无头晕、意识改变等;③注意右侧口周颌面部皮肤血运情况、有无肿胀瘀斑及颜色变化;④做好穿刺点皮肤护理;⑤保持呼吸道通畅,防止误吸,床边备好吸痰及抢救物品;⑥进行动态的窒息风险评估,预防再次出血。

【问题解析】

1. 什么是动静脉畸形?

动静脉畸形(arteriovenous malformation,AVM)是由于在胚胎期脉管系统发育异常,所导致的动脉和静脉通过细小的血管网络直接相连,动静脉之间的毛细血管床被鸟巢状的异常血管巢所取代,其中一些动脉和静脉相连接并直接汇入静脉,并伴有肌层增厚和纤维化改变的一种血管畸形。

2. **动静脉畸形分为哪几期?**

动静脉畸形分为 4 期,见表 2-5-1。

表 2-5-1 动静脉畸形分期

Schobinger 分期	临床表现
Ⅰ（静止期）	病灶不明显，皮肤发红、葡萄酒色斑；通常从出生到青春期
Ⅱ（扩张期）	病灶增大，肤色加深；触及搏动、震颤；通常在青春期出现局部杂音
Ⅲ（破坏期）	疼痛、溃疡、出血、感染
Ⅳ（失代偿期）	高输出量心力衰竭

3. 此患者最佳的手术方式是什么？怎样进行手术后护理？

此患者属于动静脉血管畸形Ⅲ期，AVM 病变弥漫且界限不清，直接手术创伤较大，出血难以控制，无法完整切除。治疗首选颌面部无水乙醇介入栓塞术，脑部动静脉畸形立体定向放射治疗术，使脑部畸形血管团完全闭塞。颌面部无水乙醇通过细胞脱水和脱髓鞘改变，可以直接破坏血管内皮细胞，使血液中蛋白质迅速变性，血管畸形组织快速坏死并促进血栓形成。

4. 患者为什么需进行立体定向放射治疗？

患者脑动静脉畸形约 1.8cm×1.8cm×2.0cm，是引起癫痫的主要病灶。对于直径 <3cm 的血管畸形，适合立体定向放射治疗，能使畸形血管团完全闭塞，对正常脑组织损伤小。

5. 怎样对患者进行出院延续护理指导？

患者经过多次无水乙醇介入栓塞及手术联合治疗，需做好长期的随访工作，并合理制定延续性护理计划。

（1）面部管理：治疗间歇期应避免外伤及剧烈的对抗性运动，规律作息，保证充足的睡眠，防止畸形的血管破裂、出血。

（2）饮食管理：均衡膳食，保证糖类、蛋白质、脂肪均衡摄入，适当增加蔬菜、水果摄入量。避免食用辛辣食物，避免暴饮暴食、酗酒。

（3）心理健康管理：患者面部动静脉畸形引起明显的外观畸形，影响语言功能，要保持良好的心态及稳定和谐的家庭社会关系。规律生活，及时复查，树立生活信心。

【知识拓展】

1. 动静脉畸形与动静脉瘘的区别是什么？

动静脉畸形：由于先天发育异常等因素所导致正常的动脉和静脉之间的毛细血管床呈现鸟巢状血管团块，动静脉之间有多个瘘道连接，出现血管畸形的改变。

动静脉瘘：多见于外伤后慢性侵蚀，动脉和静脉之间出现单一瘘口，不通过毛细血管网直接相通，多为后天获得性疾病。

2. 手术需使用哪种介入栓塞剂？

介入栓塞剂类型：有固体、液体二种类型。固体栓塞剂包括：PVA 颗粒（聚乙烯醇颗粒栓塞剂），明胶海绵，弹簧圈等。液体栓塞剂包括：无水乙醇液体、组织胶 NBCA（α-氰基丙烯酸正丁酯）、Onyx。动静脉畸形的介入栓塞治疗以液体栓塞剂为主。

【护士长查房总结】

动静脉畸形是先天发育异常的血管团,由扩张的动脉和静脉组成,体积较小时无症状。该患者 20 年后病灶体积增大,生长加快,影响美观及功能,并出现癫痫,严重影响患者的身心健康及生活质量。此类患者病变范围大,结构复杂,血供丰富,保守治疗不能收到最佳的疗效。无水乙醇进行介入栓塞手术是此病的首选治疗方法,通过治疗减少病灶血流,配合手术结扎以利于动静脉畸形逐渐减轻,结合立体定向放射治疗,使脑畸形血管团完全闭塞,达到治愈。术后应注意观察有无发热,头痛,恶心,呕吐,意识变化,观察穿刺局部皮肤颜色、血运、温度,有无肿胀瘀斑及面部变化,指导患者养成良好的生活方式和生活规律,避免熬夜、用力、劳累和情绪激动。

(张苏钰)

第三篇　腔内手术配合案例

第一节　经导管接触性溶栓治疗

【案例导入】

一般资料　患者女性,65 岁,大专学历。

现病史　因"左下肢疼痛 3d,突发肿胀 1d"急诊入院。

既往病史　既往有高血压病史 3 年,最高血压达 163/100mmHg,口服硝苯地平缓释片(络活喜)降血压治疗,血压波动在 130~150/75~95mmHg,偶伴有头晕、头痛、胸闷不适。2 个月前因左侧卵巢癌行全子宫、双侧附件切除术。

入院诊断　左下肢深静脉血栓形成,髂静脉压迫综合征,全子宫、双侧附件切除术后,高血压Ⅲ级。

护理查体　T:36.5℃,P:112 次/min,R:22 次/min,BP:150/78mmHg,患者神志清楚,入院前 1 周左下肢肿胀疼痛并逐渐加重,为持续性钝痛,左下肢皮肤温度、颜色、感觉正常,双侧足背动脉搏动可触及。髌骨中点上方 15cm 处周径差:4cm,髌骨中点下方 10cm 处周径差:1.0cm。自发病后精神状态、食欲、睡眠均欠佳。

辅助检查　凝血常规示凝血酶原时间:12.3s,国际标准化比值:1.18,活化部分凝血酶原时间:29.9s,凝血酶时间:19.4s,纤维蛋白原:7.11g/L,抗凝血酶Ⅲ:104.2%,纤维蛋白(原)降解产物:10.3μg/ml,D-二聚体:27.4mg/L。双下肢彩色 B 超:左下肢深静脉血栓形成。

护理评分　Caprini 评分:7 分,风险等级:高度危险;Braden 评分:18 分;Barthel 评分:60 分,自理能力中度依赖;NRS 评分:3 分,轻度疼痛;跌倒坠床评分:9 分,SAS 量表评分:5 分,轻度焦虑。

治疗方案　急诊行"左侧下肢静脉造影术 + 下腔静脉滤器置入术 + 下肢静脉球囊扩张术 + 机械血栓抽吸术 + 置管溶栓术",术后予以镇痛、经左侧腘静脉保留导管持续尿激酶溶栓治疗,低分子肝素钠皮下注射抗凝治疗,低流量氧气吸入,持续监测生命体征,保留尿管。入院后第 5 天患者行"左下肢静脉造影术 + 支架置入术",术后弹力绷带加压包扎穿刺部位 48h,下床活动后患肢穿梯度压力袜预防静脉血栓复发治疗。

主要的护理问题

首优问题　①疼痛:与组织缺血、肿胀有关;②有出血的风险:与溶栓治疗有关;③舒适度的改变:与留置期间制动、患肢肿胀有关;④潜在并发症:高血压急症、急性肾功能衰竭等。

次优问题　①有管道滑脱、打折的危险:与翻身活动、固定不当有关;②自理能力缺陷:与下肢深静脉血栓形成有关;③潜在并发症:下腔静脉滤器移位、断裂,下腔静脉穿孔,下腔静脉内膜损伤,肺栓塞,猝死等;④有皮肤完整性受损的危险:与卧床、制动有关。

目前主要的护理措施　①绝对卧床休息,患肢制动,低流量吸氧;②建立静脉通路,遵医嘱口服降压药;③心电监护,监测生命体征变化,关注各项实验室指标;④密切注意病情变化,定时测量双下肢周径差,观察下肢皮肤温度、颜色、感觉及足背动脉搏动情况;⑤观察穿刺部位有无出血、血肿,观察皮肤、黏膜、消化道等有无出血征象;⑥落实基础护理措施(皮肤护理、口腔护理、会阴护理、管道护理)。

【问题解析】

1. 什么是经导管接触性溶栓治疗？

经导管接触性溶栓治疗（catheter directed thrombolysis，CDT）是指从下肢静脉穿刺后将溶栓导管成功置入静脉血栓内或者腔静脉入口处，使溶栓药物直接作用于血栓。术中需根据血栓的位置来决定导管置入的长度，术中即时或术后持续泵入尿激酶，密切监测患者凝血指标及纤维蛋白原。

2. CDT 的适应证有哪些？

中央型或混合型急性期 DVT；中央型或混合型亚急性期 DVT；髂股静脉 DVT 慢性期或后遗症期急性发作。

3. CDT 的禁忌证有哪些？

（1）3 个月内有脑出血和（或）重大手术史、1 个月内有消化道及其他内脏出血和脏器手术史；

（2）患肢伴有较严重感染；

（3）急性期髂股静脉或全下肢 DVT，血管腔内有大量游离血栓而未行下腔静脉滤器置入者；

（4）难以控制的高血压（血压 >180/100mmHg）；

（5）75 岁以上患者或妊娠伴发 DVT 者慎重选择。

4. 术中如何进行病情监测？

（1）生命体征监测：严密监测患者的心率、血压、呼吸、血氧饱和度、出入量等，观察有无缺氧、胸闷、呼吸困难等肺栓塞的表现，备好急救的药品及物品。

（2）凝血功能监测：监测凝血时间、血小板计数、凝血酶原时间、血常规等，观察瞳孔、意识的改变，注意观察有无出血倾向。

（3）高压注射泵的护理：高压注射泵使用前检查性能是否完好，药物现用现配，正确安装高压注射器，遵医嘱精确调节泵的速度。

（4）保持合适体位：患者一般取平卧位，术侧肢体制动，呈伸直状态禁止弯曲。

5. CDT 置管期间护理要点有哪些？

（1）患肢护理：绝对卧床休息，患肢制动，注意保暖。抬高下肢 20°~30°，使患肢高于心脏的水平；导管置入路径关节应伸直制动。密切观察患肢皮肤温度、颜色及足背动脉搏动情况，每日测量双下肢周径差并做好记录。

（2）用药护理：溶栓治疗期间注意观察有无出血等并发症的发生，每日监测凝血功能。

（3）并发症的观察：肺栓塞是下肢深静脉血栓形成最严重的并发症，关注患者有无胸痛、呼吸困难、无法解释的低血氧饱和度发生。

（4）饮食指导：指导患者给予清淡、易消化、高膳食纤维饮食，避免高胆固醇、高脂类食物摄入，多饮水，每日饮水 1 500ml 以上。

【知识拓展】

CDT 手术路径有哪些？其选择原则是什么？

根据 CDT 插管入路不同，CDT 分为以下三类。

（1）顺行溶栓：①经患侧小腿深静脉（胫后静脉、胫前静脉、腓静脉）穿刺置管至腘静脉溶栓治疗；②经患侧腘静脉（仰卧位或俯卧位）穿刺置管至髂股静脉溶栓治疗；③经患侧大隐静脉穿刺置管至股总静脉、髂静脉溶栓治疗。

（2）逆行溶栓：①经健侧股静脉穿刺置管至患侧髂股静脉溶栓治疗；②经颈内静脉穿刺置管至患侧髂股静脉溶栓治疗。

（3）经动脉留管顺行溶栓：经健侧股动脉穿刺置管至患侧髂股动脉内，对患侧下肢进行溶栓。

手术路径选择原则：具体根据血栓部位、操作者的经验及患者的条件进行选择，推荐首选顺行入路置管，如顺行入路失败或无条件者，可考虑逆行入路。

【护士长查房总结】

CDT 是急性下肢深静脉血栓形成的有效治疗方法之一，术前全面评估患者，选择合适的手术入路，术中严密观察病情变化，术后加强患肢护理、管道护理、并发症的观察是保障患者顺利渡过围手术期的关键。

（蔡 红）

第二节 下腔静脉滤器置入 / 取出术

【案例导入】

一般资料 患者男性，60 岁，高中学历。

现病史 因"左下肢肿胀 5d，突发胸痛 1d"。

既往病史 既往有高血压、肠息肉病史。高血压病史 15 年，口服硝苯地平缓释片、倍他乐克治疗，血压控制良好。一年前因"肠息肉"行"肠镜下息肉切除术"。

入院诊断 肺栓塞；左下肢深静脉血栓形成；高血压病。

护理查体 T：36.8℃，P：80 次 /min，R：18 次 /min，BP：126/82mmHg，SpO$_2$：95%。患者神志清楚，左下肢明显肿胀，髌骨中点上方 15cm 处周径差：4cm，髌骨中点下方 10cm 处周径差：1.0cm。双下肢皮肤温度、颜色、感觉正常，双侧足背动脉搏动可触及。左下肢 Homans 征阳性，腓肠肌压痛试验阳性。

辅助检查 血常规示：白细胞计数：25.2×10^9/L，血小板计数 199×10^9/L。生化示肌酐：919μmol/L。凝血常规示纤维蛋白降解产物：31.6μg/mL，D- 二聚体：3.59μg/mL。下肢血管彩色超声示：左侧髂股静脉、腘静脉血栓形成。

护理评分 Caprini 评分：6 分，风险等级：高度危险；Barthel 评分：40 分，自理能力重度依赖；NRS 评分：3 分，轻度疼痛。

治疗方案 急诊行"下腔静脉造影 + 下腔静脉滤器置入术 + 左下肢深静脉置管溶栓术"，术后经低分子肝素钙皮下注射抗凝治疗，经溶栓导管持续溶栓治疗。溶栓治疗第 5 天行"左下肢静脉造影 + 下腔静脉滤器取出术"，术中造影见：左侧髂股静脉、腘静脉血栓基本消融，顺利取出下腔静脉滤器，拔除深静脉导管。

主要的护理问题

首优问题 ①气体交换受损:与肺血管阻塞所致通气/血流比例失调有关;②胸痛:与组织缺血有关;③舒适度的改变:与术后制动有关;④有出血的风险:与使用抗凝药物有关;⑤潜在并发症:感染性休克、肺梗死、猝死、再发栓塞。

次优问题 ①潜在并发症:下腔静脉滤器移位、断裂、下腔静脉穿孔、下腔静脉内膜损伤、下腔静脉阻塞;②潜在并发症:肺栓塞再发、重要脏器功能衰竭、血栓后综合征;③有导管滑脱的危险:与导管固定方法及患者活动度有关;④有跌倒坠床的危险:与下肢肿胀有关;⑤自理能力缺陷:与术后制动有关;⑥知识缺乏:缺乏疾病护理相关知识。

目前主要的护理措施 ①绝对卧床休息,患肢制动,高流量吸氧;②心电监护持续监测生命体征,关注各项实验室指标;③遵医嘱用药;④加强置管溶栓知识宣教,妥善固定导管,保持管道的通畅性,防止管道脱出;⑤密切观察患者穿刺部位及全身有无出血;⑥观察患者的神志及双下肢周径、皮肤温度、颜色情况;⑦落实患者生活护理,加强患者心理护理。

【问题解析】

1. 什么是下腔静脉滤器?

下腔静脉滤器(inferior vena cava filter,IVCF)是为预防下腔静脉系统栓子脱落引起肺动脉栓塞而设计的一种装置。

2. 腔静脉滤器的种类有哪些?

目前,滤器一般可分为临时性滤器、永久性滤器、可取出滤器(又称临时永久两用滤器)三类。

(1)临时滤器是指放置后在一定时间窗内(3个月)必须取出。

(2)永久性滤器是指置入血管后,无法取出,需永久放置的滤器。

(3)可取出滤器是指在一定时间窗内(2~4周)可以回收,也可作为永久性滤器使用。

3. IVCF置入术的适应证有哪些?

(1)已经发生肺动脉栓塞或下腔、髂股腘静脉血栓形成的患者有下述情况之一者:①存在抗凝治疗禁忌证者;②抗凝治疗过程中发生出血等并发症;③充分的抗凝治疗后仍复发肺动脉栓塞和各种原因不能达到充分抗凝者。

(2)肺动脉栓塞,同时存在下肢深静脉血栓形成者。

(3)髂、股静脉或下腔静脉内有游离血栓或大量血栓。

(4)诊断为易栓症且反复发生肺动脉栓塞者。

(5)急性下肢深静脉血栓形成,欲行经导管溶栓和血栓清除者。

4. 术前导管室护士应对该患者进行哪些评估和护理?

(1)术前评估:了解患者一般情况,包括基本信息、入院诊断、生理状况等,评估患者血栓形成的程度及限制活动状况;评估患者的心理状态,了解其有无紧张、恐惧等心理;评估患者对病情及介入治疗的认知程度和接受程度;该患者双下肢进行支具固定,需评估患肢的末梢循环、皮肤状况,预防末梢缺血及压疮发生。

(2)术前护理:①做好术前访视,为患者提供心理支持。②向患者介绍手术室的环境,讲解介入治疗的基本过程;指导患者在局部麻醉状态下如何配合手术操作;指导患者练习术中配合方法,如全身放松平卧于手术台上,如何进行有效咳嗽,在术中听从医生的口令,学会憋气等。③术前准备完善情况。责任护士根据术前准备清单落实术前准备各项内容并记录、签名。④术日交接,做好手术室与病房的沟通,按时接送手术患者,认真逐条核对《手术患者转运交接单》内容并签名,重点检查患者的术前检查完善情况,如血常规及凝血功能检查、心电图检查、深静脉血栓的术前彩色超声检查等;将患者转运至手术推床上时,应注意对双下肢的保护,防止血栓脱落,警惕肺栓塞发生的可能性,做好转运中的安全防护与保暖措施。

5. 患者行下腔静脉滤器置入术的术中护理措施包括哪些?

(1)生命体征的监测:滤器置入术常采用局部麻醉,术中需对患者进行心电监护,观察患者的心率、血压变化;术中造影时,可能出现患者单独处于手术间内的情况,注意调整心电监护仪屏幕正对控制室的观察窗,条件允许时,将心电监护信息传输至控制室,并设置音量适中的报警音,以便监测患者病情变化。

(2)手术体位的安置与维持:①体位安置,患者应平卧于手术台上,双手自然放置于身体两侧,给予挡板防护,挡板的大小与位置应不影响手术操作和透视臂的放置。②体位维持,患者多为清醒状态,术前教育不可忽视,应特别告知患者术中制动的重要性,尤其是在导管、滤器置入及造影时,遵从医生口令,尽量保持原有体位,避免导管位置移动、脱出或影响术中成像。对于配合度差或躁动不安而不能配合的患者可适度约束或镇静。

(3)手术用物的准备与术中配合:①常规准备一次性用物,包括注射器、无菌手套、无菌纱布、吸引器管(备用)、滤器穿刺包、导管导丝及滤器支架等;使用前应与手术医生核对物品材料的名称、型号、性能,并检查有效期和包装完整性。②特殊药物,包括局部浸润麻醉药物利多卡因、肝素等;注意核对药物名称、剂量、有效期,并注意记录使用的总剂量,避免超过单次使用最大剂量;肝素常用 12 500U 加入 500ml 生理盐水配制,用以湿润导丝,利于推入导丝并防止血栓形成;使用溶栓药物时,应与手术医生复述核对药名、剂量、用法、用量,严格三查七对正确无误后方可使用,并保留术中用药安瓿或密封瓶至手术结束,以便再次核对。

(4)手术用物的清点与核查:严格执行有创操作的物品清点制度,术前、术中、术后需对所有用物进行清点,确保数物相符,防止异物遗留体腔。

(5)无菌技术操作:严格遵守无菌技术原则。合理的人站位和操作台布局,可以减少医生站位的挪动,减少污染的风险;术中滤器的传递,应避免用手直接接触管芯和置入部分,防止污染;保持台面干燥,万一台面被打湿时,应立即加盖无菌治疗巾或进行更换。

(6)手术间的管理:介入手术所用到的仪器设备较多,应进行手术间的合理布局,以方便手术操作。手术开始前应合理放置高压注射器与多方位显示器的位置,高压注射器需靠近造影剂注入部位,以方便管道连接,显示器应与术者距离适中、高度适中,以术者能够清晰观看、视线平视为宜。操作台置于术者身体右侧,方便操作。术中应控制人员走动,当进行放射操作时,应注意关闭手术间前后门,并按亮放射操作警示灯,做好放射防护。

6. 抗凝剂皮下注射流程有哪些?

(1)使用预灌式抗凝剂,无须排气,气泡在上。

(2)使用腹壁皮下注射定位卡,按数字顺序合理选择注射部位。

(3)消毒:有效碘含量为 0.45%~0.55% 的复合碘棉签以穿刺点为中心,螺旋式消毒两遍,范围直径≥5cm,自然待干。

(4)保持左手拇、示指相距 5~6cm,提捏起腹壁皮肤使之形成一凸起皱褶。

（5）于皱褶最高点快速垂直进针，无须抽回血。

（6）缓慢匀速推注药液 10s，药液推注完毕针头停留 10s，快速拔针后不按压。

（7）操作前、中、后认真核对身份和药物信息，妥善安置患者并做好皮下注射后健康宣教。

（8）终末处理、洗手、记录、签名。

【知识拓展】

IVCF 置入步骤有哪些？

（1）选择入路：IVCF 一般经健侧股静脉置入，但在双侧髂股静脉均有血栓或下腔静脉（IVC）内存在血栓时，可从一侧颈内静脉或肘前静脉置入。

（2）IVC 造影：所有 IVCF 置入前均需作 IVC 造影，以了解其形态、管径、有无血管迂曲、腔内血栓、解剖变异（重复 IVC、左侧 IVC）等。

（3）确定双肾静脉开口的位置：滤器一般放置于肾静脉开口下缘以下的 IVC 内，但造影时肾静脉水平或其下 4cm 的 TVC 内存在血栓时，滤器应置放在肾静脉水平之上。

（4）选择滤器：滤器的选择宜根据患者年龄、病程、IVC 形态及直径、血栓大小及游离程度而定。年轻患者和新鲜或较短的血栓推荐选用临时性或可取出滤器；长度超过 20cm 或全下肢 DVT 推荐选用可取出滤器或永久性滤器。

（5）置入操作：先置入滤器输送鞘，然后将滤器经输送鞘缓缓送入，X 线透视下反复核对肾静脉位置无误后，缓缓后撤输送鞘直至滤器弹开、释放。

（6）IVC 造影复查：置入滤器后，行血管造影复查观察滤器形态、有无倾斜及倾斜角度、滤器顶点与肾静脉之间的距离。对置入的可取出滤器，需仔细观察分析滤器取出钩与 IVC 壁的距离，以距离 >5mm 较为理想，提示取出成功率高。

【护士长查房总结】

置入下腔静脉滤器是预防深静脉血栓形成、栓子脱落导致肺血栓栓塞症的重要措施。IVCF 的并发症有很多，如滤器倾斜、滤器移位和滤器断裂、下腔静脉内膜损伤、下腔静脉阻塞等。不同的病情，置入不同的滤器均是这类疾病的监测重点，减少 IVCF 置入时间和增加 IVCF 取出率是减少并发症的重要措施，而系统、规范化的围手术期护理则是保证患者健康、安全的重要内容。

1. IVCF 置入后，宜进行抗凝、溶栓、机械性血栓清除等综合性治疗。这一方面可缩短病程、提高治疗成功率，另一方面也可防止或减少 IVC 阻塞的发生。

2. 对已经发生肺动脉栓塞的患者，在置入 IVCF 后，应对肺动脉栓塞进行积极治疗，以期开通肺动脉，缓解患者症状，防止肺动脉高压和肺源性心脏病的发生。

3. 对永久性滤器置入（含可取出滤器未取出）者，如无抗凝禁忌，推荐长期口服抗凝剂如华法林钠片，定期复查凝血功能并调整华法林用量，使 PT 的 INR 值维持在 2.0~3.0。

4. 滤器置入术后应分别在手术后 1、3、6 个月时各随访 1 次，拍摄腹部 X 线平片并在滤器置入 6 个月时作顺流性 IVC 造影和（或）超声检查，之后每年随访 1 次。随访主要观察滤器形态、位置及 IVC 血流状况。

（荆圆圆）

第三节 经皮机械性血栓清除术

【案例导入】

一般资料 患者男性,59 岁,小学学历。

现病史 因"胸痛、胸闷、气促 2d,加重伴一过性意识丧失 1h"急诊入院。

既往病史 既往有右下肢骨折,长期卧床史。2022 年 6 月 23 日因"右下肢胫腓骨骨折"行手术治疗,术后长期卧床休息。否认高血压、糖尿病、心脑血管疾病等病史。

入院诊断 急性肺动脉栓塞;右下肢深静脉血栓形成;低蛋白血症;右胫腓骨骨折术后;肺部感染。

护理查体 T:37.7℃,P:114 次 /min,R:32 次 /min,BP:98/51mmHg,SpO$_2$:84%。患者神志清楚,对答切题,查体合作,口唇发绀,四肢及全身皮肤湿冷,咳嗽咳痰,痰中带血丝,不伴晕厥。右膝关节及踝关节附近可见手术瘢痕,双下肢肿胀,右下肢为著,双下肢皮肤温度均为 36.0℃,颜色及感觉均正常,双侧足背动脉搏动均可触及。

辅助检查 动脉血气分析示 pH:7.42,SaO$_2$:89%,PaO$_2$:59.1mmHg,PaCO$_2$:40.4mmHg,血浆 D- 二聚体:3 390μg/L,白蛋白:34g/L。胸部 CTPA 示:左肺上叶前段及下叶肺动脉干内肺栓塞,双下肢动静脉彩超示:右下肢深静脉血栓形成。心电图示:窦性心律,S$_I$Q$_{III}$,V1-V4 导联 T 波倒置。

护理评分 Caprini 评分:8 分,极高危风险;Braden 评分:14 分,中度风险;Barthel 评分:40 分,自理能力重度依赖;NRS 评分:4 分,中度疼痛;跌倒坠床评分:35 分,中度风险。

治疗方案 急诊行"下腔静脉造影 + 下腔静脉滤器置入 + 肺动脉 Angiojet 血栓清除术",术中置入 Denali 滤器一枚。术后依诺肝素钠注射液皮下注射抗凝治疗,注射用纤溶酶溶栓治疗,注射用头孢呋辛钠抗感染治疗,红花黄色素活血治疗,碳酸氢钠、复方氯化钠碱化尿液、维持水电解质平衡,保留尿管,记录 24h 出入量。

主要的护理问题

首优问题 ①突发性意识障碍:与脑组织一过性缺氧有关;②组织灌注不足:与静脉回流障碍有关;③气体交换受损:与肺血管阻塞所致通气 / 血流比例失调有关;④胸痛:与肺动脉栓塞导致局部血管痉挛有关;⑤有出血的风险:与使用抗凝、溶栓药物有关。

次优问题 ①潜在并发症:下腔静脉滤器移位、断裂、下腔静脉穿孔、下腔静脉内膜损伤、下腔静脉阻塞;②潜在并发症:肺栓塞再发、重要脏器功能衰竭;③躯体移动障碍:与骨折有关;④舒适度的改变:与骨折、手术制动有关;⑤自理能力缺陷:与骨折、活动受限有关;⑥有皮肤完整性受损的风险:与长期卧床、低蛋白有关;⑦治疗部位的肿胀和疼痛:与 AngioJet 血栓抽吸、喷药有关。

目前主要的护理措施 ①绝对卧床休息,高流量吸氧(必要时配合行气管插管);②建立静脉通路,遵医嘱用药;③心电监护持续监测生命体征,关注各项实验室指标;④密切关注意识、病情变化,关注双下肢周径差,下肢皮肤温度、颜色、感觉及足背动脉搏动情况;⑤观察穿刺部位有无出血、血肿,观察皮肤、黏膜、消化道等有无出血征象;⑥观察体温变化,发现异常遵医嘱给予对症处理;⑦观察尿液颜色、性质、量,特别注意血红蛋白尿的观察;妥善固定管路,防止打折、扭曲,预防管路滑脱;⑧指导进食清淡、易消化饮食,避免产气食物摄入,如:牛奶、豆浆、萝卜等;⑨病情允许情况下,可少量多次饮用温开水以促进造影剂排泄;⑩落实基础护理措施(皮肤护理、口腔护理、会阴护理、气道及管路护理)并提供护理相关的健康指导。

【问题解析】

1. AngioJet 血栓清除术的应用优势有哪些?

AngioJet 血栓清除术是近年来临床应用广泛的新型微创治疗技术,其特点为溶栓药物高压喷射配合碎栓导管形成产生的高速液体涡流负压可将急性或者亚急性血栓及时清除,无需留置导管进行溶栓。应用优势包括:①迅速降低血栓负荷,解除静脉阻塞;②操作安全有效;③减少溶栓药物的使用,降低出血风险;④缩短治疗时间和住院时间,缓解患者负性情绪。

2. AngioJet 血栓清除术的作用原理是什么?

AngioJet 系统是由控制台和配套导管组成,主要是利用旋转涡轮和流体动力学原理。进行血栓清除时,将导管部件泵放置在控制台的泵柜中后,导管盐水管路连接无菌肝素盐水。通过泵的加压,将盐水高速输送至导管内,并且于导管头端内部根据伯努利原理产生负压,通过对应位置上导管的流入孔将血栓吸入,并被高速水流击碎排至体外的废液袋内。部分型号导管除抽吸功能外,还有喷洒溶栓药物、软化血栓的作用。

3. AngioJet 血栓清除术适应证包括哪些?

AngioJet 系统可用于外周动脉,外周静脉,血透通路及冠脉系统。

适应证主要包括:①急性髂股或全肢型急性下肢深静脉血栓形成(deep venous thrombosis, DVT);②亚急性髂股或全肢型 DVT;③慢性 DVT 急性发作。

4. 术前护理包括哪些?

(1)给予术前血常规及血生化检查,凝血功能和 D- 二聚体等实验室检查。

(2)进行心理护理及术前访谈。术前访视询问患者术前准备情况和心理状况,针对性地进行心理疏导,评估患者在手术中出现的各种风险的可能性,做好相应的护理对策。

(3)做好备皮及检查工作。

(4)患肢禁止热敷和按摩,穿宽松衣裤,避免患肢剧烈运动。防止血栓再次脱落,进而阻塞其他部位。

(5)给予患者高流量氧气吸入,提高血氧浓度。

(6)饮食指导:嘱咐患者食用易消化、低脂、粗纤维的食品、保持排便通畅,防止因腹内压增加影响静脉回流。

5. 采用 AngioJet 血栓清除术的患者术后护理包括哪些?

(1)密切监测病情:①动态监测生命体征;②观察患者术后意识状态,警惕发生颅内出血;③观察尿量及尿液颜色等。

(2)穿刺部位的护理:穿刺部位用弹力绷带加压包扎 24h,观察穿刺部位渗血情况,及时更换敷料,避免穿刺侧肢体弯曲,指导床上行足背伸屈运动,健肢可床上自由活动但幅度不宜过大,观察患肢皮肤温度、颜色和动脉搏动情况,防止压迫过紧影响肢体动脉供血。

(3)下肢的护理:①病情稳定后,抬高下肢促进静脉回流;②积极进行功能锻炼;③依据自身情况选择合适的弹力袜。

【知识拓展】

1. 急性肺动脉栓塞的心电图表现有哪些？

大多数病例表现为非特异性的心电图异常。较为多见的表现包括：V1-V4 的 T 波改变和 ST 段异常；部分病例可出现 $S_IQ_{III}T_{III}$ 征（即 I 导联 S 波加深，III 导联出现 Q/q 波及 T 波倒置）；其他心电图改变包括完全或不完全右束支传导阻滞；肺型 P 波；电轴右偏，顺钟向转位等。

心电图改变多在发病后即刻开始出现，以后随病程发展演变而呈动态变化，观察到心电图的动态改变较之静态异常对于提示肺栓塞具有更大意义。

虽然心电图改变在肺栓塞中是常见的表现，但单独的心电图对于急性肺栓塞的诊断并无足够的敏感性与特异性，因此我们要具体结合临床进行诊断。

2. AngioJet 血栓清除术后如何进行抗凝治疗？抗凝疗程是多久？

（1）药物选择：首选口服抗凝药：维生素 K 拮抗剂（例如华法林）、直接 X 抗因子抑制剂（例如利伐沙班）等。如果应用维生素 K 拮抗剂，应常规监测国际标准化比值（international normalized ratio，INR），维持 INR 在 2.0~3.0。新型口服抗凝药（例如利伐沙班）可以按照标准用法用量口服，不需要监测 INR。

（2）抗凝疗程：根据 DVT 的发生情况，抗凝的疗程也随之不同。①继发于一过性危险因素的初发 DVT 患者，推荐抗凝 3 个月；②危险因素不明的初发 DVT 患者，治疗 6~12 个月甚至更长，同时注意进一步检查病因；③伴有恶性肿瘤并且首次发生 DVT 的患者，应用低分子肝素 3~6 个月，其后长期应用维生素 K 拮抗剂或者新型口服抗凝药；④反复发病的 DVT 患者和易栓症患者，建议长期抗凝治疗；⑤对于植入髂静脉支架的患者，建议抗凝治疗的时间≥6 个月。

【护士长查房总结】

肺栓塞（pulmonary embolism，PE）起病急，症状重，致死率高，是继缺血性心脏病及脑卒中之后位列第三的最常见的心血管疾病。AngioJet 机械血栓清除系统是可以联合药物与机械作用的血栓抽吸系统，是近年来临床开展的微创治疗新技术。掌握对这类危重症疾病的急救及监测重点，将更好地为临床护理和治疗提供依据，挽救患者生命，预防及减少并发症的发生。

（喻 英）

第四节 经皮腔内血管成形术及支架植入术

【案例导入】

一般资料 患者男性，76 岁，文盲。

现病史 因"左下肢间歇性跛行 2 年余，疼痛 3 个月，加重 3d"急诊入院。

既往病史 既往有高血压疾病史 20 余年，未治疗。吸烟史 50 年，吸烟量 20 支／天，饮酒 30 年,2 两 / 天。

入院诊断　双下肢动脉硬化闭塞症。

护理查体　T:36.7℃,P:88 次 /min,R:22 次 /min,BP:154/89mmHg,SpO$_2$:95%。 患者急诊轮椅入院,体型偏瘦,精神疲倦,左小腿外侧伤口一处,10cm×3cm,创面干燥、无渗出;左下肢皮肤温凉,颜色苍白,左足背动脉及胫后动脉搏动未触及,右下皮肤温度、颜色、感觉正常。

辅助检查　血常规示 WBC:15.94×10^9/L,中性粒百分比:0.879。下肢动脉 CTA 示左股动脉充盈缺损,左腘动脉多处狭窄钙化,胫前动脉闭塞,腓动脉及远段动脉显影不全。

护理评分　Caprini 评分:6 分,风险等级:中度危险;Braden 评分:12 分;日常生活能力评估:55 分,自理能力中度依赖;NRS 评分:6 分,中度疼痛;跌倒坠床评分:38 分,中度危险。

治疗方案　入院当日急诊行 "左下肢动脉造影术 + 左股浅动脉、腘动脉、腓动脉、胫后动脉球囊扩张术 + 左股浅动脉支架植入术 + 置管溶栓"。术后使用前列地尔扩血管,头孢哌酮预防感染,口服拜新同降压,拜阿司匹林抗血小板聚集等治疗。

主要的护理问题

首优问题　①疼痛:与血管闭塞、手术有关;②组织完整性受损:与疾病或手术有关;③活动无耐力:与疼痛有关;④有出血的危险:与术后溶栓药物使用有关;⑤有感染的风险:与疾病或手术有关。

次优问题　①皮肤完整性受损:与长期卧床、体温过高有关;②潜在并发症:水、电解质紊乱;③焦虑和恐惧:与担心疾病有关;④舒适度的改变:与卧床制动、疼痛被迫体位有关;⑤自理能力缺陷:与留置溶栓、手术有关;⑥有跌倒坠床的危险:与疼痛、手术有关。

目前主要的护理措施　①卧床休息,吸氧;②建立静脉通路,遵医嘱给予扩血管、抗感染、降压药治疗,疼痛加剧时遵医嘱镇痛,并安抚患者;③心电监护持续监测生命体征,关注各项实验室指标,特别关注患者感染指标如血常规,C 反应蛋白等;④密切注意病情变化,动态关注患者皮肤温度、颜色、动脉搏动情况、疼痛、伤口愈合情况;⑤观察穿刺溶栓部位有无出血、渗血;⑥落实基础护理措施(皮肤护理、管道护理),协助患者床上排便,温水擦浴,口腔护理等,防跌倒坠床、压疮。

【问题解析】

1. 什么是经皮腔内血管成形术?

经皮腔内血管成形术(percutaneous transluminal angioplasty,PTA)是指经皮穿刺引入球囊导管、金属内支架等器材对狭窄、闭塞的血管进行扩张,使其复通的一种微创治疗方法。单纯用球囊导管扩张治疗也可称谓球囊扩张术,即通常所指的狭义的 PTA。

2. PTA 手术相关并发症有哪些?

(1)介入手术相关并发症:导丝、导管断裂,血管穿孔,血管内膜撕裂,支架断裂、穿刺部位血肿多由于操作不当而引起。提高术者的操作水平、使用更安全的器材可减少并发症的发生。

(2)远端栓塞:髂动脉 PTA 及支架术后,血管壁覆壁血栓或斑块脱落堵塞远端动脉。根据远端肢体缺血状态遵医嘱抗凝、取栓等或外科治疗。

(3)球囊破裂:使用前需掌握球囊导管的破裂压力,缓慢充盈球囊,忌用力过猛、突然加压。尽量使用新球囊导管,若发现球囊呈偏心性、葫芦状变形,应及时更换新球囊导管。

3. PTA 术前如何监测病情?

术前需监测患者血压及患者疼痛、手术部位皮肤、肝肾功能情况,监测患者双下肢动脉搏动、皮肤温度、颜色等情况。

4. PTA 术后病情观察要点有哪些?

(1)穿刺侧肢体制动 6~12h,卧床休息 24h。

(2)PTA 术后 24h 内定时观察血压的变化及局部肢体动脉搏动情况。

(3)PTA 术后遵医嘱予以抗感染、抗血小板、抗凝治疗。

(4)注重患者主诉,观察患者有无并发症相关症状体征,及时发现、及时处理。

5. PTA 术后出院指导内容有哪些?

(1)饮食应低盐低脂、少食多餐,忌暴饮暴食。多吃新鲜蔬菜,少食油炸食品、动物内脏等,戒烟限酒。

(2)保持大便通畅,切勿用力大便。忌剧烈运动,作息规律,如有异常,及时就诊。

(3)防止过度劳累和情绪激动,避免患肢久蹲久站。

(4)定时定量服用抗凝、抗血小板药,服药剂量和时长应谨遵医嘱,不可随意停药或减量。

(5)定期复查,门诊随诊。

【知识拓展】

骨筋膜室综合征是什么疾病?

1. 定义　由骨、骨间膜、肌间隔和深筋膜所构成的骨筋膜室内肌肉和神经因急性缺血而产生的一系列早期综合征。

2. 临床表现　疼痛,感觉障碍、麻木,受累的骨筋膜室发硬、发红和压痛,皮肤苍白,动脉搏动减弱,体温升高。

3. 处理　主动询问患者,重视患者的主诉,监测骨筋膜室综合征的体征,对可能发生骨筋膜室综合征的患者应:①维持正常的血压,避免低血压引起的低灌注;②松解绷带包扎;③吸氧,维持最佳的血氧饱和度;④症状严重时行骨筋膜切开减压术。

【护士长查房总结】

经皮腔内血管成形术及支架植入术能够有效开通病变动脉,尽快恢复肢体血供,骨筋膜室综合征及术后并发缺血再灌注损伤是保肢失败的主要原因,严重威胁患者的生命。故术后应认真倾听患者的主诉,加强病情观察及心理护理,及时发现问题及时处理。

(陈秀梅)

第五节　颈内动脉海绵窦瘘介入栓塞术

【案例导入】

一般资料　患者男性,50 岁,高中学历。

现病史　因"颅脑损伤 5 月余,右眼突起、视物模糊 2d"急诊入院。

既往病史　既往无药物、食物过敏史,无疾病史,无手术、外伤史。吸烟 20 年,20 支 /d,偶尔少量饮酒。

入院诊断　颈内动脉海绵窦瘘。

护理查体　T:37.2℃,P:89 次 /min,R:20 次 /min,BP:145/88mmHg,SpO$_2$:98%。患者神志清楚,精神欠佳,双侧瞳孔等大等圆,直径 3mm,对光反射灵敏,眼球无活动性障碍。眼部检查示右眼视力:0.8,左眼视力:1.0。

辅助检查　血常规、肝肾功能、电解质、凝血常规等均无异常。

护理评分　Caprini 评分:3 分,风险等级:中度风险;Braden 评分:18 分,无风险;Barthel 评分:40 分,生活自理能力重度依赖;NRS 评分:4 分,中度疼痛;跌倒坠床评分:5 分,高度风险。

治疗方案　急诊在全麻下行"右颈内动脉海绵窦瘘介入栓塞术",术后予以改善脑代谢、降低颅内压、维持水及电解质平衡等对症治疗。

主要的护理问题

首优问题　①疼痛:与突眼及手术有关;②有神经功能障碍的危险:与脑血管痉挛缺血、术中出现球囊误脱有关;③术后并发症:穿刺处出血、血肿、假性动脉瘤;④潜在并发症:脑过度灌注、脑梗死、血栓形成;⑤有跌倒的危险:与视物模糊有关。

次优问题　①舒适度改变:与疼痛、突眼有关;②自理缺陷:与疾病和创伤有关;③焦虑:与担心疾病预后有关;④自我形象紊乱:与眼球突出、球结膜红肿有关;⑤知识缺乏:缺乏专科知识。

目前主要的护理措施　①卧床休息,吸氧;②建立静脉通路,遵医嘱用药;③心电监护持续监测生命体征,控制患者血压;④密切关注患者意识、瞳孔、肢体活动情况,有无头痛、呕吐、鼻出血等;⑤脑梗死是术后最严重的并发症,术后应密切观察患者神志变化,有无偏瘫、失语等现象;⑥落实患者基础护理措施(皮肤护理、口腔护理、会阴护理、管道护理)及眼部护理。

【问题解析】

1. 颈内动脉海绵窦瘘的临床表现有哪些?

颈内动脉海绵窦瘘(carotid-cavernous fistula,CCF)是一种临床少见的脑血管疾病,临床表现有:①搏动性突眼;②震颤与杂音;③球结膜水肿,视力障碍;④眼球运动障碍;⑤鼻出血;⑥脑供血不足。

2. 术前专科护理评估内容包括哪些?

(1)全身评估:神志、瞳孔、生命体征、四肢肌力情况及肝、肾功能等。

(2)症状评估:有无头痛、耳鸣、颅内血管杂音、鼻出血等。

(3)眼部评估:有无眼睑外翻或关闭不全、眼球突出、球结膜充血及水肿、眼球运动障碍、视力下降、复视等。

(4)手术部位评估:双侧腹股沟处皮肤是否完整。

(5)神经系统评估:复视、眼睑下垂、瞳孔改变、眼球活动受限等。

(6)风险评估:跌倒、坠床等危险因素。

3. **该患者的术中护理要点有哪些？**

（1）物品准备：做好术前评估，备齐术中所需用物，抢救物品处于完好备用状态。

（2）术中配合：患者平卧，使用头架妥善固定头部，头颈保持直线，以免头部移动影响图像质量。充分暴露穿刺部位，固定双上肢。

（3）病情观察：密切观察患者意识、瞳孔、生命体征的变化，护士适时与患者进行交流，及早发现术中可能出现的神经功能障碍，如脑梗死、脑出血等。

（4）肝素化：手术在全身肝素化下进行，及时、准确使用肝素，观察有无出血倾向。

（5）Onyx 胶准备及协助注射。

4. **术后病情观察要点有哪些？**

（1）密切观察患者的神志、瞳孔、生命体征、语言表达、四肢活动情况、视力等，发现患者有意识障碍、肢体偏瘫、麻木、病理反射等症状立即报告医生。

（2）观察患者突眼回缩程度、球结膜充血及水肿、视物模糊是否较前好转。

（3）观察患者耳鸣及右眼眶上血管杂音有无消失。

（4）穿刺侧肢体观察：密切观察穿刺处有无出血、渗血、血肿等，术后每小时评估双下肢皮肤温度、颜色、感觉及足背动脉搏动等。

5. **术后出院指导内容有哪些？**

（1）嘱患者进食清淡易消化饮食，保持乐观情绪，避免剧烈运动。

（2）规律服用降压药，控制血压在正常范围内。

（3）告知患者遵医嘱涂眼药膏，注意手卫生，保持眼部清洁、干燥，以防眼部感染。

（4）如出现颅内杂音或眼部症状复发，要及时来医院就诊。

【知识拓展】

颈内动脉海绵窦瘘介入术后常见并发症有哪些？

（1）脑血管痉挛：为一过性神经障碍，如头痛、短暂的意识障碍、肢体麻木或偏瘫、失语。

（2）血栓形成或脑缺血：因颈动脉闭塞后，患侧血流不畅，栓塞处可形成血栓。

（3）过度灌注综合征：当瘘口被栓塞后，患侧半脑血流量突然增加，正常脑血管的调节机制失调，可出现头痛、呕吐、眼胀、肢体功能障碍等颅内高压症状，导致脑组织水肿和出血。

（4）球囊误脱：多由于球囊还未到位就将其释放，引起血管梗死，造成偏瘫、失语等相应症状。

（5）血管迷走神经反射、低血压、心动过缓：术中球囊释放刺激颈动脉压力感受器、拔管时紧张和疼痛刺激压迫过重或制动肢体弯曲、动脉鞘刺激动脉等原因，可致血管迷走神经反射，引起血压下降、心率减慢。

【护士长查房总结】

75%~85% 的 CCF 由外伤引起，临床表现为搏动性突眼、震颤与杂音、球结膜水肿、视力障碍、眼球运动障碍、鼻出血、脑供血不足等。是临床少见的脑血管疾病。掌握这类疾病的监测及护理观察重点，为医师诊断和治疗提供可靠信息，挽救患者生命，预防及减少并发症的发生。

1. 头偏向一侧，保持呼吸道畅通，持续吸氧以改善脑缺氧，及时清理呼吸道分泌物。

2. 建立静脉通道,及时抽血完善各项术前检查,积极做好术前准备。

3. 加强病情观察,严密观察意识、瞳孔、生命体征的变化,发现病情变化及时汇报医生。

4. 加强基础护理,嘱患者卧床休息,家属陪护,防止跌倒。保持床铺平整、清洁。

(刘国鹏)

第六节　颈内动脉瘤弹簧圈栓塞术

【案例导入】

一般资料　患者女性,60 岁,中学学历。

现病史　因"右眼睑下垂 1 周,加重 3d"急诊入院。

既往病史　既往有"高血压"病史 10 余年,最高血压 190/100mmHg,平素服用坎地沙坦 4mg Qd,血压控制不详。

入院诊断　颈内动脉瘤;第三动眼神经麻痹;高血压病 3 级(极高危)。

护理查体　T:36.5℃,P:70 次 /min,R:18 次 /min,BP:186/72mmHg,神志清楚,言语清楚,双侧瞳孔不等大,左侧瞳孔直径 3.0mm,对光反射存在;右侧瞳孔直径 4.5mm,对光反射减弱,间接反射消失,调节反射减弱。右眼睑下垂,右眼上、下及内收活动不能。两侧额纹、鼻唇沟对称,伸舌居中,心肺听诊未及明显异常,四肢肌力 5 级,肌张力正常,腱反射(++),共济运动正常,双侧 Babinski 征(−),脑膜刺激征(−),双下肢皮肤温度、颜色及感觉均正常,双侧足背动脉搏动均可触及。

辅助检查　颈动脉 CTA 示:两侧颈总动脉分叉处及两侧颈外动脉起始部少量钙化斑块;右侧颈内动脉 C7 段动脉瘤。心电图:窦性心律。血常规、生化全套、肌钙蛋白正常。

护理评分　GCS 评分:15 分,无意识障碍;Braden 评分:23 分,无压力性损伤风险;Caprini 评分:4 分,中度危险;Barthel 评分:80 分,生活自理能力轻度依赖;NIHSS 评分:0 分,无症状;疼痛评分:1 分,轻度疼痛;跌倒评分:4 分,高度危险。

治疗方案　入院次日行"脑血管造影术 + 右侧颈内动脉瘤弹簧圈栓塞术",术中患者取平卧位,心电监护,吸氧,常规消毒皮肤,2% 利多卡因 5ml 局麻后,经右侧股动脉入路造影示:右侧颈内动脉 C7 段见一瘤状凸起约 9.9mm×4.5mm。术中 3EP2 支架覆盖瘤颈开口,依次向瘤腔内填入可分离六枚弹簧圈,每次填塞弹簧圈后行右侧大脑中动脉造影。再次造影示:颅内大血管均通畅未见血栓征象、未见渗出,瘤体致密填塞,安返病房。术后严格控制血压,气道管理,维持水电解质平衡治疗,留置尿管等。

主要的护理问题

首优问题　①支架内急性血栓形成的可能:与植入弹簧圈有关;②组织灌注不足:与静脉回流障碍有关;③潜在并发症:动脉瘤破裂再出血、高灌注损伤综合征。

次优问题　①舒适度的改变:与手术有关;②自理能力缺陷:与术后制动有关;③潜在并发症:出血、感染、脑血管意外、急性肾功能损伤等。

目前主要的护理措施　①术后平卧 24h,术侧肢体制动 6h,股动脉穿刺部位加压包扎 48h。②保持呼吸道通畅,做好气道护理。预防低氧血症的发生。③建立静脉通路,遵医嘱用药。④监测血压,血压一般维持在 110~150/70~90mmHg 之间。血压过高有诱发再出血的风险,血压过低可导致脑灌注不足。必要时需测量双上肢血压对比观察,掌握患者血压波动范围,避免情绪激动,用力排便等引起血压升高的危险因素。⑤密切观察患者神志,瞳孔,生命体征,肢体活动等情况,注意有无头痛、恶心、呕吐等症状,告知医生及时处理。⑥观察穿刺部位伤口情况、右下肢足背动脉搏动、皮肤温度、颜色、感觉变化。鞘管拔除时应密切观察有无血肿,假性动脉瘤、动静脉瘤等,避免拔鞘时血栓脱落导致脑栓塞。⑦保持病室安静,减少探视陪护。⑧踝泵运动每日 3~4 次,使用间歇充气加压治疗,每日 1~2 次,预防下肢静脉血栓。⑨落实基础护理措施(皮肤护理、口腔护理、会阴护理、管道护理)。

【问题解析】

1. 什么是颈内动脉瘤?

颈内动脉瘤是指颈内动脉颅内段,即颈内动脉入颅到颈内动脉分叉部,颈内动脉上发生的动脉瘤,常常发生在颈内动脉发出分支的部位,以颈内动脉 - 后交通动脉瘤最为常见,约占颅内动脉瘤的四分之一。

2. 颈内动脉瘤的临床表现有哪些?

临床表现有:局部疼痛、颈部强直、出血和呼吸困难等临床症状,严重者将出现动脉瘤体破裂、耳鼻出血或窒息死亡等。

3. 术后病情观察要点有哪些?

(1)动态观察神志、瞳孔、生命体征、语言表达等情况,发现患者有意识障碍,肢体偏瘫等症状立即汇报医生。

(2)血压管理。密切观察血压,对高血压患者维持血压在基础血压的 2/3 水平,根据医嘱予以降压治疗。

(3)肢体活动情况。

(4)预防出血或再出血。

(5)观察穿刺点伤口情况。观察穿刺点有无出血,血肿,假性动脉瘤等症状。

(6)并发症的观察和预防。保持病室安静舒适,限制探视;严密观察有无头痛、意识障碍等脑疝先兆症状等。

(7)记录出入量。

4. 如何预防术后再出血?

(1)绝对卧床休息,抬高床头 15°~30°,吸氧。

(2)控制血压。

(3)密切观察意识、瞳孔情况;有无头痛、恶心呕吐等。

(4)应用抗栓、抗凝药物时,观察有无出血倾向。

(5)保证充分休息和睡眠,必要时遵医嘱使用镇静剂。

(6)避免剧烈咳嗽、打喷嚏、情绪激动、烦躁、用力排便等。

5. 高灌注综合征急救措施有哪些?

(1)头偏向一侧,及时清除呕吐物,保持呼吸道通畅,防止误吸,备好气管切开包等。

(2)吸氧。

(3)遵医嘱快速滴入 20% 甘露醇。

(4)遵医嘱静脉使用营养神经、降压、保肾、保肝等药物。

（5）床旁 TCD，了解脑血流情况。

（6）准确记录出入量。

【知识拓展】

1. 介入手术中的弹簧圈及支架有使用寿命吗？还要取出来吗？

弹簧圈是动脉瘤介入栓塞术主要的固体填塞物，填充瘤腔；支架是个细长的金属笼子，起栅栏和血流导向的作用。通常材料为金属，与人体组织兼容，人体组织对弹簧圈和支架的材料没有过敏反应，也没有排异反应，最后与血管壁融为一体。弹簧圈和支架一般在填入后不需取出来，材料在体内是非常安全的，可在体内长期留存，伴随终身，一般不会发生异常或者特殊有害的反应。只有极少数支架会出现支架内再狭窄或闭塞。

2. 患者行脑血管介入手术后能做核磁共振吗？

手术后有植入物是否可以做核磁共振检查，主要看术中使用的材料。除植入物为钢材外，其他材料的植入物可以放心做 MR 检查。目前神经介入栓塞材料大多数为镍钛合金和铂钨合金，为"非铁磁性"或"弱铁磁性"材料，是可以兼容 MR 检查的，但磁共振场强最好不超过 3.0T。

【护士长查房总结】

近年来颈内动脉瘤血管内治疗方法发生了巨大变化，从保守治疗到开颅手术，再到使用弹簧圈栓塞介入治疗，通过介入方式治疗动脉瘤的数量和比例越来越高，介入治疗的安全性和有效性也得到了提高。所谓脑血管介入治疗，是指经皮股动脉穿刺，在全身肝素化下通过数字减影全脑血管造影，在血管内行介入手术，该方法是诊断脑血管病的"金标准"。因此术后护理尤为重要，可以有效预防及减少并发症。

1. 注意休息，避免劳累和不良情绪。

2. 戒烟戒酒，低盐低脂饮食。

3. 严密观察病情变化，进行神经专科监测等。

4. 实施血压三级管控，严格控制血压。

5. 预防下肢静脉血栓形成和继发性癫痫等。

6. 做好气道管理。

7. 心理护理。

（张学凤）

第七节　腹主动脉瘤腔内隔绝术

【案例导入】

一般资料　患者男性，62 岁，大专学历。

现病史　因"背痛、腹痛 1d，剧烈腹痛 2h"急诊入院。患者 1d 前出现背痛、腹痛症状，放射式至肋间和腹股沟，2h 前突然出现剧烈腹痛。

既往病史　既往有高血压病史 20 余年，口服苯磺酸氨氯地平片治疗。

入院诊断　腹主动脉瘤破裂。

护理查体　T：36.8℃，P：146 次/min，R：40 次/min，BP：112/65mmHg，SpO$_2$：96%。患者神志清楚，呼之能应，双侧瞳孔等大等圆，直径 4mm，对光反射灵敏；左上腹剧烈腹痛，轻度压痛，无腹肌紧张及反跳痛。双侧足背动脉搏动均可触及。

辅助检查　血常规示 WBC：16.72×10^9/L，中性粒百分比：87.9%。凝血常规示凝血酶原时间：20.2s。腹部 CT 平扫示腹主动脉瘤。

护理评分　Braden 评分：12 分，高危风险；Barthel 评分：20 分，生活自理能力重度依赖；NRS 评分：6 分，重度疼痛；跌倒坠床评分：44 分。

治疗方案　急诊行"腹主动脉造影术+球囊扩张术+腹主动脉瘤腔内隔绝术"，术后予以扩容、维持水电质平衡治疗，持续心电监护，监测血压、血氧饱和度，维持血压（120~130）/（60~80）mmHg 之间，观察患者腹痛情况，保留尿管，记录 24h 出入量。

主要的护理问题

首优问题　①疼痛：与动脉破裂致血管内膜撕裂牵拉有关；②有组织灌注不足的危险：与动脉瘤破裂出血、术中阻断血流时间过长有关；③有出血的危险：与瘤体破裂有关；④焦虑：与疼痛、担心动脉瘤破裂有关；⑤有多脏器衰竭的危险：与手术创伤、脏器出血、再灌注损伤有关。

次优问题　①潜在并发症：滤器移位、断裂、内漏；②潜在并发症：动脉栓塞或慢性肢体缺血；③舒适度的改变：与疼痛有关。

目前主要的护理措施　①绝对卧床休息，高流量吸氧（必要时配合行气管插管），将患者的头偏向一侧或取侧卧位，以免误吸呕吐物而引起窒息；②建立两条静脉通路，同时遵医嘱配血，给予止血、输血等扩容及升压治疗，并要确保静脉通道通畅；③关注患者神志变化，心电监护持续监测生命体征，关注各项实验室指标；④密切注意病情变化，关注下肢皮肤温度、颜色、感觉及足背动脉搏动情况；⑤观察穿刺部位有无出血、血肿，观察皮肤、黏膜、消化道等有无出血征象；⑥落实基础护理措施（皮肤护理、口腔护理、会阴护理、管道护理）。

【问题解析】

1. 什么是腹主动脉瘤？什么是腔内隔绝术？

腹主动脉瘤（abdominal aortic aneurysm，AAA）指的是腹主动脉呈瘤样扩张，通常直径超过正常腹主动脉直径的 50% 以上或腹主动脉直径 >3cm，是受遗传和环境因素共同影响的复杂性疾病。

2. 什么是腔内隔绝术？

腔内隔绝术（endovascular exclusion，EVE）指通过血管腔内方法在腹主动脉瘤内放置支架移植物，从而将动脉瘤完全与血流隔绝，血流通过支架移植物流向远端。支架移植物可以通过球扩式或者自膨式的金属支架铆定在动脉内，而移植物即人造血管附在支架上，起到了隔绝血流的目的。

近年来，随着 DSA 技术的发展与推广，使得通过腔内手段应用带膜支架行腹主动脉瘤 EVE 作为一种微创的方法治疗腹主动脉瘤，其创伤小、手术时间短，可减少传统手术中常见的大出血及心、肺、肾等并发症的发生，使得部分不能耐受开腹手术的患者得到了有效救治的机会。

3. 腹主动脉瘤的临床表现包括哪些?

（1）疼痛:约 1/3 患者腹部脐周、两肋部或腰部疼痛,疼痛的性质可为钝痛、胀痛、刺痛或刀割样疼痛。一般认为疼痛是因瘤壁的张力增加引起动脉外膜和后腹膜的牵引,压迫邻近的躯体神经所致。巨大的 AAA 压迫脊髓引起腰痛。突然的剧烈腹痛往往是 AAA 破裂或者急性扩张的特征性表现,因此把 AAA 突然出现腹痛视为最危险的信号。

（2）搏动性肿块:多数患者自觉心前区或脐周围有跳动感,约 1/6 患者自诉心脏下坠到腹腔,这种搏动感以仰卧位和夜间尤为明显。肿块多位于左侧腹部,具有持续性和向着多方向搏动和膨胀感。

（3）压迫症状:大的 AAA 可产生局部压迫十二指肠的症状,如饱胀、恶心和呕吐;压迫输尿管引起肾盂积水;压迫髂静脉或下腔静脉引起静脉血栓等。

（4）栓塞症状:AAA 瘤内的血栓,一旦发生脱落,栓子向远端动脉脱落引起栓塞,如栓塞部位在肠系膜血管,表现为肠缺血,严重者可引起肠坏死。患者出现剧烈的腹痛和便血,继而表现为低血压和休克,以及全腹膜刺激症状。栓塞在肾动脉,可引起肾脏相应部位的梗死,患者表现为剧烈的腰痛及血尿。栓塞至下肢主要动脉时,可出现相应肢体缺血症状,表现为下肢疼痛,脉搏减弱以致消失,肢体颜色苍白及感觉异常等。

4. 该患者行腔内隔绝术术后病情观察要点有哪些?

（1）生命体征监测:给予持续心电监护,严密监测生命体征的变化,特别是血压的监测;并关注患者主诉。

（2）股动脉穿刺部位观察:术后卧床 48h,双下肢伸直制动 12h,局部穿刺处给予压迫6h,术后 48h 下床活动。术后 3 周内避免剧烈活动,有利于血管内、外膜的生长。

（3）双下肢血运的观察:因腹主动脉瘤患者常伴有下肢动脉硬化、闭塞及动脉瘤附壁血栓脱落导致的不同程度的下肢缺血,严密观察下肢病情变化。

（4）血压的控制:术后留置导尿管,准确监测每小时尿量;补足液体量,术后患者的血红蛋白应保持在 90g/L 以上,贫血者应适当输血,维持稳定血压,理想血压值应维持在90~110/60~90mmHg,必要时可使用硝普钠降压,但必须保持稳定。血压过低者可使用小剂量多巴胺静滴,以提高血压,扩张肾血管,防止肾动脉痉挛。

（5）抗凝药物的观察与护理:腹主动脉腔内隔绝术后,为了防止覆膜支架内血栓的形成,术后需要使用抗凝药,抗凝期间应密切观察患者有无出血倾向,如定期复查凝血指标,调整抗凝药物的用量。

（6）术后内漏的观察:内漏是目前腔内隔绝术后发生的主要问题,内漏原因主要来自复合体近端与 AAA 颈主动脉壁之间的裂隙,复合体远端与主动脉壁间的反流。护理中应密切观察血压和腹痛情况,及时发现破裂等情况,立即通知医生及时处理。

5. 术后出院指导有哪些内容?

（1）良好的生活方式,进食清淡、低盐低脂、低胆固醇饮食,多食富含维生素的食物,控制体重,保持大便通畅。

（2）注意生活规律,养成良好的睡眠习惯,避免过劳或情绪激动,禁止吸烟与饮酒。

（3）避免剧烈运动及重体力劳动。

（4）加强自我监测,指导自检有无搏动性包块,出现腹痛(警惕脐周、两肋、腰部剧烈疼痛)、腹胀、恶心呕吐、停止排气等及时就诊。

（5）出院后遵循医嘱按时按量口服降压药及抗凝药,监测、控制血压,定时复查血常规及凝血功能,异常及时就诊。

（6）出院后 3、6、12 个月各 1 次,以后每年检查 1 次,观察动脉瘤是否完全隔绝,有无内漏的发生。

【知识拓展】

什么叫烟囱技术?

是指在置入主动脉腔内移植物的过程中,因为手术需要必须覆盖重要分支时,在被覆盖的分支血管和近端主动脉间应用覆膜支架或裸金属支架与主动脉移植物并排锚定,达到保全被覆盖分支血供的目的,因分支血管内支架的释放位置形似烟囱,故命名为“烟囱”技术。

【护士长查房总结】

腹主动脉瘤是严重威胁患者生命的疾病,瘤体的突然破裂是其致死的主要原因,故围手术期护理及急救配合显得尤为重要,同时在工作中我们要加强病情观察及心理护理,及时发现问题,及时处理,提高抢救成功率。

1. 血压的控制　血压升高后,血液对腹主动脉壁的冲击力增大,使动脉瘤容易发生破裂。而动脉高压是动脉瘤破裂的最主要因素。因此应合理选用降压药。

2. 疼痛的管理　疼痛可使交感神经兴奋,增加全身血管的阻力,使心率增加和血压升高,诱发动脉瘤破裂。动脉瘤破裂也会出现疼痛症状,需要仔细鉴别,认真询问,了解疼痛发生的原因。

3. 患者应绝对卧床休息,保持大小便畅通,避免便秘、咳嗽等,以免增加腹腔内压。

（郝晓玲）

第八节　肝动脉栓塞化疗术

【案例导入】

一般资料　患者男性,58 岁,本科学历。

现病史　因“肝癌 1 年余”入院。

既往病史　既往有慢性乙型病毒性肝炎 20 余年,现规律服用恩替卡韦抗病毒治疗。

入院诊断　肝细胞癌(Ⅲb 期);肝功能不全;乙肝后肝硬化;慢性乙型病毒性肝炎。

护理查体　T:36.7℃,P:88 次 /min,R:22 次 /min,BP:128/72mmHg,SpO_2:98%。患者轮椅入院,呼叫可应答,精神疲惫,全身皮肤及双侧巩膜轻度黄染,浅表淋巴结未触及。双肺呼吸音清,未闻及干湿啰音,心率 88 次 /min,律齐,各瓣膜听诊区未闻及病理性杂音。腹软,右上腹轻压痛,无反跳痛,肝、脾肋下无触及,肠鸣音 4~5 次 /min。

辅助检查　血常规示 WBC:11.94×10^9/L,中性粒百分比:85.9%,C 反应蛋白:171mg/L。血浆降钙素原:0.57ng/ml。生化示总胆红素:78.8μmol/L,结合胆红素:55.1μmol/L。增强 CT:肝癌综合治疗后改变,肝内多发病灶,考虑肝脓肿。

护理评分　Caprini 评分:3 分,风险等级:中度危险;Braden 评分:12 分,高度危险;

Barthel:55 分,生活自理能力中度依赖;NRS 评分:4 分,中度疼痛;跌倒坠床评分:28 分,中度危险。

治疗方案　入院后第二天行"肝动脉化疗栓塞术",手术当晚患者突发恶心、呕吐胃内容物 5 次,T:38.3℃,P:118 次 /min,BP:87/49mmHg,给予吸氧、止吐、抗感染、多巴胺升压、扩容、维持水电解质平衡及营养维持治疗,记 24h 出入量。次日患者生命体征正常,恶心、呕吐缓解。

主要的护理问题

首优问题　①组织灌注不足:与手术、化疗有关;②感染:与手术损伤、肝癌有关;③体温过高:与栓塞后综合征有关;④舒适度的改变:与恶心、呕吐有关;⑤活动无耐力:与营养不良、纳差有关。

次优问题　①自理能力缺陷:与体虚、手术制动有关;②皮肤完整性受损的危险:与卧床制动有关;③焦虑和恐惧:与担心疾病愈后有关;④有跌倒坠床的危险:与呕吐不适有关;⑤潜在并发症:出血、水电解质紊乱、肝肾功能衰竭等。

目前主要的护理措施　①卧床休息,吸氧;②快速建立静脉通路,遵医嘱用药;③心电监护持续监测生命体征,关注各项实验室指标;④密切注意病情变化,关注恶心、呕吐、腹痛情况;⑤观察穿刺引流部位有无出血、渗液;⑥落实基础护理措施(皮肤护理、口腔护理、伤口护理、管道护理)。

【问题解析】

1. 什么是肝动脉栓塞化疗术?

经导管的肝动脉栓塞化疗术(transcatheter arterial chemoembolization,TACE)是指通过股动脉穿刺,在动脉内插入导管,在 DSA 机透视引导下,将导管送至肝动脉,经此通道注入化疗药物和(或)栓塞剂,达到治疗原发性肝细胞肝癌的目的。手术一方面阻断肿瘤血供,同时在肿瘤局部聚集高浓度的化疗药物,对肿瘤细胞发挥最大限度的杀伤作用。

2. 术中的并发症包括哪些?

(1)上腹部疼痛:通常较轻微,较严重者可暂停化疗药物灌注或采用解痉、止痛等对症处理,多可缓解。

(2)导管脱落移位:导管若不慎滑脱移位,需留意脱出导管的完整性,并在 DSA 下重新置管。

(3)导管堵塞:导管放置完成后,应立即注入肝素液体,防止导管凝血堵管。

(4)插管导致的血管夹层、假性动脉瘤、皮下血肿或淤血。

(5)化疗相关不良反应,如骨髓毒性、肝肾毒性等,化疗相关不良反应较全身化疗轻,给予升白细胞、退热、止呕、护肝、抗过敏等对症处理后症状可缓解。

(6)肾毒性。部分患者由于治疗期间摄入过少或肿瘤细胞大量崩解坏死可能出现少尿或肾功能损害,治疗第 1~2 天需注意水化,保证尿量 >2 000ml/d,促进化疗药物排泄,减少化疗药物对正常组织的毒性而引起不良反应。

3. TACE 的操作方法有哪些?

(1)动脉内灌注化疗药物后再进行动脉栓塞(栓塞剂中加或不加化疗药物)。

(2)动脉栓塞前后分别进行化疗药物灌注("三明治"疗法)。

（3）化疗药物与颗粒性栓塞剂混合在一起进行栓塞。

（4）单纯用碘油化疗药物乳剂进行动脉栓塞和（或）加用颗粒性栓塞剂。

4. TACE 术前常见实验室检查有哪些？

（1）肝功能、肾功能和凝血功能检查；

（2）血、尿和粪常规检查；

（3）肿瘤标志物检查：通常检测癌胚抗原（CEA）、AFP、CA199 和 CA125 等指标；

（4）乙型和丙型肝炎病毒标志物检查，包括测定血清乙型肝炎病毒表面抗原（HBsAg）、表面抗体（anti-HBs）、e 抗原（HBeAG）、e 抗体（anti-HBe）、核心抗体（anti-HBc）、乙肝病毒的脱氧核糖核酸（HBV-DNA）等；

（5）血糖水平测定；

（6）心电图检查，必要时行心、肺功能检查。

5. TACE 术中药物准备有哪些？

（1）血管造影对比剂：常用非离子型对比剂；

（2）肿瘤化疗药物：常用蒽环类、铂类、丝裂霉素、氟尿嘧啶类等；

（3）栓塞材料：碘油、明胶海绵、聚乙烯醇微球、弹簧圈；

（4）止吐药：5-HT3 受体拮抗剂，如格雷司琼、昂丹司琼、托烷司琼等；

（5）镇痛药：如盐酸曲马多缓释片、盐酸羟考酮缓释片、硫酸吗啡缓释片、芬太尼透皮贴剂、盐酸吗啡注射液、盐酸哌替啶注射液等；

（6）其他药物：如地塞米松、罂粟碱、利多卡因、阿托品、硝苯地平、硝酸甘油、肾上腺素、多巴胺等。

【知识拓展】

TACE 手术操作程序分几个步骤？

（1）肝动脉造影：①患者仰卧，腹股沟及会阴部皮肤消毒、铺巾；②局部麻醉，经皮穿刺股动脉，插入导管置于腹腔动脉或肝总动脉造影，造影图像采集应包括动脉期、实质期及静脉期。

（2）灌注化疗：根据肝动脉 DSA 造影图像，明确肿瘤的部位、大小、数目及供血动脉后，超选插管至肿瘤供血动脉内灌注化疗。主要用药为蒽环类、铂类。每种药物一般需用生理盐水或 5% 葡萄糖液 150~200ml 稀释，缓慢注入靶血管，灌注药物的时间应≥20min。

（3）肝动脉化疗栓塞：一般用超液化碘油与化疗药物充分混合成乳剂，经导管缓慢注入。

（4）再次肝动脉造影：肝动脉化疗栓塞后再次行肝动脉造影，了解肝内血供及肿瘤病灶的栓塞情况。

（5）拔除导管及导管鞘：栓塞完毕，拔除导管及导管鞘，穿刺部位加压包扎。

【护士长查房总结】

TACE 是肝癌非手术治疗的首选方法，其特点为适应证较广、创伤较小、可重复性强、疗效较好，尤其适用于不能手术切除的中晚期肝癌患者。护士需知晓手术适应证和手术主要步骤，掌握患者术前各项实验室检查结果，术后病情观察重点，有利于在围手术期给予精准护理,保障患者安全,早期发现或处理术后并发症。

(郝晓玲)

第九节　高位缝扎 + 射频消融 + 泡沫硬化术

【案例导入】

一般资料　患者男性,66 岁,小学学历。

现病史　因"左下肢浅静脉曲张 25 年,加重并破溃 1 年余"门诊入院。患者 25 年前左下肢浅表血管迂曲扩张,以久立、劳累后明显,休息并抬高患肢后可缓解。近 1 年左小腿下段皮肤颜色逐渐加深,内踝皮肤破溃,经久不愈。

既往病史　既往有高血压、糖尿病、脾破裂切除史。高血压病史 5 年,规律服用氯沙坦钾氢氯噻嗪,血压控制在 140/85mmHg 以内;糖尿病病史 30 年,服用格列吡嗪控释片,血糖控制满意,脾破裂切除术后 40 年。

入院诊断　左侧大隐静脉曲张伴溃疡;高血压病 2 级(高危);糖尿病;脾破裂切除术后。

护理查体　T:36.5℃,P:80 次/min,R:20 次/min,BP:140/80mmHg。患者神志清楚,食欲、睡眠良好,大小便正常。左下肢皮肤瘙痒、颜色发暗,温度、感觉、运动正常。双侧股动脉、足背动脉均可触及。

辅助检查　凝血功能示 D- 二聚体:1.2mg/L,纤维蛋白原:3.84mg/dL。双下肢 CTV 示:髂静脉轻度压迫综合征可能,双下肢静脉曲张,以左侧为明显。心脏彩色超声示:主动脉增宽,主动脉瓣回声增强伴反流;左房增大,二尖瓣反流;右房增大,三尖瓣反流;左室舒张功能降低。

护理评分　Caprini 评分:4 分,风险等级:中度危险;Braden 评分:23 分;Barthel 评分:100 分,自理能力完全自理;NRS 评分:0 分,无痛;Morse 评分:40 分,中度危险。

治疗方案　左侧大隐静脉高位缝扎 + 射频消融 + 泡沫硬化术。

主要的护理问题

首优问题　①疼痛:与手术创伤有关;②活动无耐力:与下肢静脉曲张致血液淤滞有关;③焦虑:与缺乏疾病相关知识,疼痛有关;④有血栓脱落的危险:与下肢浅静脉血栓形成有关;⑤潜在并发症:出血,新发血栓。

次优问题　①自理能力下降:与术后卧床休息有关;②知识缺乏:缺乏疾病知识;③潜在并发症:小腿慢性溃疡,感染。

目前主要的护理措施　①做好患者的疼痛评估,及时倾听患者的主诉,评估疼痛的程度、性质、部位、伴随症状等。及时汇报医生,遵医嘱用药,观察药物的疗效及不良反应;②术后 24h 内指导患者卧床休息,抬高患肢,促进静脉回流,避免对患肢按摩和挤压;③遵医嘱使用弹力绷带包扎术侧肢体,弹力绷带自下而上包扎,松紧度以能扪及足背动脉搏动和保持足部正常皮肤温度为宜,密切观察患者足背动脉搏动及皮肤温度、颜色情况,及时倾听患者主诉;④密切观察手术切口,有无切口或皮下出血,局部切口有无红、肿、压痛等感染征象;⑤卧床期间指导患者做踝泵运动,术后 24h 鼓励患者下床活动,促进下肢静脉回流,以免下肢新发静脉血栓形成;⑥小腿慢性溃疡处及时换药;⑦做好知识宣教、患者的心理护理及基础护理,及时关注心理状态,及时满足日常生活所需。

【问题解析】

1. 什么是下肢静脉曲张?

下肢静脉曲张是下肢浅静脉瓣膜关闭不全,使静脉内血流淤滞,继而病变静脉壁扩张变性,出现不规则膨出和扭曲。

2. 下肢静脉曲张的临床表现是什么?

单纯性静脉曲张主要表现为下肢浅静脉曲张、蜿蜒扩张迂曲。早期仅在长时间站立后感到小腿肿胀不适,至后期深静脉和交通静脉瓣膜功能破坏后,可出现踝部轻度肿胀和足靴区皮肤营养不良的变化,包括皮肤萎缩、脱屑、瘙痒、色素沉着、皮下组织硬结、湿疹和溃疡形成。

3. 该患者的术前护理措施有哪些?

(1)卧床休息,左下肢减少搬动。

(2)抬高患肢,高于心脏水平 20~30cm,以利静脉回流,减少下肢静脉血压淤滞及水肿,维持良好姿势,坐时双膝勿交叉,以免压迫、影响腘窝静脉回流。

(3)保持大便通畅、防止便秘,适当应用缓泻剂。

(4)溃疡处皮肤及时换药,预防感染。

4. 该患者行激光腔内治疗后病情观察要点有哪些?

(1)给予心电监护,严密监测生命体征的变化,注意患者的血压变化。

(2)术后取平卧位,观察手术部位有无出血、血肿,密切观察手术肢体足背动脉搏动、皮肤温度、颜色及感觉等情况。

(3)患者取平卧位,患肢抬高,高于心脏水平 20~30cm,可以抬高床尾或使用抬腿垫。患者神志清醒后,指导患者床上做踝泵运动,增加小腿腓肠肌活动,促进静脉回流。

(4)患者使用抗凝药物预防下肢静脉血栓形成,应严密观察皮肤、黏膜有无出血倾向,特别是内脏出血及颅内出血,应给予高度重视。

(5)卧床期间右下肢使用间歇充气压力泵预防下肢静脉血栓形成,24h 后早期下床,预防血栓发生。

(6)控制血糖在正常范围,预防伤口感染。

5. 对该患者如何进行出院指导?

(1)避免长时间站立,坐时尽量双膝不要交叉,休息时患肢抬高。

(2)宜低盐、低脂、低胆固醇、清淡饮食,多食新鲜蔬菜、水果,多饮水。

(3)保持大小便通畅,维持标准体重,并注意加强体育锻炼。

(4)手术后应继续用弹力绷带或弹力袜 1~3 个月。

【知识拓展】

下肢静脉曲张治疗方法有哪些?

下肢静脉曲张治疗分为非手术治疗和手术治疗。手术治疗主要是支持疗法和硬化剂注射压迫疗法。手术治疗主要有传统手术和微创治疗手术。

(1)支持疗法:穿弹力袜、弹力绷带;休息;抬高患肢。适应证:①静脉曲张症状轻;②妊娠期静脉曲张;③年老体弱,不能耐受手术者。

(2)硬化剂注射压迫疗法:将硬化剂注入曲张的静脉内,静脉内膜发生无菌性炎症,使血管腔粘连闭塞。硬化剂的类型:5%鱼肝油酸钠、聚桂醇、酚甘油及50%GS。方法:细针穿刺静脉后,在穿刺点上下用手指向近远侧压迫,使静脉段空虚。注入硬化剂1ml后,持续手指压迫1min,然后换用纱布垫压迫,并用弹力绷带包扎或穿弹力袜。适应证:①症状轻、局限,深静脉良好;②术后复发与残留。

(3)传统手术:在控制小腿溃疡后行大隐静脉高位结扎 + 剥脱术。

(4)微创手术治疗:下肢静脉腔内激光闭合术 + 泡沫硬化剂注射治疗、射频消融术等。激光治疗的优点是创伤小,安全无痛,术后美观无瘢痕。方法是在曲张静脉处置入0.5mm光纤,半导体高功率光精确气化曲张静脉,让其凝固变性,破坏病变的大隐静脉内膜,使之回缩纤维化,从而达到治疗目的。

【护士长查房总结】

下肢静脉曲张是常见的周围血管疾病,下肢静脉曲张的病因主要包括静脉壁薄弱、静脉瓣膜缺陷、浅静脉内压力升高等,好发于长时间站立工作、肥胖、孕妇、有静脉曲张家族史人群。该疾病术前常因血液淤滞引起浅静脉血栓形成。下肢静脉曲张腔内微波消融闭合术结合泡沫硬化剂注射疗法可用于治疗下肢静脉曲张患者,其能够延缓或者消除静脉反流、曲张,显著提高治疗效果,对这类患者术后要尽早下床活动及预防血栓形成,要给患者做好宣教,避免并发症的发生,减少因护理不当增加血栓性浅静脉炎、皮肤溃疡、皮下硬结、皮肤色素沉着、空气栓塞、深静脉血栓形成发生的风险,影响患者预后。

(丁敏辉)

参考文献

［1］李海燕,陆清声,莫伟.血管疾病临床护理案例分析［M］.2 版.上海:上海复旦大学出版社,2019.

［2］李海燕,李燕.血管外科护理习题集［M］.北京:人民卫生出版社,2019.

［3］李玫,徐阳,王雪梅.急诊介入护理学［M］.北京:人民卫生出版社,2021.

［4］HANEL R A,POWERS C J,SAUVAGEAU E.脑血管疾病血管内诊疗策略［M］.李侠,王君.主译.北京:化学工业出版社,2019.

［5］徐阳,岳同云.急诊介入护理案例分析［M］.北京:人民卫生出版社,2019.

［6］李海燕,陆清声,冯睿.血管护理核心教程［M］.上海:上海科学技术出版社,2018.

［7］莫伟,李海燕.外周血管疾病介入护理学［M］.北京:人民卫生出版社,2017.

［8］张雷,张昊,胡文平.血管外科专业知识 500 问［M］.上海:第二军医大学出版社,2020.

［9］尤黎明,吴瑛.内科护理学［M］.7 版.北京:人民卫生出版社,2022.

［10］蒋米尔,张培华.临床血管外科学［M］.北京:科技出版社,2017.

［11］李乐之,路潜.外科护理学［M］.7 版.北京:人民卫生出版社,2021.

［12］陈孝平,汪建平,赵继宗.外科学［M］.9 版.北京:人民卫生出版社,2018.

［13］汪忠镐.血管外科学［M］.6 版.北京:人民卫生出版社,2017.

［14］贾建平,陈生弟.神经病学［M］.北京:人民卫生出版社,2018.

［15］李丽,虞玲丽.急危重症护理查房［M］.北京:化学工业出版社,2019.

［16］罗艳丽,马玉奎.血管外科护理手册［M］.北京:科学出版社,2018.

［17］李燕,李海燕.血管疾病护理评估手册［M］.北京:人民卫生出版社,2018.

［18］李燕,郑玉婷.静脉诊疗护理常规［M］.北京:人民卫生出版社,2021.

［19］中国医师协会介入医师分会,中华医学会放射学分会介入专业委员会,中国静脉介入联盟.下肢深静脉血栓形成介入治疗规范的专家共识［J］.2 版.介入放射学杂志,2019,28（1）:1-10.

［20］中国医师协会介入医师分会,中华医学会放射学分会介入专业委员会中国静脉介入联盟.下腔静脉滤器置入术和取出术规范的专家共识［J］.2 版.中华医学杂志,2020,100（27）:2092-2101.

［21］中国静脉介入联盟,中国医师协会介入医师分会外周血管介入专业委员会.下肢深静脉血栓形成介入治疗护理规范专家共识［J］.介入放射学杂志,2020,29（6）:531-540.

［22］中国静脉介入联盟,中国医师协会介入医师分会外周血管介入专业委员会,国际血管联盟中国分部护理专业委员会.下腔静脉滤器置入术及取出术护理规范专家共识［J］.中华现代护理杂志,2021,27（35）:4761-4769.DOI:10.3760/cma.j.cn115682-20210712-03085.

［23］中国静脉介入联盟,中国医师协会介入医师分会外周血管介入专业委员会.抗凝剂皮下注射护理规范专家共识［J］.介入放射学杂志,2019,28（8）:709-716.

［24］刘丽萍.《急性缺血性脑卒中血管内治疗术后监护与管理中国专家共识》解读［J］.中华医学杂志,2017,97（3）:161.

［25］中国医疗保健国际交流促进会血管疾病高血压分会专家共识写作组.锁骨下/颅外椎动脉狭窄的处理:中国专家共识［J］.中国循环杂志,2019,34(6):523-532.

［26］中国卒中学会科学声明专家组.症状性颅内外动脉粥样硬化性大动脉狭窄管理规范——中国卒中学会科学声明［J］.中国卒中杂志,2017,27(1):64-71.

［27］林浩,朱庆斌,倪小佳,等.中国神经血管手术防治卒中相关指南的系统评价［J］.中国脑血管病杂志,2018,15(4):169-176.

［28］中华医学会糖尿病学分会,中华医学会感染病学分会,中华医学会组织修复与再生分会.中国糖尿病足防治指南(2019版)(Ⅱ)［J］.中华糖尿病杂志,2019,11(3):161-189.

［29］中国糖尿病足细胞与介入治疗技术联盟,中国介入医师分会介入医学与生物工程技术委员会,国家放射与治疗临床医学研究中心.糖尿病足介入综合诊治临床指南［J］.6版.介入放射学杂志,2020,29(9):853-866.

［30］中华医学会外科学分会血管外科学组,中国医师协会血管外科医师分会,中国医疗保健国际交流促进会血管外科分会,等.中国慢性静脉疾病诊断与治疗指南［J］.中华医学杂志,2019,99(39):3047-3061.

［31］中华医学会外科学分会血管外科学组.深静脉血栓形成的诊断和治疗指南［J］.3版.中华血管外科杂志,2017,2(4):201-208.

［32］中华医学会呼吸病学分会肺栓塞与肺血管病学组,中国医师协会呼吸医师分会肺栓塞与肺血管病工作委员会,全国肺栓塞与肺血管病防治协作组.肺血栓栓塞症诊治与预防指南［J］.中华医学杂志,2018,98(14):1060-1087.

［33］中华医学会呼吸病学分会肺栓塞与肺血管病学组,中国医师协会呼吸医师分会肺栓塞与肺血管病工作委员会,全国肺栓塞与肺血管病防治协作组,等.中国肺动脉高压诊断与治疗指南(2021版)［J］.中华医学杂志,2021,101(1):11-51.

［34］中国医师协会介入医师分会.中国门静脉高压经颈静脉肝内门体分流术临床实践指南(2019年版)［J］.临床肝胆病杂志,2019,35(12):2694-2699.

［35］中华医学会肝病学分会.肝硬化肝性脑病诊疗指南［J］.中华内科杂志,2018,57(10):705-718.

［36］中华医学会神经病学分会,中华医学会神经病学分会脑血管病学组,中华医学会神经病学分会神经血管介入协作组.中国急性缺血性卒中早期血管内介入诊疗指南2022［J］.中华神经科杂志,2022,55(6):565-580.

［37］中国医师协会神经介入专业委员会,中国颅内动脉瘤计划研究组.中国颅内破裂动脉瘤诊疗指南2021［J］.中国脑血管病杂志,2021,8(18):546-574.

［38］中华医学会神经病学分会,中华医学会神经病学分会脑血管病学组.中国急性缺血性脑卒中诊治指南2018［J］.中华神经科杂志,2018,51(9):666-682.

［39］中华医学会神经病学分会,中华医学会神经病学分会脑血管病学组.中国急性脑梗死后出血转化诊治共识2019［J］.中华神经科杂志,2019,52(4):252-265.

［40］国际血管联盟中国分部护理专业委员会,中国医师协会腔内血管学专业委员会.梯度压力袜用于静脉血栓栓塞症防治专家共识［J］.解放军护理杂志,2021,38(6):17-21.

［41］中华医学会心血管病学分会大血管学组,中国医师协会心血管内科医师分会指南与共识工作委员会.胸主动脉腔内治疗围手术期管理中国专家共识［J］.中华医学杂志,2019,99(32):2489-2496.

［42］国家心血管病专家委员会血管外科专业委员会下肢动脉疾病学组,中国医药教育协会血管外科专业委员会专家共识写作组.主髂动脉闭塞症的诊断和治疗:中国专家共识［J］.中国循环杂志,2020,35(10):948-954.

［43］国家心血管病专家委员会血管外科专业委员会下肢动脉疾病学组,中国医药教育协会血管外科专业委员会.股腘动脉闭塞症的诊断和治疗中国专家共识［J］.中国循环杂志,2022,37(7):669-676.

［44］中国医师协会介入医师分会外周血管介入专业委员会.孤立性肠系膜上动脉夹层诊治专家共识［J］.中华放射学杂志,2021,55(04):352-358.

［45］北京医师协会呼吸内科专科医师分会咯血诊治专家共识编写组.咯血诊治专家共识［J］.中国呼吸与危重监护杂志,2020,19(1):1-11.

［46］上海市肺栓塞和深静脉血栓防治联盟,国际血管联盟中国分部护理专业委员会,上海市护理学会外科护理专业委员会.间歇充气加压用于静脉血栓栓塞症预防的中国专家共识［J］.中华普通外科杂志,2022,37(7):549-553.

［47］中华医学会消化病学分会肝胆疾病学组.肝硬化门静脉血栓管理专家共识(2020年,上海)［J］.中华消化杂志,2020,11:721-727.

［48］中国医师协会介入医师分会外周血管介入专业学组,中国静脉介入联盟,国际血管联盟中国分部护理专业委员会.布-加综合征介入治疗护理规范专家共识［J］.介入放射学杂志,2022,31(5):429-437.

［49］中华医学会放射学分会护理工作组.门静脉高压患者经颈静脉肝内门体分流术护理管理专家共识［J］.介入放射学杂志,2022,31(2):117-124.

［50］中国医师协会介入医师分会介入围手术专委会.门脉高压患者门体支架植入围术期营养管理专家共识(2020)［J］.介入放射学杂志,2021,30(3):217-224.

［51］北京医师协会门静脉高压专科医师分会,中国研究型医院学会肝病专业委员会门静脉高压学组,中国研究型医院学会肝病专业委员会.肝硬化门静脉高压症多学科诊治(基于肝静脉压力梯度)专家共识［J］.临床肝胆病杂志,2021,37(9):2037-2044.

［52］中华医学会急诊分会,中国医师协会介入医师分会,中华医学会放射学分会介入学组,等.门静脉高压出血急救流程专家共识(2022)［J］.中华内科杂志,2022,61(5):496-506.

［53］中国医师协会急诊医师分会,解放军急救医学专业委员会,中华医学会急诊医学分会,等.2020年中国急性肠系膜缺血诊断与治疗专家共识［J］.中华急诊医学杂志,2020,29(10):1273-1281.

［54］中国医院协会血液净化中心分会血管通路工作组.中国血液透析用血管通路专家共识［J］.2版.中国血液净化,2019,18(6):365-381.

［55］赵旭,王伟,赵小静,等.慢性心力衰竭患者出入量管理的最佳证据总结［J］.中华护理杂志,2020,55(3):456-461.

［56］中国微循环学会周围血管疾病专业委员会.原发性下肢浅静脉曲张诊治专家共识(2021版)［J］.血管与腔内血管外科杂志,2021,7(7):762-772.

［57］中国微循环学会周围血管疾病专业委员会.聚桂醇注射液治疗下肢静脉曲张微循环专家共识［J］.血管与腔内血管外科杂志,2020,6(5):377-381.

［58］王娟,张美霞,郝佩,等.自发性颈动脉海绵窦瘘介入治疗的围手术期护理［J］.中国临床神经外科杂志,2021,09:720-722.

［59］练贤惠,周雪玲,吴春,等.弹簧圈联合ONYX胶栓塞海绵窦区硬脑膜动静脉瘘的观察护理［J］.中国

实用护理杂志,2017,33(32):2501-2503.

[60] 谭继平,刘华,邓高梅,等.我国不同管饲方式下脑卒中病人胃肠并发症发生情况的 Meta 分析[J].护理研究,2018,32(2):247-252.

[61] 詹梦梅,王建宁,周松,等.间歇声门下吸引预防 ICU 患者呼吸机相关性肺炎的 Meta 分析[J].中国护理管理,2018,18(2):206-213.

[62] 夏欣华,张紫君,王宇霞,等.预防呼吸机相关性肺炎集束化护理方案的构建[J].中华护理杂志,2021,56(3):353-359.

[63] 徐伟,陈晓莉.急性主动脉夹层患者急诊目标血压管理的循证实践[J].护理学杂志,2022,37(7):90-94.

[64] 王苏敏,杨玉金,郑春艳,等.下肢静脉曲张术后病人自我管理研究进展[J].护理研究,2022,36(4):699-702.

[65] 甘红艳,逯莹,杨玉金,等.AngioJet 吸栓术患者康复信念干预方案的构建与应用[J].护理学杂志,2022,37(19):9-13.

[66] 孙玲芳,段鹏飞,倪才方.AngioJet 血栓清除术治疗急性下肢深静脉血栓形成的术中护理实践[J].介入放射学杂志,2020,29(12):1268-1270.

[67] 朱志萍,刘畅.AngioJet 血栓清除系统联合 CDT 治疗下肢深静脉血栓患者的围术期护理[J].护士进修杂志,2019,34(22):2082-2084.

[68] 沈利平,阮恒芳,李慧娟,等.放射性脑病合并颈内动脉假性动脉瘤破裂出血患者的护理[J].中华护理杂志,2019,54(1):140-142.

[69] 顾光超,刘志丽,刘暴,等.恶性颈动脉体瘤的外科治疗[J].中华普通外科杂志,2020,35(3):183-186.

[70] 柯雪鹰,尹黎,沈健,等.颅外颈动脉瘤的诊治进展[J].中华血管外科杂志,2018,3(1):60-63.

[71] 李昌文,张楠,夏成雨.烟雾病脑血流重建术后常见并发症及其处理的研究进展[J].中华神经医学杂志,2019,18(10):1060-1064.

[72] 倪国庆,苏浩波,陈国平,等.孤立性肠系膜上动脉夹层分型及治疗策略[J].介入放射学杂志,2019,28(7):701-705.

[73] 中国医师协会腔内血管学专业委员会腔静脉阻塞专家委员会.布-加综合征亚型分型的专家共识[J].介入放射学杂志,2017,26(3):195-201.

[74] 徐姝娟.深静脉血栓风险评估与预防护理研究进展[J].护理学杂志,2017,32(7):110-112.

[75] 杨涛,郭小榕.急性肠系膜静脉血栓形成的诊断与治疗[J].中华血管外科杂志,2021,06(03):156-160.

[76] 夏超,任宇涛,游潮,等.颅内单纯动脉畸形的病例荟萃分析[J].中国脑血管病杂志,2020,17(11):665-670.

[77] 王苏敏,杨玉金,颜兴伟,等.静脉血栓栓塞症病人下腔静脉滤器植入术围术期护理的研究进展[J].护理研究,2021,35(02):286-288.

[78] 李燕,葛静萍,尹媛媛,等.AngioJet 血栓清除联合导管接触溶栓术后血红蛋白尿鉴别诊断及出血分级管理策略[J].介入放射学杂志,2022,31(8):814-819.

[79] 李燕,葛静萍,尹媛媛,等.3 种经足背浅静脉顺流溶栓方法在下肢 DVT 治疗中的应用效果比较[J].中华现代护理杂志,2020,26(26):3629-3633.

［80］ RABINSTEIN A A.Update on Treatment of Acute Ischemic Stroke［J］.Continuum（Minneap Minn）,2020,26（2）:268-286.

［81］ SILVA G S,NOGUEIRA R G.Endovascular Treatment of Acute Ischemic Stroke［J］.Continuum Minneap Minn,2020,26（2）:310-331.

［82］ HERPICH F,RINCON F.Management of Acute Ischemic Stroke［J］.Crit Care Med,2020,48（11）:1654-1663.

［83］ PAUL S,CANDELARIO-JALIL E.Emerging neuroprotective strategies for the treatment of ischemic stroke:An overview of clinical and preclinical studies［J］.Exp Neurol,2021,61（7）:335-346.

［84］ FESKE S K.Ischemic Stroke［J］.Am J Med,2021,134（12）:1457-1464.

［85］ GROTTA J C.Fifty Years of Acute Ischemic Stroke Treatment:A Personal History［J］.Cerebrovasc Dis,2021,50（6）:666-680.

［86］ CONTE S M,VALE P R.Peripheral Arterial Disease［J］.Heart Lung Circ,2018,27（4）:427-432.

［87］ JUHANI KNUUTI,WILLIAM WIJNS,ANTTI SARASTE,et al.2019 ESC Guidelines for the diagnosis and management of chronic coronary syndromes［J］.Eur Heart J,2020,41（3）:407-477.

［88］ YAMAMOTO S,AKIOKA N,KASHIWAZAKI D,et al.Surgical and Endovascular Treatments of Extracranial Carotid Artery Aneurysms-Report of Six Cases［J］.J Stroke Cerebrovasc Dis,2017,26（7）:1481-1486.

［89］ D E MAESENEER M G,KAKKOS S K,AHERNE T,et al.Editor's Choice-European Society for Vascular Surgery（ESVS）2022 Clinical Practice Guidelines on the Management of Chronic Venous Disease of the Lower Limbs［J］.Eur J Vasc Endovasc Surg,2022,63（2）:184-267.

［90］ ORTEL T L,NEUMANN I,AGENO W,et al.American Society of Hematology 2020 guidelines for management of venous thromboembolism:treatment of deep vein thrombosis and pulmonary embolism［J］.Blood Adv,2020,4（19）:4693-4738.

［91］ LIM S,HALANDRAS P M,BECHARA C,et al.Contemporary Management of Acute Mesenteric Ischemia in the Endovascular Era［J］.Vasc Endovascular Surg,2019,53（1）:42-50.

［92］ ACOSTA S,SALIM S.Management of Acute Mesenteric Venous Thrombosis:A Systematic Review of Contemporary Studies［J］.Scandinavian journal of surgery,2021,110（2）:123-129.

［93］ SCHMIDLI J,WIDMER M K,BASILE C,et al.Editor's Choice-Vascular Access:2018 Clinical Practice Guidelines of the European Society for Vascular Surgery（ESVS）［J］.Eur J Vasc Endovasc Surg,2018,55（6）:757-818.

［94］ RANIERI M,WOHLGEMUTH W,MTILLER WILLER,et al.Vascular malformations of upper and lower extremity from radiological interventional therapy to surgical soft tissue reconstruction-aninterdisciplinary treatment［J］.Clin Hemorheol Microcirc,2017,67（34）:355-372.

［95］ SOULEZ G,GILBERT MD FRCPC P,GIROUX MD FRCPC M F,et al.Interventional anagement of arteriovenous malformations［J］.Tech Vase Interv Radiol,2019,22（4）:633-635.

［96］ FEMDNDEZ ALVAREZ V,SUDREZ C,DE BREE R,et al.Management of extracranial arteriovenous malformations of the head and neck［J］.Anns Nasus Larynx,2019,11（55）:385-389.

［97］ QUENCER K B.Superior Vena Cava Syndrome:Etiologies,Manifestations,and Treatments［J］.Semin Intervent Radiol,2022,39（3）:292-303.

［98］ MATTHAIOU N,GALANAKIS N,KEHAGIAS E,et al.Endovascular treatment of malignant superior vena cava syndrome through upper-limb access:a comparison between venous-dedicated and conventional stents [J].J Vasc Interv Radiol,2020,31(12):2066-2072.

[99] KLEIN-WEIGEL P F,ELITOK S,RUTTLOFF A,et al.Superior vena cava syndrome[J].Vasa,2020,49(6): 437-448.

85术